# EIN STARKER
# KÖRPER
# KENNT KEINEN
# SCHMERZ

**Werner Kieser** ist Diplomtrainer und beschäftigt sich seit über 30 Jahren mit dem Thema Krafttraining. Er hat unter anderem zahlreiche Spitzensportler trainiert und sich später auf Prävention und Rehabilitation spezialisiert. 1967 gründete er sein erstes Studio in Zürich. Mittlerweile gibt es über 50 Kieser-Betriebe in Deutschland, in Österreich, in Luxemburg, in der Schweiz und in Großbritannien. Die aktuellen Standorte der einzelnen Betriebe sind im Internet zu finden unter *www.kieser-training.com*

WERNER KIESER

# EIN STARKER KÖRPER KÖRPER KENNT KEINEN SCHMERZ

GESUNDHEITSORIENTIERTES KRAFTTRAINING
NACH DER KIESER-METHODE

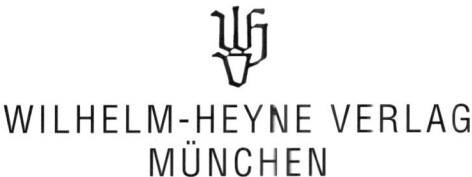

WILHELM-HEYNE VERLAG
MÜNCHEN

# Inhalt

# Vorwort

Wir sind eine überalternde, rückwärtsgewandte Gesellschaft. Sehnsucht nach Jugendlichkeit ist eines ihrer Merkmale. Vielen geht es bei ihren sportlichen Aktivitäten zuerst gar nicht darum, konkrete Resultate zu erzielen, sondern einfach darum, „dabei" zu sein. Seinsweisen sind käuflich geworden als „Lifestyle". Er materialisiert sich in Kleidung, Haartracht, Automarke, in der Wohnungseinrichtung und in mehr oder weniger exklusiven Clubmitgliedschaften. Dieses eingekaufte Leben ersetzt oft tiefer greifende Maßnahmen zur Veränderung des eigenen Lebens. Die Klage über das Zunehmen von „narzisstischen" oder „egoistischen" Verhaltensweisen ist wohl eine Fehlinterpretation. Eher das Gegenteil trifft zu: Diese Arrangements (von Bemühungen im eigentlichen Sinn kann man hier nicht sprechen) zur eigenen „Profilierung" sind zutiefst opportunistisch, ja selbstverleugnend im wörtlichen Sinne. Ein Ablasshandel, in Gang gehalten von der Angst, plötzlich „out" zu sein. So hält sich schließlich jeder für die Maske, die er trägt. Damit schwindet die Fähigkeit, Tatsachen unbefangen zu sehen.

Eine dieser Tatsachen ist beispielsweise die, dass wir altern. Daran führt weder ein jugendlicher Pferdeschwanz noch ein Sportwagen vorbei. Dass aber ein Hauptproblem des Alters – die Muskelschwäche – verhindert werden kann, ist noch weitgehend unbekannt. Vielleicht deswegen, weil es hier kaum etwas zu kaufen, wohl aber einiges zu tun gibt.

Eine weitere ungeliebte Tatsache ist die relative Unveränderbarkeit unseres Körpers. Schlank, schön, begehrenswert und erfolgreich können wir alle werden – so sagt uns täglich die Werbung –, wir müssen nur fest daran glauben und das entsprechende Produkt kaufen. Die wesentlichen Faktoren unseres Aussehens und unserer Leistungsfähigkeit sind jedoch genetisch festgelegt. Weder ist unsere Körpergröße veränderbar, noch sind es unsere Proportionen, z. B. das Verhältnis der Beinlänge zur Länge des Torso. Auch unser individuelles Potential für den durch Training zu erzielenden Kraftzuwachs sowie die durch Üben zu erreichende Geschicklichkeit ist vorgegeben. Ort und Art der Fettspeicherung unseres Körpers bis hin zum Ausmaß unserer sinnlichen und cerebralen Möglichkeiten wie Musikalität, mathematische Begabung und vieles mehr, sind ebenfalls limitiert. Das sind Tatsachen, die man gerne zugunsten verlockender Sichtweisen vergisst.

Wir sind einer Angebotsindustrie ausgeliefert, die sich dem Grundsatz modernen Marketings verschrieben hat: „Was ist gewünscht? Wir werden es liefern!" Plötzlich ist alles möglich. Unter dem Gemeinplatz der „Ganzheitlichkeit" findet heute jeder erdenkliche Schwachsinn seinen Käufer.

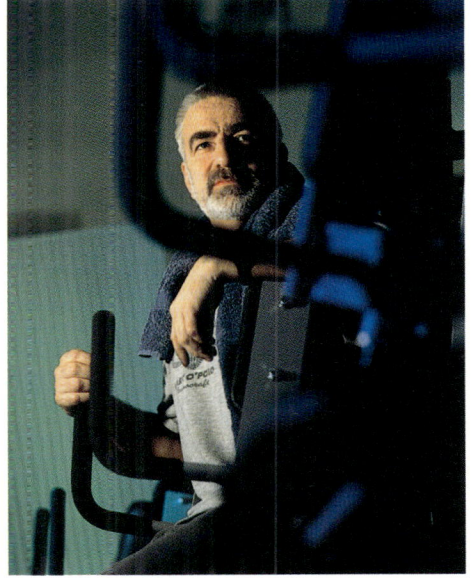

Es ist nicht leicht, sich in diesem Markt der Hoffnungen und Versprechen mit einem realitätsnahen Konzept Gehör zu verschaffen. Der mehrfach enttäuschte Konsument ist vorsichtig geworden.

Als ich mich mit dem Krafttraining auseinanderzusetzen begann, existierte noch nicht einmal ein Begriff dafür. Selbst in der damaligen Sportlehrerausbildung war Kraft ein Thema, das lediglich die Gewichtheber interessierte. Heute ist das Krafttraining in der Sportvorbereitung eine Selbstverständlichkeit. Das ist eine erfreuliche Entwicklung, jedoch erst der Anfang. Der nahezu unbegrenzte Nutzen, der in der präventiven und therapeutischen Anwendung des Krafttrainings liegt, ist noch längst nicht Allgemeingut.

Fast täglich erhalte ich Briefe von Menschen, die froh sind, durch „Zufall" zum Krafttraining gefunden zu haben. Diesem Zufall etwas nachzuhelfen ist der Zweck dieses Buches.

Zürich, November 1999

Werner Kieser

# Wozu brauchen Sie Kraft?

Schon früh morgens brauchen Sie Kraft. Ohne Kraft kämen Sie nicht aus dem Bett. Oder stellen Sie sich vor, Sie erwachten eines Tages und wären nur noch halb so schwer wie am Abend zuvor (bei gleichem Kraftniveau). Sie hätten das Gefühl, aus dem Bett zu schweben.

Es sind ausschließlich Ihre Muskeln, die Ihnen Bewegung ermöglichen und die Sie tragen. Von deren Kraft hängt es ab, ob Sie Ihren Alltag als körperlich beschwerlich oder als lustvoll erleben, ob Ihr Rücken schmerzt oder nicht, ob Sie dauernd das Gefühl haben, „etwas" für Ihre Figur tun zu müssen, oder ob Sie sich (und anderen) gefallen, wie Sie sind.

*Ohne die Kraft Ihrer Muskeln können Sie sich nicht bewegen*

## Was ist Krafttraining?

Weil zuerst die Sportler Krafttraining betrieben, wird Krafttraining von vielen Leuten noch immer als eine Sportart betrachtet. Das ist es nicht. Krafttraining ist ein rationelles Mittel zur Erhöhung der körperlichen Leistungsfähigkeit. Es ist auch nicht eine Ergänzung sportlicher Betätigung, sondern deren Grundlage. Krafttraining vereinigt als Konzentrat all jene Wirkungen sportlicher Betätigung, die wir als „gesund" bezeichnen. Welche Sportart Sie auch immer betreiben – es sind deren kraftbildende Anteile, die Ihren Körper positiv verändern.

Wann werden Muskeln stärker? Wenn wir uns bewegen? Das glauben noch immer viele Leute. Darum spricht man auch von einem „Bewegungsmangel", unter dem wir angeblich leiden. Uns mangelt es aber nicht an Bewegung, uns fehlt der Widerstand. Weil wir mit unseren Bewegungen meistens einen zufällig vorhandenen Widerstand – vornehmlich die Erdanziehung – überwinden, kann Bewegung einen Trainingseffekt haben, muss es aber nicht.

Aus diesem Grund ist beim Krafttraining Bewegung als solche von sekundärer Bedeutung. Wichtig ist der Widerstand. Das Training an Maschinen ermöglicht es heute, diesen Widerstand exakt zu dosieren, seinen Verlauf zu steu-

*Es mangelt uns nicht an Bewegung, sondern an Widerstand*

ern, Fortschritt von „Pseudo"-Fortschritt zu unterscheiden und zu protokollieren. Krafttraining ist weder besonders unterhaltsam noch sonderlich geeignet, die sozialen Beziehungen zu pflegen. Warum betreiben es dann so viele? Weil es produktiv ist! Mit keinem anderen Verfahren erreichen Sie derart tiefgreifende und auch äußerlich sichtbare Veränderungen Ihres Körpers.

Krafttraining verändert Ihren Körper

## Welchen Nutzen bietet Krafttraining?

Gesundheitsorientiertes Krafttraining verändert Ihre physikalischen Daseinsbedingungen zu Ihren Gunsten. Wenn Sie noch jung sind, schaffen Sie sich mit starken Muskeln ein natürliches „Korsett", das Sie ein Leben lang stützt und trägt. Wenn Sie schon älter sind, verlangsamen Sie mit Krafttraining die Abbauvorgänge Ihres Körpers und beschleunigen die Aufbauvorgänge.

### Die Schwerkraft schwindet

Je trainierter Sie sind, um so mehr Kraft steht Ihnen pro Kilogramm Körpergewicht zur Verfügung. Vergessen Sie nicht – es ist allein Ihre Muskelkraft, die Sie aufrecht hält, die Treppe hinaufbringt oder Sie trägt. Ohne Muskelkraft rühren Sie sich nicht vom Fleck, jedenfalls nicht ohne fremde Hilfe. Warum fühlt man sich in der Badewanne so wohl? Weil man sich durch die Wasserverdrängung fast schwerelos fühlt. Ein ähnliches Gefühl als Dauerzustand bietet Ihnen Ihr auf Kraft trainierter Körper: Sie tragen leichter an sich.

Das Training verhindert den Abbau des Körpers

### Ihr Aussehen verändert sich

Ihre ganze äußere Erscheinung, auch die Art und Weise, wie Sie sich bewegen, wird durch den Zustand und die Form Ihrer Muskeln bestimmt. Schlaffe, untrainierte Muskeln erzeugen eine schlaffe äußere Erscheinung. Alles strebt nach unten. Mit dem Training straffen Sie die Muskeln und damit die Figur.

### Sie werden beweglich

Krafttraining an Maschinen belastet den Muskel auch in gedehntem Zustand. Auf diese Weise wird Beweglichkeit effektiver entwickelt als mit Freiübungen. Die vollständige Kontraktion eines Muskels bewirkt wiederum die vollständige Dehnung seines Antagonisten (Beispiel Bizeps/ Trizeps).

### Rückenschmerzen verschwinden

Eine starke Rückenmuskulatur verhindert Schmerzen

80 Prozent der Rückenbeschwerden rühren von einer zu schwachen Rückenmuskulatur. Ein starker Rücken kennt keine Schmerzen. Die einzig wirksame Maßnahme zur Vorbeugung und – wie die neuere Forschung zeigt – zur Therapie ist spezifisches Krafttraining. Passive Maßnahmen (Fango, Bäder usw.) verschlimmern längerfristig gesehen das Leiden.

### Sie verhindern Knochenschwund (Osteoporose)

Nicht nur die Muskeln und Sehnen, sondern auch die Knochen reagieren auf dosierten Widerstand, indem sie stärker werden.

### Sie erholen sich schneller

Krafttraining stimuliert den Aufbaustoffwechsel. Damit verkürzt sich die Rehabilitationszeit z. B. nach Operationen beträchtlich. Da die Muskeln weitgehend isoliert trainiert werden, ist auch dann ein Training möglich, wenn einzelne Gliedmaßen stillgelegt sind, z. B. in einem Gipsverband.

### Sie sind gegen Verletzungen besser gewappnet

Trainierte Muskeln weisen eine höhere Dichte auf. Das spezifische Gewicht nimmt zu und damit der Schutz gegen Gewalteinwirkung von außen (Panzerfunktion).

### Sie bauen Körperfett besser ab

Wenn Sie weniger Kalorien aufnehmen, als Sie ausgeben, oder mehr ausgeben, als Sie aufnehmen, zwingen Sie Ihren Körper, sich selbst zu verwerten: Sie verlieren Fett und Muskeln. Darum sehen Leute nach einer Hungerkur oft schlechter aus als zuvor. Bei gleichzeitigem Training jedoch erhalten Sie sich die Muskeln, während der Fettverlust sich beschleunigt. Muskeln sind Fettverbrenner.

### Sie werden selbstsicher

Die Veränderungen durch Krafttraining greifen tiefer als erwartet. Sie werden gelassener. Sie entwickeln eine Sicherheit, die von innen kommt und sich positiv auf Ihre mitmenschlichen Beziehungen auswirkt.

### Ihre Haltung verändert sich positiv

Eine schlechte Haltung ist das Resultat unausgeglichener Zugverhältnisse der Muskeln untereinander. Unsere Alltagsbelastungen, körperliche Arbeit, aber auch sämtliche Sportarten produzieren durch ihre Einseitigkeit sogenannte Dysbalancen. Diese werden mit Krafttraining korrigiert.

Krafttraining korrigiert Dysbalancen

### Sie erhalten die Kraft im Alter

Dass wir älter werden, lässt sich nicht verhindern, wohl aber, dass wir schwach werden. Eine Hauptursache der Altersbeschwerden liegt im Verlust von Muskelmasse und Knochengewebe. Damit schwindet die Kraft. Sie verlieren die Kontrolle über Ihren Körper und werden ängstlich. Gleichzeitig erhöht sich die Bruchgefahr für die Knochen. Trainieren und erhalten Sie Ihre Kraft – und Sie bewahren sich damit die Kontrolle über Ihren Körper.

## Wie entsteht ein Trainingseffekt?

Wir haben es alle schon am eigenen Körper erlebt: Nach Hautverletzungen hält der Heilungsprozess nicht an, sobald der Schaden behoben ist. An der geschädigten Stelle wird weiter Gewebe aufgebaut, es bilden sich Narben und die Haut wird an der ehemals verletzten Stelle dicker, als sie ursprünglich war. Vergleichbares beobachtet man nach Knochenbrüchen und auch nach schweren Blutverlusten.

**Oben: Zu kurze Intervalle bewirken ein rasches Abfallen der Kraft.**

**Mitte: Zu lange Intervalle bewirken die Rückbildung des Trainingsgewinnes vor dem nächsten Training.**

**Unten: Beim korrekten Intervall addieren sich die Trainingsgewinne.**

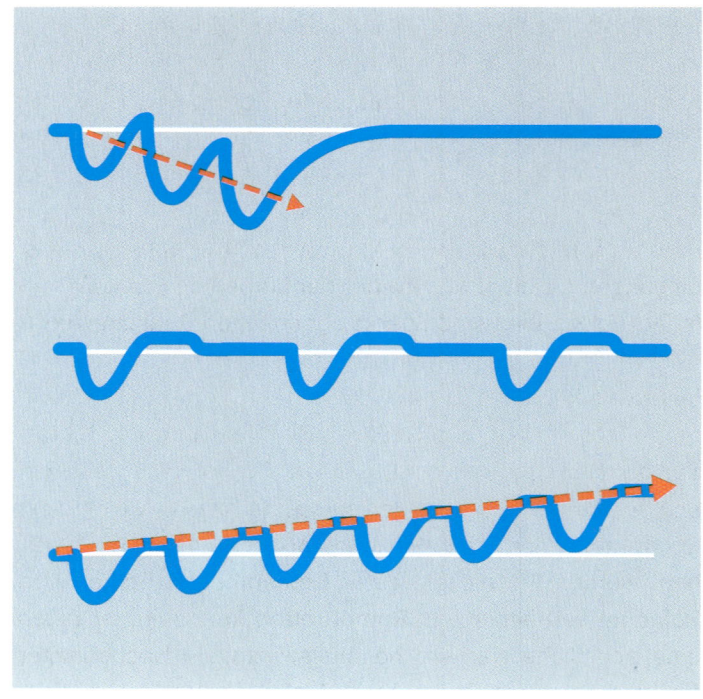

Die Natur beugt möglichen Schädigungen durch vermehrten Anbau von Gewebe vor

Wissenschaftler sprechen in solchen Fällen auch von einer „überschießenden Reaktion". Offenbar handelt die Natur in der Absicht, weitere Schädigungen mit einem vermehrten Anbau von Gewebe vorzubeugen.

Als „Superkompensation" bezeichnet man das eigenartige Verhalten lebender Systeme, bei erhöhter Beanspruchung mit einem Aufstocken der eigenen Reserven zu reagieren.

Krafttraining macht sich dieses Prinzip zunutze. Eine unmittelbare Schwächung der Muskeln durch ungewohnt hohe Anspannung bewirkt, dass der Muskel in der Folge stärker wird. Diese Reaktion braucht allerdings Zeit. Wird die Erholungszeit zu kurz bemessen, d. h. zu oft trainiert, werden nicht nur die Muskeln schwächer, sondern der ganze Mensch. Insbesondere sein Immunsystem wird bei „Übertraining" in Mitleidenschaft gezogen.

Durch Übertraining werden die Muskeln schwächer

# Krafttraining und Leistungssport

Noch vor 30 Jahren war Krafttraining den meisten Trainern unbekannt oder zumindest suspekt. Man glaubte, durch „zu viel" Kraft würden die Athleten unbeweglich und langsam. Doch bald war auch den überzeugtesten „Kraft-Gegnern" unter den Trainern klar: Wenn alle sonstigen Bedingungen gleich sind, gewinnt der körperlich Stärkere – in jedem Sport. Was sind aber die „sonstigen Bedingungen"?

### Vererbte Eigenschaften

Sie mögen 30 Jahre lang täglich Basketball spielen. Wenn Sie nur 165 cm groß sind, werden Sie kaum ein Spitzenspieler werden. Sie mögen Muskeln haben wie Arnold Schwarzenegger: Wenn Sie lange Arme und lange Beine haben, werden Sie nie ein guter Gewichtheber. Sollten Ihre Beine im Verhältnis zum Rumpf relativ kurz sein, ist Ihnen eine sportliche Karriere beispielsweise als Hochspringer für immer versagt. Wenn Ihre Muskelbäuche (der mittlere Teil eines Muskels zwischen den Sehnenübergängen) relativ kurz sind im Verhältnis zur Länge der Sehnen, ist das Dickenwachstum Ihrer Muskeln derart limitiert, dass Sie es mit allem Training und aller Chemie dieser Welt nie zum Bodybuilding-Champion bringen werden.

Die Länge der Muskeln im Verhältnis zu den Sehnen bestimmt das mögliche Muskelwachstum

Spitzensport ist die Auslese von genetisch spezialisierten Individuen. Obwohl dieses Feld für Trainer und Wissenschaftler hochinteressant ist, hat es keine gesundheitliche Bedeutung. Vielleicht einer unter zehntausend Männern hat die genetischen Voraussetzungen für die Muskelentwicklung eines „Mr. Universum". Zur Veranlagung zählen auch neurophysiologische Fähigkeiten, wie beispielsweise die in vielen Sportarten ausschlaggebende Reaktionsschnelligkeit.

### Umwelteinflüsse

Sportliche Erfolge sind nur aufgrund einer entsprechenden Veranlagung möglich

Kindheitserlebnisse, Erziehung, soziales Umfeld und Gesellschaftssystem prägen die Wertvorstellungen eines Menschen und damit seinen Charakter. Durchhaltewillen und Ausdauer (als Charaktereigenschaft) können zweifellos den sportlichen Erfolg fördern, sind aber nur wirksam vor dem Hintergrund einer entsprechenden Veranlagung.

### Koordination

Koordination ist die Steuerung der Muskeln durch das Nervensystem

Auch die beste Veranlagung kommt jedoch erst mit Übung zum Tragen. Hier liegt die größte Reserve des Menschen. Das Meistern von Bewegungsaufgaben, sei es Kugelstoßen, Boxen oder Klavierspielen, erfordert Koordination. Damit bezeichnet man die Steuerung der Muskeleinsätze durch das Nervensystem. Was uns im Alltag als selbstverständlich erscheint, wie z. B. aufstehen, gehen oder sich hinsetzen, stellt sich bei näherem Betrachten als hochkompliziert, vom Nervensystem genau synchronisierte und fein dosierte Kette von Einzelbewegungen heraus, an denen eine Vielzahl von Muskeln in unterschiedlichem Ausmaß beteiligt sind. Solche Bewegungsmuster werden erlernt, durch häufige Wiederholung von unzweckmäßigen Nebenbewegungen bereinigt, „eingeschliffen" und schließlich im Hirn als abrufbare, sogenannte bewegungsempfindliche Erinnerungsbilder gespeichert. Sie heißen Engramme und sind spezifische „Verdrahtungen". Einmal verinnerlicht, fallen uns solche Bewegungen leicht: Man führt sie schließlich unbewusst aus; eine mit viel Aufwand erlernte Bewegung läuft automatisch ab.

Bewegungsmuster sind immer aufgabenspezifisch. Es findet keine Übertragung auf ähnliche Abläufe statt. Die beste „Übung" für den Fußballer ist Fußballspielen. Enthält sein Pensum andere koordinativ anspruchsvolle Aktivitäten wie z. B. Hindernisläufe, Radfahren, Schwimmen usw. trägt dies nichts zu seinen Fähigkeiten auf dem Fußballplatz bei.

## Kraft verändert den Stil

Vorurteile haben ein zähes Leben. Noch gibt es Trainer, die befürchten, ihren Athleten würde Krafttraining schaden. Diese Ängste haben sich weitgehend als unbegründet erwiesen. Krafttraining macht schneller und beweglicher. Trotzdem sind gewisse Vorbehalte nicht ganz unangebracht, weil sich mit der veränderten Kraft auch die Statik der Kräfte des Bewegungsapparates verändert. Dies kann sich – zumindest vorübergehend – negativ auf die sportliche Leistung auswirken. Warum?

*Krafttraining macht schneller und beweglicher*

Die Art, wie ein Mensch sich bewegt, sein „Bewegungsstil", ist Resultat und Ausdruck der Kraftverhältnisse seiner Muskeln untereinander. Wir neigen dazu, unsere stärkeren Muskeln häufiger zu belasten als die schwächeren. So hat jeder sich mit seinen Stärken und Schwächen eingerichtet und seinen Stil gefunden. Werden diese Kräfte verändert – sei es nach oben oder nach unten –, haben die alten Bewegungsmuster zum Teil keinen Sinn mehr oder sind nicht mehr zweckmäßig. Bis neue eingeübt sind, dauert es einige Monate. In dieser Übergangsphase ist die Koordination nicht optimal.

*Wir neigen dazu, die stärkeren Muskeln zu belasten und die schwächeren zu schonen*

Stellen Sie sich vor, Ihr Einkommen würde sich in kurzer Zeit verdoppeln. Erst allmählich würde sich Ihr Lebensstil ändern. Nach einiger Zeit jedoch würden Sie auf „größerem Fuß" leben. Ähnlich kann es Ihnen ergehen, wenn Sie Ihre Kraft verdoppelt haben: Sie bewegen sich noch eine Weile so, als wären Sie schwächer, als Sie sind, und nutzen die neuen Ressourcen nur mangelhaft. Wenn Ihre Koordination sich jedoch auf das neue Kraftniveau eingestellt hat, sind die Störungen verschwunden.

## Krafttraining darf die Koordination nicht stören

In diesem Zusammenhang muss auf ein in der Sportvorbereitung gängiges Verfahren hingewiesen werden, dessen Beliebtheit leider nichts an der Tatsache ändert, dass es falsch ist. Es handelt sich um die Imitation sportlicher Bewegungsabläufe unter erschwerten Bedingungen. Im Streben nach Praxisnähe empfiehlt mancher Trainer dem

Bewegungsabläufe mit Zusatzlasten nachzuahmen verschlechtert die Koordination und bringt nur minimalen Kraftzuwachs

Speerwerfer, mit einem schwereren Speer zu üben, in der Hoffnung, dass sein Schützling dadurch eine Kräftigung erzielt und danach den leichteren Speer weiter schleudert. Auch das Hochsprungtraining mit einer Bleiweste oder das Üben des Starts beim Sprint gegen den Zug eines Gummiseiles sind Beispiele für dieses Verfahren. Wie schon gesagt, handelt es sich hier um äußerst komplexe Steuerungsvorgänge, die an gleichbleibende äußere Bedingungen gebunden sind. Werden solche Bewegungsabläufe unter erschwerten Bedingungen geübt, bildet sich allmählich ein neues Erinnerungsbild, das vom „alten", richtigen, d. h. im Wettkampf benötigten, geringfügig abweicht. Gerade die Geringfügigkeit der Abweichung birgt die Gefahr einer „Entgleisung", einer Störung des zweckmäßigen Bewegungsablaufes im Wettkampf. Außerdem ist der mit diesem Verfahren erzielbare Kraftgewinn minimal, weil sich die Belastung auf zu viele Muskeln verteilt und dadurch die Spannung in den meisten Einzelmuskeln unter der Reizschwelle zu liegen kommt.

## Leistungssportler brauchen kein spezielles Krafttraining

Kraft kann nicht sportartspezifisch trainiert werden

Dem Muskel ist es egal, wozu seine Kraft dient. Er befindet sich in einem labilen Gleichgewicht zwischen Aufbau und Rückbildung. Sie wächst, oder sie wächst nicht. Die Kraft kann nicht „sportartspezifisch" trainiert werden (obwohl viele Trainer dies glauben) und es gibt auch nicht verschiedene „Kräfte". Sowohl für Sportler wie für Nichtsportler lautet die sinnvolle Maxime für das Krafttraining: kurz und intensiv, aber nicht zu oft.

Für die Koordinationsschulung gilt jedoch das Gegenteil: So oft wie möglich, aber nie bis zur Erschöpfung, weil sonst falsche Bewegungsmuster eingeübt werden.

## Bodybuilding

Kräftige Körper haben Konjunktur. Das moderne Bodybuilding verdankt seine Verbreitung der Filmindustrie Hollywoods. Als in den vierziger Jahren die ersten Filme gedreht wurden, die in der Antike handelten, wurde bald ein Mangel an Schauspielern offensichtlich, die einen der Handlung angemessenen Körperbau aufweisen konnten.

In amerikanischer Weise beschränkte man sich nicht etwa auf die zufällig vorhandenen „Naturtalente", sondern man ging dazu über, den gewünschten Typus buchstäblich zu produzieren. Damit begann die Verbreitung des Bodybuilding über die ganze Welt. Die Bodybuilder formierten sich zu nationalen und internationalen Verbänden mit eigenen Zielsetzungen und Wettkampfnormen. Ziel des Bodybuilders ist es, alle Muskeln maximal zu entwickeln, damit der Körper ein möglichst vollkommenes Muskelrelief erhält. Der Wettkampf besteht darin, dass die Konkurrenten im sogenannten Posing den Entwicklungsstand ihrer Muskulatur demonstrieren. Sieger wird, wer die (optisch) stärkste und ausgewogenste Entwicklung aufweist. Die Bewertung erfolgt, ähnlich wie beim Kunstturnen oder im Eiskunstlauf, durch eine Jury von Fachleuten.

*Der Bodybuilder will alle Muskeln maximal aufbauen*

Das Krafttraining ist bei Bodybuildern die Hauptmaßnahme zur Wettkampfvorbereitung. Da es hier ausschließlich um die äußere Erscheinung, also die sichtbare Muskelmasse geht, spielen Überlegungen zur Funktion des Bewegungsapparates oder gesundheitliche Aspekte keine Rolle. Trotz diesem rein auf das Äußere gerichteten Interesse gehört Bodybuilding zu den wenigen Sportarten, die der Gesundheit nicht abträglich sind. Dass Bodybuilding oft mit dem Missbrauch von Medikamenten in Verbindung gebracht wird, ist ein anderes Problem; ein Problem des Spitzensports überhaupt, ungeachtet der Sportart.

*Beim Bodybuilding geht es ausschließlich um die äußerlich sichtbare Muskelmasse*

## Krafttraining für Herz und Kreislauf

Der Herzmuskel benötigt zu seiner Kräftigung eine andere Trainingsform als die Skelettmuskeln. Die notwendige Spannung wird hier durch eine erhöhte Förderleistung erzeugt. Das Herz muss mehr Blut pro Zeiteinheit pumpen und reagiert darauf mit Dickenwachstum, genauso wie die

*Das Herz ist der wichtigste Muskel*

**17**

Skelettmuskeln. In der Folge erhöht sich auch die Leistungsfähigkeit der Atemmuskulatur, das Atemvolumen wird größer. Die Zahl der Blutgefäße nimmt zu, ja auch die Blutmenge vergrößert sich. Das Herz ist der wichtigste Muskel. Bei seinem Ausfall tritt sofort der Tod ein.

Angesichts weitverbreiteter Kreislaufbeschwerden haben Präventivmediziner während der letzten 20 Jahre stets auf die Notwendigkeit und die gesundheitsfördernden Auswirkungen des Ausdauertrainings hingewiesen. Die präventive und therapeutische Bedeutung des Krafttrainings – insbesondere für ältere Menschen und für Frauen (Osteoporose) – ist erst seit wenigen Jahren bekannt und hat die medizinische Basis, die praktizierenden Ärzte, noch nicht überall erreicht. Ausdauertraining ist nichts anderes als Krafttraining für das Herz. Auch der Herzmuskel wird stärker, wenn er höheren Spannungen ausgesetzt ist. Diese Spannung erreicht er, wenn er viel Blut transportieren muss. Als Maßstab dient die Pulsfrequenz. Die derzeitige Empfehlung für die Pulsfrequenz lautet: 170 Schläge pro Minute minus halbes Alter. Diese Intensität sollte für 15–20 Minuten zwei- bis dreimal pro Woche aufrechterhalten werden. Wodurch diese Pulserhöhung herbeigeführt wird, spielt keine Rolle. Sie kann mit Radfahren, Laufen, Schwimmen, Seilspringen oder eben mit Krafttraining erreicht werden. Ein sinnvolles und sicheres Training für das Herz ist es, bergauf zu gehen.

*Ausdauertraining ist Krafttraining für das Herz*

Das zweifellos rationellste und zugleich schonendste Vorgehen besteht jedoch darin, Ausdauer und Kraft gleichzeitig zu trainieren. Das Vorgehen ist denkbar einfach: Halten Sie die Pausen zwischen den einzelnen Übungen an den Maschinen möglichst unter 15 Sekunden.

*Am sinnvollsten ist es, Kraft und Ausdauer gleichzeitig zu trainieren*

## Schlank und rank

Der Glaube, man könnte gezielt an bestimmten Körperstellen abnehmen – Frauen denken dabei meistens an Gesäß und Oberschenkel, Männer an den Bauch –, ist noch immer weit verbreitet. Er sichert die Existenz von „Instituten", die solches versprechen, und er ist die Ursache dafür, dass Millionen „Bauch-weg"-Geräte unbenützt in Kellern und auf Dachböden lagern. Fett kann man aber weder abtrainieren, wegschmelzen, abrubbeln noch wegmassieren. Auch haben Bauchübungen keinerlei Einfluss auf das Bauchfett. Wo sich das Fett befindet ist genetisch festgelegt und kann nicht gesteuert werden (außer mit dem Skalpell).

Fett kann man nicht gezielt wegtrainieren

Fett ist eine Reserve. Man wird sie nur los, indem man sie verbraucht.

## Fett erfüllt mehrere Zwecke

Die Natur kennt keine Mode. Fettpolster haben unter bestimmten Lebensbedingungen durchaus ihren Sinn: dann nämlich, wenn der Nachschub an Nahrung nicht sichergestellt ist und unregelmäßig erfolgt. In solchen Notzeiten ist es zweckmäßig, viel zu essen und alles, was nicht unmittelbar benötigt wird, als Reserve in Form von Fettpolstern anzulegen.

Im weiteren erfüllt das Fettgewebe eine Schutzfunktion gegen Temperaturunterschiede. So verdickt sich beispielsweise bei Langstreckenschwimmern die Fettschicht unter der Haut als Schutz gegen Unterkühlung.

Fett schützt vor Kälte und Hitze

Die Topographie der Fettpolster ist genetisch festgelegt. Wenn Sie blonde Haare und blaue oder grüne Augen haben, werden Sie mit den Fettreserven zuerst „Nischen" ausfüllen (z. B. Kniekehlen, den Raum zwischen Trizeps und Ellbogen, Doppelkinn usw.) und danach die weiteren Reserven einigermaßen gleichmäßig auf der Körperoberfläche speichern. Ihre Körperform nähert sich so – aus geometrischer Sicht – der Kugel, dem Körper mit der kleinsten Oberfläche im Verhältnis zum Inhalt. Damit wird die Wärmeabstrahlung Ihres Körpers niedrig gehalten. Dort wo Ihre Vorfahren herkommen – aus der Kälte des Nordens – war dies eine wichtige Voraussetzung um zu überleben.

Umgekehrt verfährt die Natur, wenn Sie schwarze Haare, braune Augen und stark pigmentierte Haut haben. Sie lagern das Fett konzentriert an einigen prominenten Stellen (Gesäßmuskel, Brust, Bauch) an und erhöhen damit die Oberfläche im Verhältnis zum Inhalt. Auf diese Weise wird Wärme schneller abgestrahlt. Dies ist in warmen Zonen sinnvoll. Derselbe Stoff – das Körperfett – kann somit entgegengesetzten Zwecken dienen. Die Tatsache der genetischen Determiniertheit erklärt u. a. auch die Unmöglichkeit einer Steuerung der Fettabnahme im Sinne von „nur dort abnehmen, wo man will".

### Hungerkuren sind gefährlich

Wenn wir mehr Kalorien aufnehmen, als wir ausgeben, nehmen wir zu. Wenn wir mehr ausgeben, als wir aufnehmen, nehmen wir ab. So einfach ist das. Die Qualität der Nahrung ist bei dieser Betrachtung von untergeordneter Bedeutung.

Wer hungert, verliert Muskeln statt Fett

Lediglich die Nahrungsaufnahme zu reduzieren ist unzweckmäßig. Der auf diese Weise erzielte Gewichtsverlust trifft zu 70 Prozent die Muskeln, also die „tragende" Substanz. Die „zu tragende" Substanz, also das Fett, bleibt weitgehend erhalten. Ein törichtes Vorgehen, vergleichbar dem Verfeuern der Dachbalken zum Heizen des Hauses.

Der andere Weg, die Kalorienausgabe allein durch Sport und allgemeine körperliche Aktivität zu erhöhen, ist auch nicht klug. Um einer Überschwemmung im Badezimmer Herr zu werden, reicht es nicht, das Wasser vom Boden aufzuschöpfen; man sollte auch den Hahn zudrehen.

### Tausche Fett gegen Muskeln

Um den Kraft-/Muskelverlust zu verhindern, muss bei reduzierter Kalorienaufnahme Krafttraining betrieben werden – nicht des Kalorienverbrauches wegen, denn dieser erhöht sich beim Training nur unbedeutend, sondern um den Körper zu zwingen, die Prioritäten für den Abbau zu verschieben: Fett statt Muskeln.

Krafttraining übt einen starken Reiz auf den anabolen Stoffwechsel aus. Damit bezeichnet man jene Prozesse in unserem Körper, die dem Aufbau und Wiederaufbau von

Gewebe dienen. Diese Prozesse werden hormonal gesteuert und bilden insbesondere bei mangelnder Kalorienzufuhr das neue Gewebe auf Kosten der Fettdepots.

Es gibt kein spezielles Trainingsprogramm zum Abnehmen. Auch die These, mit höheren Wiederholungszahlen und leichteren Widerständen (beim Krafttraining) Fett abzubauen, ist blanker Unsinn. Es gibt auch kein „Idealgewicht". Es gibt nur eine günstigere oder weniger günstige Körperzusammensetzung. Es kommt nämlich überhaupt nicht darauf an, wie schwer Sie sind, sondern was dieses Gewicht ausmacht. Muskeln oder Fett – das ist hier die Frage.

Die Körperzusammensetzung ist wichtiger als das Körpergewicht

## Kontrolle

Eine einfache Kontrolle des Fettansatzes lässt sich durchführen, indem man eine Hautfalte in der Nabelgegend mit einer speziellen Klemme, wie man sie in medizinischen Fachgeschäften kaufen kann, misst. Werte bis 12 mm können bei Männern als normal betrachtet werden, bei Frauen bis 15 mm. Liegt der Wert wesentlich darüber, muss die Nahrungsaufnahme reduziert, das Training aber unbedingt beibehalten werden.

Steigt Ihr Gewicht, ohne dass sich Ihre Hautfalte verdickt hat, handelt es sich um eine Zunahme von Muskelmasse, ist also unbedenklich, ja sinnvoll. Hat sich Ihr Gewicht reduziert, die Hautfalte jedoch ihre Dicke bewahrt, haben Sie Muskelmasse verloren. Das ist nicht wünschenswert. Haben sowohl Ihr Gewicht als auch die Dicke der Hautfalte abgenommen, haben Sie sicher Fett verloren. Haben sich Ihre Trainingsleistungen (Kraft) dabei nicht verändert, konnten Sie Ihre Muskeln erhalten. Haben Sie Ihre Trainingsleistungen gar steigern können, haben Sie mehr Fett verloren, als die Waage anzeigt, weil Sie gleichzeitig an Muskeln zugenommen haben.

Der Fettansatz läßt sich an einer Hautfalte am Nabel messen

Kontrollieren Sie sich nicht zu häufig. Biologische Prozesse verlaufen selten linear, sondern weisen eher gewisse kurzfristige Schwankungen auf. Es reicht, wenn Sie einmal pro Monat das Gewicht und die Dicke der Bauchfalte kontrollieren und notieren.

### Relative Kraft und absolute Kraft

Ein Blauwal wiegt etwa 140 Tonnen und ist 30 Meter lang. Er ist das größte und absolut stärkste Tier auf Erden – und gleichzeitig das relativ schwächste. Strandet er, muss er ersticken, weil seine eigene Körpermasse die Lungen erdrückt. Insekten anderseits können ein Vielfaches ihres Körpergewichtes transportieren, über Hindernisse springen, die ihre Körpergröße weit übertreffen. Die absolute Kraft eines Insektes ist gering, die relative jedoch gewaltig. Diese Gesetzmäßigkeit lässt sich mit einiger Differenzierung auch auf den Menschen übertragen. Dividiert man den Betrag einer maximalen Kraftleistung durch das Körpergewicht, erhält man einen Wert, den man als „relativen Kraftwert" bezeichnen könnte. Je höher dieser ist, umso besser.

*Was zählt, ist die Kraft im Verhältnis zum Körpergewicht*

## Krafttraining für die Frau

Die Trainingsprinzipien des Krafttrainings gelten gleichermaßen für Frauen wie für Männer. Dass Fett nicht „spezifisch" abgebaut werden kann, habe ich bereits erläutert. Für Frauen ist es besonders wichtig, sich darüber klar zu sein, was überhaupt verändert werden kann, da sie die Hauptzielgruppe derartiger Angebote sind.

### Zellulite

*Zellulite ist keine Krankheit, sondern eine Form der Fettspeicherung bei Frauen*

Mit der Bezeichnung Zellulitis wurde in den siebziger Jahren eine spezifisch weibliche Form der Fettspeicherung pathalogisiert. Da die Endung „itis" den Eindruck einer Krankheit bzw. einer Entzündung suggeriert, musste der Begriff in der Werbung verändert werden. Deshalb spricht man heute von Zellulite.

In den fünfziger Jahren und gar in den Zeiten Rubens war das Weiblichkeitsideal ein anderes als heute: Es war die füllige, vollbusige Frau. Sie hatten durchweg „Zellulite", sowohl die Sexbomben der fünfziger Jahre, wie die Modelle der Maler zu Rubens Zeiten. Diese Frauen waren im Durchschnitt wohl weder gesünder noch kränker als die heutigen Frauen; sie waren einfach fetter.

Dass Zellulite mit Salben beizukommen ist, ist mehr als unwahrscheinlich, weil der Wirkstoff gar nicht durch die Haut dringt. Krafttraining dagegen kann indirekt Erfolge erzielen: Das Muskelgewebe wird dicker, wodurch sich die Haut darüber strafft.

## Straff statt schlaff

In der Tat erzielen Frauen mit Krafttraining oft und rasch spektakuläre Erfolge bezüglich ihrer Figur. Ein Grund mag darin liegen, dass untrainierte Muskeln immer irgendwie „fett" wirken, ohne es wirklich zu sein. Sie sind einfach schlaff, weil ihr Tonus, d. h. die Ruhespannung, zu niedrig ist. Mit dem Training gegen Widerstand nimmt der Muskel an Volumen zu. Diese Zunahme geht mit einer Wasserzunahme einher. Damit erhöht sich der osmotische Druck in den Muskelzellen, und das Gewebe wird gefestigt. Physikalisch gesehen ist es derselbe Prozess, der eine trockene Pflanze sich aufrichten lässt, sobald sie Wasser bekommt. Am offensichtlichsten ist dieser Effekt beim größten Muskel des menschlichen Körpers, beim Gesäß. Aber auch die weiblichen Brüste werden mit dem Training der Brustmuskulatur positiv beeinflusst. Obwohl die Brüste selbst keine Muskeln, sondern reichlich mit Fett umgebene Drüsen sind, werden sie mit der Entwicklung der darunterliegenden Muskeln angehoben. Unsere äußere Erscheinung – ob Mann oder Frau – wird weitgehend durch den Zustand unserer Muskeln bestimmt. Es sitzt wieder alles, wo es hingehört.

*Die positive äußere Erscheinung hängt vom Zustand der Muskeln ab*

## „Zu viel" Muskeln

Die geschilderten Vorzüge des Krafttrainings für die Frau sind mittlerweile bekannt. Trotzdem hegen nicht wenige Frauen die Befürchtung, mit Krafttraining zu „vermännlichen", d. h. Muskelmassen aufzubauen, die zumindest an einer Frau unattraktiv wirken. Zu dieser Befürchtung besteht kein Anlass. Sobald Sie, liebe Leserin, das nach

*Wenn Sie Ihr optimales Aussehen erreicht haben, steigern Sie die Belastung nicht mehr*

Ihrem ästhetischen Empfinden optimale Aussehen erlangt haben, „frieren" Sie die Belastung einfach ein! Trainieren Sie regelmäßig weiter, aber steigern Sie nicht mehr: weder die Gewichte noch die Wiederholungszahl. Auf diese Weise halten Sie sich ein Leben lang im wahrsten Sinne des Wortes „in Form".

## Alt und stark

Zu Beginn meiner Trainertätigkeit – Mitte der sechziger Jahre – meldete sich eines Tages ein etwa 65-jähriger Mann zum Training. Er habe das Gefühl, das Krafttraining würde ihm gut tun. Nein, ihn würden die vielen jungen Leute nicht stören. Er hätte als junger Mann im Turnverein Gewichte gehoben und erinnere sich noch gut, wie großartig er sich damals gefühlt hätte. Jetzt fühle er sich oft müde und schlapp. Und – der Satz, den ich jedem über 50-Jährigen zurufen möchte: „Am Alter allein kann es doch nicht liegen!"

Es liegt nicht am Alter, wenn man sich schlapp fühlt

Der Mann begann sein Training und entwickelte in kurzer Zeit seine Muskelkraft in erstaunlichem Ausmaß. Seine Rückenschmerzen verschwanden, die chronische Müdigkeit wich erhöhter Wachheit und Aufmerksamkeit bis zum Abend, die Haltung wurde aufrecht, der Gang federnd. „Wie früher", kommentierte er sein Befinden. Eine schöne Geschichte. Doch eines Tages stand der Mann mit traurigem Gesicht an unserer Empfangstheke und machte keine Anstalten, sich zum Umkleideraum zu begeben. „Trainieren Sie heute nicht?" war meine Frage. Es gäbe da ein Problem, meinte er. Sein Arzt hätte ihm – nachdem er ihm begeistert von seiner neuen Freizeitbeschäftigung erzählt hatte – das Training verboten. Ja, er hätte ihn eigentlich „abgekanzelt". Ob er denn schon senil wäre, hätte der Arzt ihn gefragt, dass er in seinem fortgeschrittenen Alter mit „so etwas Verrücktem" anfange. Er würde sich lächerlich machen. Und überhaupt – gesund sei das ganz und gar nicht. Es überfordere die Muskulatur, schädige die Gelenke und mache den Rücken kaputt (!). Vielleicht, so meinte der Mann, wäre eben doch etwas daran, was der Arzt sage, denn ohne Grund würde er ihm ja nicht abraten.

Ich habe dem Mann zugeredet. Er solle das für wahr nehmen, was er erlebt hätte, und nicht das, was jemand so daherredet – selbst wenn es ein Arzt ist. Und überhaupt solle er jetzt trainieren und nicht orakeln.

Im Medizinstudium kommt Krafttraining nicht vor

Durch die Expansion meines Unternehmens habe ich den Mann aus den Augen verloren, ich hörte aber, dass er noch viele Jahre trainierte. Möglicherweise mit einem schlechten Gewissen seinem Arzt gegenüber – so etwas kommt vor. Aber er hat „die Kurve gekriegt", hatte den Mut zum Ungehorsam in seinem Interesse. Vielen jedoch fehlt selbst heute, wo Krafttraining weitgehend akzeptiert wird, dieser Mut.

„Du sollst die Alten ehren." So steht es geschrieben. Nicht nur in der Bibel. Die meisten Kulturen betreiben einen Altenkult. Dieses Postulat, von Alten aufgestellt, läuft auf die Ausbeutung ihrer Nachkommen hinaus. In unserer modernen Zeiten argumentieren Politiker mit einem „Generationenvertrag", der angeblich irgendwo bestehen soll. Alles leeres Stroh. Es besteht kein Grund, die Alten zu „ehren", und ein Generationenvertrag existiert nur in den Köpfen jener, die bequem geworden sind. Wir stehen auf in der Straßenbahn, wenn ein alter Mensch einsteigt, bieten unseren Platz an. Wir tragen ihren Koffer, helfen in den Mantel, öffnen die Tür und so weiter. Wir unternehmen alles, die Alten zu entlasten und damit zu entkräften. Wir schonen sie zu Tode.

Wir schonen die Alten zu Tode

Glücklicherweise ist heute ein neuer Trend offenkundig: das Durchschnittsalter der Trainierenden steigt. Dass ältere Menschen regelmäßig zum Krafttraining gehen, war noch vor 20 Jahren zumindest außergewöhnlich; heute ist es fast normal.

## Die Bedeutung der Kraft nimmt im Alter zu

Eine Gruppe 86- bis 96-jähriger Altersheiminsassen in Boston wurde für acht Wochen auf ein Krafttrainingsprogramm

Kraft ist in jedem
Alter trainierbar

gesetzt. Trainiert wurde ausschließlich die Oberschenkelmuskulatur (Quadrizeps). Der durchschnittliche Kraftgewinn betrug 174 Prozent, der computertomographisch gemessene Muskelmassegewinn neun Prozent, die Zunahme der Gehgeschwindigkeit 48 Prozent. Ein spektakuläres Ergebnis – und für die alten Leute ein erfreulicher Rückgewinn an Lebensqualität. Andererseits provoziert das Ergebnis die Frage: Was haben denn diese alten Menschen vorher gemacht bzw. eben nicht gemacht, dass sie derart trainierbar waren? Je trainierbarer, desto untrainierter. Wer lange bettlägerig war, ist enorm trainierbar, weil der Wiedergewinn der Kraft beschleunigt ist.

Alte müssen nicht
anders trainieren
als Junge

Der ältere, gesunde Mensch soll prinzipiell nicht „anders" trainieren als der junge. Es ist lediglich zu beachten, dass die Bewegungsamplitude in einigen Gelenken durch langen Nichtgebrauch möglicherweise stark reduziert ist und deshalb das volle Bewegungsausmaß erst erarbeitet werden muss. Dies wird ohne besondere Dehnungsübungen erreicht, einfach durch korrekte Übungsausführung an den Geräten.

# Theorie und Konsequenz

Die Forschung lehrt uns, dass das Leben in einer „Ur-suppe" entstand. So nennt man die heißen Meere der Ur-zeit. Winzige molekulare Gebilde hatten die Fähigkeit, sich zu vervielfältigen. Der Einzeller ist das erste, der Vielzeller das zweite wichtige Ergebnis dieser Entwicklung. Die Viel-zeller unterscheiden sich von den Einzellern dadurch, dass sich bei ihnen bestimmte Zellen auf bestimmte Aufga-ben spezialisiert haben. Diese Zellen bilden zusammen schließlich Organe und Organsysteme wie z. B. den aktiven und passiven Bewegungsapparat.

Die Zelle ist ein faszinierendes Gebilde. Sie schottet sich nach außen mit einer sehr dünnen und teilweise durch-lässigen Wand ab, die Membran heißt. Mit ihrer Umgebung pflegt die Zelle einen selektiven Kontakt, indem sie Stoffe abgibt und aufnimmt. Sie tauscht Wärme, Nahrung, Sauer-stoff, Abbauprodukte und Information mit der Umwelt aus. Im Urmeer war die Flüssigkeit um die Zelle herum unend-lich. Auch unsere Körperzellen leben in einer flüssigen Um-gebung, deren Volumen jedoch geringer ist als das Volumen der Zelle selbst. Dass sich die Umgebung der Zelle nicht in-nerhalb kürzester Zeit in eine Giftbrühe verwandelt und je-des Leben erstickt, verdanken wir dem Regulationsmecha-nismus der Blutversorgung. Wasser und Nahrung werden unentwegt zugeführt, Stoffwechselendprodukte über den Stuhl und den Urin ausgeschieden. Eine derartige „Instand-haltungs-Organisation" braucht spezialisierte Organe, ge-bildet aus spezialisierten Zellen.

## Der Stoff, aus dem wir sind

Als Gewebe bezeichnet man Zellmassen, die Organe oder andere Körperteile formen. Es gibt verschiedene Gewebe-arten, die jedoch alle voneinander abhängig sind und erst in ihrem Zusammenwirken Leben ermöglichen. Sechs Gewebearten wollen wir hier näher betrachten: Epithel-gewebe, Bindegewebe, Muskeln, Knochen, Nerven und Blut.

Alle Gewebearten sind voneinander abhängig

### Epithelgewebe

Dieses Gewebe begrenzt in mehrschichtigen Zelllagen Körperoberflächen oder Innenflächen von Hohlräumen (z. B. die Haut). Seine Funktion besteht im Schutz des darunterliegenden Gewebes, der Absorption von Druck und der Sekretion.

### Bindegewebe

Bindegewebe schützt und stützt. Es durchdringt den ganzen Körper und besteht zum Großteil aus den unelastischen Kollagenfasern. Die elastischen Anteile überwiegen nur dort, wo das Bindegewebe starker Verformung ausgesetzt ist. Bei Verletzungen tritt Bindegewebe als Reparaturstoff auf. Die Natur tut hier oftmals des Guten zuviel, indem unnötige Mengen von Bindegewebe angehäuft werden, z. B. bei Narben. Starke Bindegewebsbildung nach Verletzungen kann zu Bewegungseinschränkungen führen.

Bindegewebe dient als Reparaturmaterial nach Verletzungen

Bänder verbinden Knochen miteinander. Sie sind ähnlich aufgebaut wie Sehnen, haben jedoch einen höheren Anteil an elastischen Fasern, insbesondere jene, die an der Rückseite der Wirbelsäule befestigt sind.

Knorpel dienen dem Auffangen von Druck, z. B. durch Schläge. Knorpelmasse findet sich aufgrund seiner elastischen Eigenschaften überall dort, wo Verformung gewährleistet sein muss. Knochenenden gehen in Knorpel über, die Bandscheiben sind Knorpel, das Nasenbein endet in einer Knorpelspitze.

Sehnen übertragen die Muskelkraft auf die Knochen und werden daher auf Zug belastet. Sie bestehen hauptsächlich aus unelastischem Bindegewebe. Ihr Querschnitt zeigt meist eine runde Form. Die Sehnen der Bauchmuskeln sind jedoch flach und breit.

### Muskeln

Muskelfasern werden in drei Gruppen unterteilt: glatte, unwillkürliche Muskelfasern, z. B. für die Verdauungstätigkeit; quergestreifte, willkürliche für die Bewegungen des Ske-

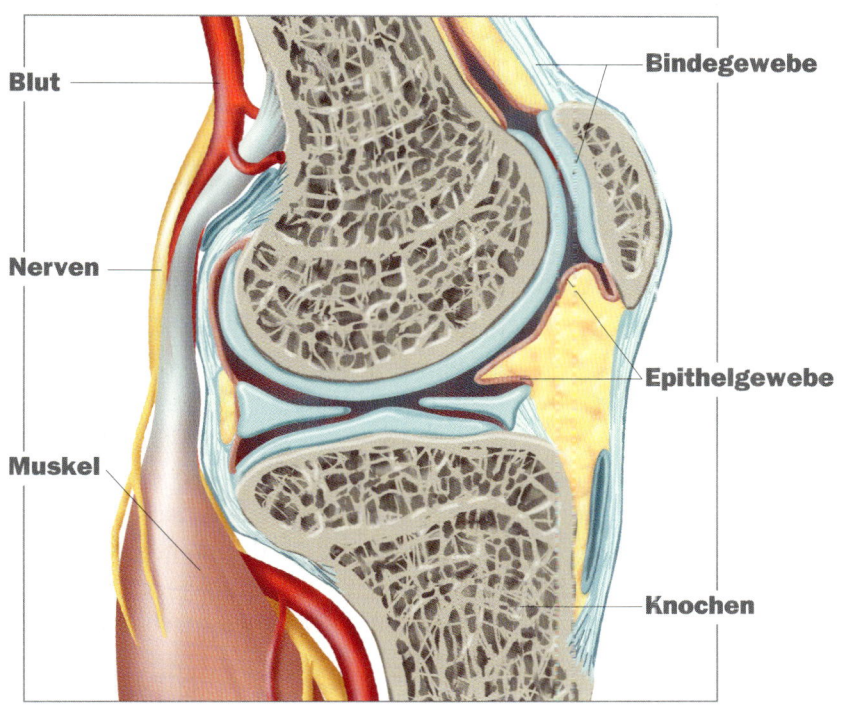

**Blut**

**Nerven**

**Muskel**

**Bindegewebe**

**Epithelgewebe**

**Knochen**

letts und die Herzmuskelfasern, die zwar auch quergestreift sind, jedoch nicht dem Willen unterliegen. Die Muskulatur insgesamt besteht hauptsächlich aus willkürlichen Muskelfasern, was bedeutet, dass sie prinzipiell unserem Willen zugänglich ist. Als Organ betrachtet enthält sie jedoch einen beträchtlichen Anteil an Bindegewebe, Blutgefäßen und Nerven.

Mit Ausnahme des Herzmuskels sind die quergestreiften Muskeln dem Willen zugänglich

## Knochen

Knochen sind das härteste Stützgewebe. Ihre Stabilität erhalten sie durch einen bestimmten Anteil an Salzen. Ein salzfreier, „entkalkter" Knochen wird biegsam. Unterernährung, Vitaminmangel oder hormonelle Störungen können Knochenerweichung verursachen, wie dies beispielsweise bei Rachitis vorkommt. Die Knochen leben. Mit Krafttraining werden sie stärker, Mangel an Spannung schwächt sie.

Krafttraining stärkt auch die Knochen

### Nerven

Das Nervensystem koordiniert die körperlichen Vorgänge

Das Nervensystem dient der körperinternen Kommunikation und Koordination. Stromkabeln vergleichbar durchziehen die Nerven unseren Körper in unterschiedlicher Dichte. Die Leitungsgeschwindigkeit ist im Vergleich zum Stromkabel nicht allzu beeindruckend: 50 bis 1200 Meter pro Sekunde. Erstaunlich hingegen ist die Anzahl der Zellen. Allein unsere graue Hirnsubstanz wird auf etwa 150 Milliarden Zellen geschätzt. Der kleinste Gewebebestandteil des Nervensystems heißt Neuron. Die kleinste Funktionseinheit wird „Reflexbogen" genannt.

### Blut

Blut ist das Transportmittel für Auf- und Abbauprodukte

Als Transportmittel von Sauerstoff, Kohlensäure, Nährstoffen, Vitaminen, Hormonen und Abbaustoffen erfüllt das Blut eine Vielzahl unterschiedlichster Funktionen. Unsere Blutmenge liegt bei etwa fünf Litern. Verluste ab zwei Liter bedeuten Lebensgefahr.

## Aktivität und Ruhe bedingen sich gegenseitig

Unser Organismus befindet sich stets in einem von zwei möglichen Zuständen: Sympathikus oder Parasympathikus. Der Sympathikus ist der Arbeitszustand. Schaltet er sich ein, steuert der sympathische Strang des vegetativen Nervensystems in unserem Körper eine ganze Reihe von Vorgängen mit dem einen Ziel: rasche Erstellung der Bereitschaft zu Angriff oder Flucht. Die Blutmenge verschiebt sich von den inneren Organen nach außen, in die Muskeln. Die Verdauungsorgane stellen ihre Arbeit weitgehend ein. Es wird ein „Klar-zum-Gefecht"-Zustand erstellt.

Die Leistungsbereitschaft variiert im Laufe des Tages

Trainieren soll man in der Phase des Sympathikus. Während der Nacht befindet sich der Körper in der Erholungsphase, die etwa eine Stunde nach dem Frühstück ihren Abschluss findet. Danach steigt die Leistungsbereitschaft, gegen Mittag sinkt sie etwas ab, steigt am Nachmittag nochmals an, um schließlich gegen Mitternacht an ihrem Tiefpunkt anzulangen.

Der Übergang von der Arbeits- in die Erholungsphase erfolgt beim gesunden Organismus eindeutig. Ein starkes Verlangen nach Nahrung und Ruhe bekommt die Oberhand. Das Blut kehrt von den äußeren Regionen in den Verdauungstrakt zurück, der Adrenalinspiegel sinkt. Dieser Szenenwechsel spielt sich weitgehend ohne unser Zutun und auch ohne unsere bewusste Wahrnehmung ab. Physiologisch richtig wäre es, jede Phase so lange auszuleben, bis sich die andere von selbst einschaltet – ein Idealzustand, den man nur noch bei Tieren und einigen Naturvölkern beobachten kann, der aber nur selten mit unserer Lebensweise in Einklang zu bringen ist.

*Der Wechsel der Arbeits- und Ruhephasen vollzieht sich automatisch*

## Störungen

Die Eindeutigkeit, mit welcher ein Organismus jede Phase auslebt, ist ein Kriterium seiner Funktionsfähigkeit. Zweigleisigkeit deutet auf eine Verwirrung des zentralen Nervensystems. Der Mensch verharrt in einer Art Halbspannung der Muskulatur. Weder ist er bei voller Leistungsbereitschaft (geistig wie körperlich), noch kann er „abschalten" und sich entspannen. Die Ursachen sind psychisch, vor allem latente oder akute Ängste, gestellten Aufgaben nicht gewachsen zu sein (heute Stress genannt).

Solche Spannungszustände, die nicht durch Arbeit „gelöscht" werden, führen langfristig zu Gesundheitsschäden. Den Gestressten aufzufordern, sich endlich mal zu entspannen, hat wenig Sinn. Ihm fehlt die Voraussetzung – die wirkliche Anspannung, anstelle der imaginären. Denn ihr folgt unmittelbar die Entspannung. Genauso wie ich erst einatmen muss, bevor – und damit – ich ausatmen kann. Um diese Entspannung muss ich mich nicht kümmern, da es sich um eine automatische Reaktion des Körpers handelt.

*Anspannung ist die Voraussetzung für Entspannung*

Hohe Muskelspannungen, wie sie das Krafttraining fordert, stellen gleichsam den einen Endpunkt einer Skala dar, der Tiefschlaf den anderen. Dabei ist zu beachten: Umfang und Tiefe der Erholungsphase ist weitgehend vor der vorangegangenen Arbeitsphase abhängig. Hohe, kurzzeitige Anspannungen haben entsprechend deutliche Erholungsvorgänge zur Folge. Umgekehrt aber nicht! Schlaf kann man nicht „vorholen". Der Sachverhalt wird gerne umgekehrt dargestellt: „Entspannen Sie sich!" ist ein innerer Widerspruch. Das Paradoxon wird noch deutlicher, wenn von „aktiver Entspannung" die Rede ist. Nur Anspannung ist „aktiv". Entspannung ist immer passiv, also stets nur eine Reaktion.

## Was tut ein Muskel?

Ein Muskel zieht sich zusammen. Dadurch bewegt er Knochen in einem oder gleich mehreren Gelenken. Er kann sich allerdings nur zusammenziehen, er kann sich nicht „dehnen". Gestreckt wird er, indem sich sein Antagonist zusammenzieht oder durch Druck von außen. Soll der

**Jeder Bewegung liegt das Prinzip Zug und Gegenzug zugrunde**

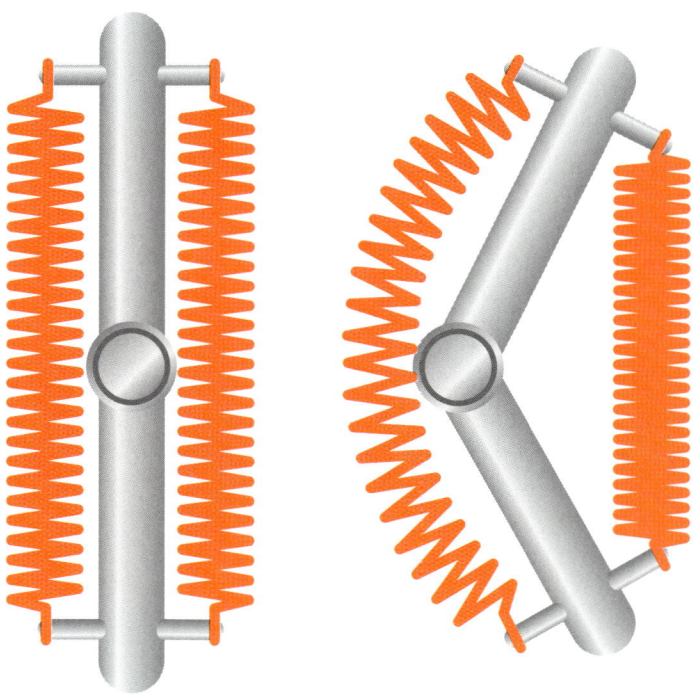

Knochen in die Gegenrichtung bewegt werden, zieht sich einfach der Gegenspieler zusammen. Nach diesem simplen Prinzip von Zug und Gegenzug funktioniert unsere Fortbewegung.

Der Bewegungs-apparat funktioniert nach dem Prinzip Zug und Gegenzug

Mit „Ursprung" bezeichnet man die Stelle, wo der Muskel an dem normalerweise weniger beweglichen Knochen befestigt ist. Der „Ansatz" entspricht der Stelle am beweglicheren Skelett-Teil, wo der Muskel eben ansetzt. Man spricht von ein-, zwei- oder mehrgelenkigen Muskeln und drückt damit aus, wie viele Gelenke der Muskel überzieht und damit bewegt. Muskeln können je nach Bewegungskontext, in dem sie gerade mitwirken, die Rolle des Mitspielers – des Synergisten – oder eben des Gegenspielers – des Antagonisten – übernehmen.

Antagonisten können während einer Bewegung zu Synergisten werden

Der Befehl an die Muskeln, sich zusammenzuziehen, geht vom Gehirn aus und läuft über das Rückgrat bis zur sogenannten motorischen Endplatte. Der Impuls kann willkürlich erfolgen, aber auch unwillkürlich, wie z. B. beim Dehnungsreflex. Diesen Reflex testet der Arzt, wenn er Ihnen mit dem Gummihämmerchen unterhalb des Knies auf die Sehne klopft.

Woher bezieht der Muskel seine Energie, wenn er sich zusammenzieht? Eine Substanz mit dem Namen Adenosintriphosphat (ATP) lagert im Muskel, bereit zur sofortigen Energiefreisetzung. Der Vorrat ist jedoch begrenzt. ATP besteht aus drei Phosphatgruppen. Während der Muskelarbeit spaltet sich eine der drei Gruppen ab, und es entsteht Adenosindiphosphat (ADP). Eine weitere, energiereiche Verbindung im Muskel, das Kreatinphosphat, zerfällt während der Muskelarbeit, d. h. es wird eine Phosphatgruppe frei. Diese verbindet sich mit dem ADP, und daraus ergibt sich wiederum ATP – die Muskelarbeit kann fortgeführt werden. Nach etwa 20 Sekunden Muskelarbeit jedoch wird eine neue, weitaus größere Energiequelle herbeigezogen: das Glykogen. Sein Abbau setzt Energie frei. Diese dient wiederum zur Rückbildung von ATP und Kreatinphosphat. Beim Krafttraining sind vor allem ATP und Kreatinphosphat von Bedeutung.

Der Glykogenabbau setzt Energie frei

**33**

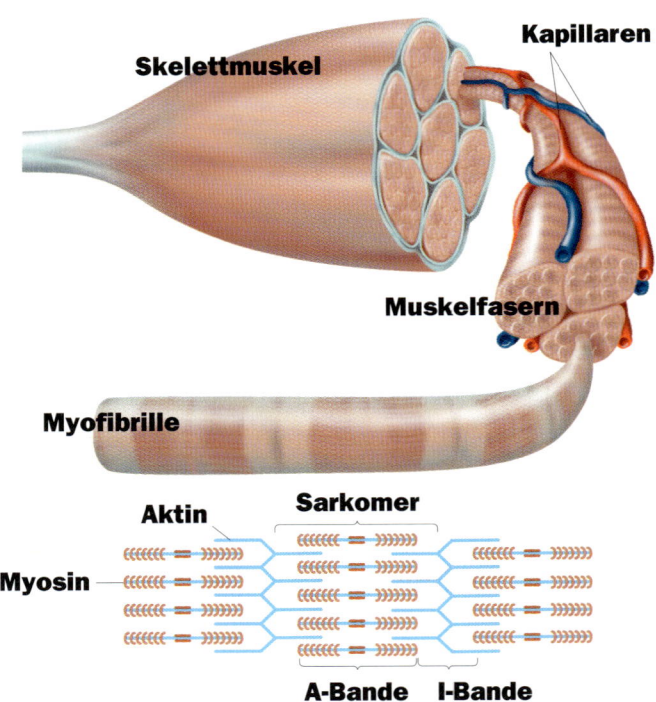

Je länger der Muskel arbeitet, um so mehr wird dazu auch Sauerstoff benötigt. Geliefert wird er durch die Kapillaren des Muskels. Wird die Muskelarbeit vorwiegend ohne Sauerstoff bewältigt, spricht man von anaerober Arbeit. Erfolgt sie mit starkem Sauerstoffverbrauch, wird sie als aerob bezeichnet.

*Muskeln können mit und ohne Sauerstoff arbeiten*

So säuberlich getrennt wie in der Theorie verläuft die Energiebereitstellung in der Praxis allerdings nicht. Man geht heute davon aus, dass diese Vorgänge sich weitgehend überlagern. Wie diese physiologischen Prozesse sich auf die Kontraktion der Muskelfaser auswirken, ist zu einem grossen Teil noch unerforscht.

### Alles oder nichts

Muskelfasern arbeiten nach dem „Alles-oder-nichts"-Prinzip. Eine Faser zieht sich zusammen oder sie zieht sich nicht zusammen. Sie kennt keine Halbheiten. Vom Zentralnervensystem werden stets nur so viele Fasern aufgerufen, wie zur Erreichung der Spannungshöhe nötig sind. Die anderen, untätigen Fasern werden mitgeschleppt, ohne das Geringste zur Arbeit beizutragen. Dauert die Arbeit jedoch an, ermüden die belasteten Fasern, fallen aus und werden durch bisher untätige Fasern in ihrer Arbeit abgelöst. Schließlich ermüden auch diese und werden ebenfalls ersetzt. Es funktioniert wie ein Staffellauf, der jedoch im Kreis geht, so dass die Läufer bzw. Fasern, die zuerst starten, den Stab nach einer Weile wieder zugesteckt bekommen und sich erneut zusammenziehen müssen. Dieser Kreis dreht sich weiter und weiter.

Ist der zu überwindende Widerstand sehr gering, wird die Arbeit theoretisch unbeschränkt weitergeführt, weil sich die Fasern zwischen den Einsätzen laufend erholen können. Ab einer bestimmten Spannungshöhe jedoch kommen gleichzeitig so viele Fasern zum Einsatz, dass für eine länger dauernde Arbeit zu wenig Fasern zur Ablösung bereitstehen. Nach kurzer Zeit entsteht ein Ungleichgewicht zwischen Ausfall und Nachschub. Der Einsatz wird von Mal zu Mal kürzer, immer weniger Fasern kommen erholt zum Einsatz.

In der Folge dreht sich der Einschaltkreis immer schneller, das Nervensystem sucht verzweifelt nach frischen Fasern, bis schließlich der Muskel versagt. An diesem Punkt angelangt, ist keine Bewegung mehr möglich.

Die aktuelle Theorie des Krafttrainings besagt, dass erst in diesen letzten Sekunden oder gar Bruchteilen einer Sekunde der Zugriff auf Reservefasern erfolgt und damit den Mechanismus des Kraftwachstums auslöst. Als Reservefasern gelten jene Fasern, die im Muskel angelegt sind, aber unter normalen Umständen nicht genutzt werden. Sie enthalten nur geringe Mengen an energiereicher Substanz und sind dementsprechend dünn. Werden sie nun zur Arbeit herangezogen, reagieren sie mit Dickenwachstum und werden somit zu aktiven Fasern. Die Trainingslehre befasst sich – abgesehen von der Koordinationsschulung – hauptsächlich mit der Entwicklung solcher brachliegender

Vom Nervensystem werden nur gerade so viele Fasern aktiviert, wie nötig sind, um eine Spannung aufrechtzuerhalten

Erst kurz vor dem Versagen erfolgt der Zugriff auf die Reservefasern

# Theorie und Konsequenz

**Schematische Darstellung eines untrainierten (oben) und trainierten Muskels (unten). Durch den höheren Gehalt an Nährflüssigkeit sind die aktiven Fasern verdickt. Durch das Training werden passive, dünne Fasern in aktive umgewandelt. Sind alle passiven in aktive Fasern umgewandelt, ist das genetische Potential ausgeschöpft.**

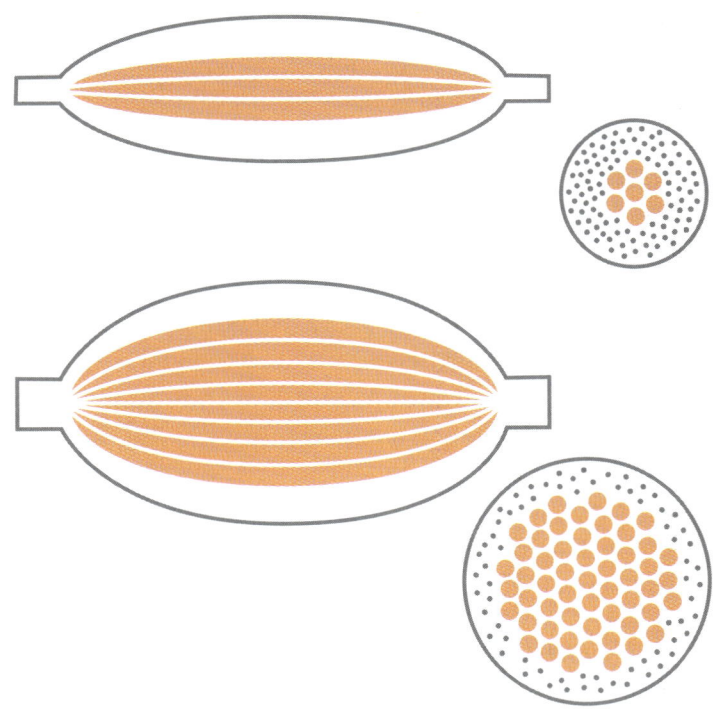

Energiepotentiale. Die Konsequenzen aus diesen Einsichten lauten:

● Die Höhe der Muskelanspannung ist ausschlaggebend dafür, ob ein Trainingseffekt erzielt wird. Es besteht eine Bandbreite, innerhalb derer die Reizschwelle überschritten wird. Ist der Widerstand zu gering, kann die Arbeit von den vorhandenen aktiven Fasern bewältigt werden; eine Rekrutierung von Reservefasern findet nicht statt und damit auch kein Trainingseffekt. Ist anderseits die Anspannung zu hoch, tritt die Ermüdung zu früh ein, die Anspannungsdauer ist zu kurz. Dem Rekrutierungszyklus bleibt zu wenig Zeit um vollständig in Gang zu kommen. Spannungshöhe und Spannungsdauer sind voneinander abhängig, wie z. B. Verschlusszeit und Blendenöffnung beim Fotografieren. Erhöht sich der eine Faktor, muss sich der andere automatisch reduzieren.

• Die ersten zehn bis zwanzig Sekunden einer Übung kann man als „Einlaufen" für den Einzelmuskel bezeichnen; sie schaffen eine günstige Ausgangssituation für den Trainingsreiz, indem sie möglichst viele der vorhandenen aktiven Fasern heranziehen. Erst in den letzten Sekunden einer Übung, wenn praktisch alle bisher verfügbaren Fasern erschöpft sind, werden schließlich Reservefasern rekrutiert und damit ein Trainingseffekt erzielt.

Der erste Teil einer Übung dient dem Einlaufen vor der maximalen Anstrengung am Schluss

• Der Trainingsumfang, also die gesamte Anspannungsdauer während eines Trainings, beeinflusst von einem bestimmten Punkt an den Trainingsgewinn negativ. Je umfangreicher das Training, desto größer das Risiko, dass es überhaupt keinen Effekt erzielt, weil die notwendige Spannungshöhe nicht erreicht wurde. Eine Trainingsmethodik, die allein auf mehr Training hinaus will, zielt in die verkehrte Richtung.

## Wärme macht schwach

Mit stereotyper Regelmäßigkeit berichten populäre Artikel zum Thema Fitness über die Notwendigkeit des sogenannten Aufwärmens vor körperlicher Anstrengung und über die drohenden Gefahren, wenn dies unterlassen wird. Nahezu alle dieser Artikel verraten eine verblüffende Unkenntnis elementarster biologischer Gesetzmäßigkeiten.

Gerne wird dabei der menschliche Körper mit einem Motor verglichen, der erst „warmlaufen" muss, bevor er belastet werden darf. Der Vergleich hinkt nicht nur, er ist falsch. Der Körper ist kein Motor, sondern ein biologisches, sich selbst regenerierendes System. Ein Motor funktioniert völlig anders. Dampfmaschinen und Explosionsmotoren beispielsweise sind mechanische Systeme, die Hitze in mechanische Energie umwandeln. Je größer die Hitze, um so größer die resultierende mechanische Energie. Biologische Systeme hingegen können Hitze nicht in andere Energieformen umwandeln. Sie setzen zwangsläufig Hitze frei, jedoch als überflüssiges und leistungshemmendes Produkt. Darin besteht der grundlegende Unterschied von mechanischen zu biologischen Systemen.

Wärme reduziert die Leistung

Ein weiterer Unterschied besteht in der Temperaturabhängigkeit biologischer Systeme. Leben reagiert äußerst sensibel auf Temperaturschwankungen. Der menschliche Körper versucht mit allen Mitteln eine konstante Temperatur um 37 Grad zu halten. Steigt die Muskeltemperatur nämlich über 43 Grad Celsius – also nur sechs Grad über die Normaltemperatur –, gerinnt das Muskeleiweiß und der sofortige Tod tritt ein. Um diese Wärmekatastrophe abzuwenden, wehrt sich das System mit Oberflächenkühlung durch Schwitzen. Dies ist der einzige Zweck des Schwitzens. Weder „reinigt" es Poren, noch befördert es „Schlacken" (solche gibt es nicht) oder „Gifte" aus dem Körper. Auch die Erkältungshäufigkeit bleibt von regelmäßigen Schwitzprozeduren (Sauna, Türkisches Bad usw.) unbeeinflusst.

*Schwitzen hat keine gesundheitsfördernde Wirkung*

Muskeln bestehen zu über 70 Prozent aus Wasser. Je trainierter die Muskeln sind, um so höher ist ihr Wassergehalt. Wasserverlust bedeutet immer eine erhebliche Schwächung. Natürlich kann diese mit Trinken wieder kompensiert werden. Sinnvoller erscheint es jedoch, sie überhaupt zu vermeiden.

Die Forschung hat ergeben, dass sich die enzymatischen Reaktionen pro zehn Grad Wärmesteigerung verdoppeln. Eine geringe Erhöhung der Körperwärme wirkt sich vorteilhaft auf die kurzfristige Leistungsfähigkeit aus. Diese stellt sich aber sehr schnell ein, beim Krafttraining für den zu trainierenden Muskel innerhalb weniger Sekunden. Ab 39 Grad etwa verschlechtert sich die Nutzung des Sauerstoffs im Muskel drastisch, was zu rascher Ermüdung führt. Die Hitzeproduktion ist abhängig von der Körpermasse. Je größer diese ist, umso schneller steigt die Temperatur bei Aktivität. Dass Frauen im allgemeinen schneller frieren als Männer, liegt an der etwas geringeren Muskelmasse.

Gegen Temperaturveränderungen nach unten ist das System besser gewappnet: Kälte stimuliert zu Aktivität und bewirkt, dass das Blut aus den inneren Organen in die Peripherie, in die Muskeln verlagert wird (Sympathikus).

Jeder kennt den erfrischenden Effekt von Kühle sowie den erschlaffenden von Wärme (Parasympathikus). Sobald Unterkühlung droht, frieren wir und beginnen automatisch zu zittern. Indem wir zittern, produzieren wir durch Muskelarbeit Wärme und erhalten unsere Körpertemperatur.

Die Annahme, dass mit dem Aufwärmen das Verletzungsrisiko sinke, hat sich als nicht stichhaltig erwiesen. Dies ist nicht verwunderlich, denn Verletzungen haben – abgesehen von Einwirkungen äußerer Gewalt – nur eine Ursache: schnelle, d. h. ruckartige Bewegungen und damit Belastungsspitzen über der Bruchlast des Gewebes.

*Aufwärmen schützt nicht vor Verletzungen*

## Einlaufen ist sinnvoll

Anders verhält es sich mit dem sogenannten Einlaufen. Dessen Zweck besteht darin, vor komplexen Bewegungsaufgaben – insbesondere vor sportlichen Wettkämpfen – die kinästhetischen Bilder durch vorbereitende Bewegungen abzurufen, vor allem durch die Vorstellung der Wettkampfsituation. Die reflektorische Wirkung von Muskelkontraktionen auf die Stimmung ist heute bekannt. So hat das Einlaufen vor allem als neurophysiologische und mentale Vorbereitung hohen Wert. Für das Krafttraining selbst hat es keine Bedeutung.

*Das Einlaufen hat lediglich psychologische und neurophysiologische Bedeutung*

## Kühlen statt wärmen

Auf dem Ergometer werden Sie eine geringere Leistung erbringen als auf dem richtigen Fahrrad draußen. Warum? Weil auf dem Ergometer der kühlende Wind fehlt. Wärme ist ein leistungslimitierender und kein leistungsfördernder Faktor. Diese Erkenntnis ist uralt. In den Trainingsalltag hat sie offensichtlich noch nicht Einzug gehalten. Sonst gäbe es sie nicht, die verschwitzten, vermummten Gestalten auf Trimmpfaden, in Turnhallen, Stadien und Fitnesszentren, die selbst im Sommer ihre „Aufwärmarbeit" in Kollapsnähe nicht missen mögen.

Für die Praxis des Krafttrainings ist zu empfehlen:
- Die Raumtemperatur soll nicht über 20 Grad Celsius liegen, eher darunter.

- Die Trainingskleidung soll weit und dünn sein.
- Aufwärmen an Laufbändern, Ergometern und anderen Ausdauergeräten ist im günstigsten Fall überflüssig, wenn damit jedoch substantielle Wasserverluste einhergehen (bei hoher Raumtemperatur oder ungünstiger Bekleidung), ist es kontraproduktiv.
- Unmittelbar vor der maximalen Kraftanstrengung, z. B. isometrischen Tests oder vor Versuchen mit dem Ein-Repetitionsmaximum, sind einige Kontraktionen der zu testenden Muskeln sinnvoll.

## Qualität oder Quantität?

*Viel hilft nicht immer viel*

Mehr Training ist nicht gleichbedeutend mit besserem Training. Hart und viel trainieren würde bedeuten, hohe Spannung über längere Zeit aufrechtzuerhalten. Dies ist ein Widerspruch, eine physiologische Unmöglichkeit. Steigt die Spannungshöhe, sinkt automatisch die Spannungsdauer und umgekehrt. Sollten Sie in der Lage sein, 100 Meter in zehn Sekunden zu laufen, schaffen Sie 1000 Meter keineswegs in zehnmal zehn, also 100 Sekunden. Die Intensität, sprich Spannungshöhe, die Sie für den 100-Meter-Lauf aufzubringen haben, reicht nur für diese zehn Sekunden.

Mit dem Argument, die anderen seien Profis und könnten den ganzen Tag trainieren, wird oft die Überlegenheit anderer Sportnationen erklärt. Abgesehen davon, dass wohl jede Nation (bzw. ihre Sportfans) mit diesem Vorwand eigene Niederlagen zu entschuldigen versucht, wird daran doch die Verkennung des Sachverhalts deutlich. Der einzige Vorteil eines Profis gegenüber dem berufstätigen Amateur besteht darin, dass er, bedingt durch den Wegfall der Berufsarbeit, bessere Bedingungen zur Erholung hat. Sollte ein Sportler wirklich den ganzen Tag trainieren, so wird er sehr bald damit aufhören müssen, weil sich nach kurzer Zeit nicht nur sein Leistungsniveau, sondern auch sein Immunsystem und damit sein gesamter Gesundheitszustand rapide verschlechtern wird.

*Zu viel Training schwächt das Immunsystem*

Krafttraining ist seiner Natur nach intensiv. Der Arbeitsumfang ist gewissermaßen ein unvermeidliches Übel, das es möglichst klein zu halten gilt. Jede Einzelübung erfordert eine gewisse Anzahl von Wiederholungen, um die biologischen Aktivitäten im Muskel in Gang zu bringen. Das ganze Programm multipliziert diesen Energiebetrag, weil zur reizwirksamen Abdeckung der ganzen Skelettmuskulatur mehrere Übungen erforderlich sind.

Überschreitet die Arbeitsmenge einen bestimmten Umfang, reduziert sich der Trainingseffekt auf Null oder darunter. Mit steigendem Trainingsumfang werden vermehrt jene Reserven des Organismus angegriffen, die der Wiederherstellung nach dem Training dienen sollten. Bei der Ausarbeitung eines Trainingsprogrammes muss man deshalb stets von der Überlegung ausgehen, mit möglichst wenigen Übungen den ganzen Bewegungsapparat zu erfassen und nicht, wie es oft geschieht, buchstäblich „alles" machen zu wollen, was an Übungen existiert.

Dass es Sportler gibt, die täglich mehrere Stunden trainieren, widerspricht diesem Sachverhalt nicht; es besagt lediglich, dass diese Leute offenbar die Zeit dazu haben. Dass sie mit erheblich geringerem, aber intensiverem Trainingsaufwand mindestens gleichwertige Resultate erzielen würden, kann mit Sicherheit angenommen werden. Mir selbst sind Spitzenathleten begegnet, die nicht wegen, sondern trotz ihres Trainings Weltmeister waren. Ein vorzügliches genetisches Rüstzeug macht eben manches wieder gut.

Der Irrtum, dass „mehr" auch „besser" sei, geistert nicht nur im Sportbetrieb, sondern ist ein populärer Denkfehler; man denke nur an die unzähligen Fälle von Medikamentenvergiftungen.

Ein gutes Trainingsprogramm umfasst so wenig Übungen wie möglich, aber so viele wie nötig

## Periodisieren oder durchstarten?

Wenn man die Kraftentwicklung eines Muskels vom Zeitpunkt der Aufnahme des Trainings bis zur Erreichung der Grenze der Trainierbarkeit grafisch aufzeichnet, erhält man meistens eine am Anfang steil ansteigende, im weiteren

Der Kraftzuwachs zeigt mit der Zeit einen abflachenden Verlauf

Verlauf sich jedoch abflachende Kurve. Warum wird die anfängliche Steigerung nicht beibehalten? Was verlangsamt den Wachstumsprozess? Warum gibt es Perioden der Stagnation? Hat der Muskel sein Potential ausgeschöpft? Liegt Übertraining vor?

Statt erst einmal eine Antwort auf diese Fragen zu suchen, haben Trainingspraktiker gleich eine Strategie entwickelt, in der Hoffnung, das Problem damit zu lösen. „Periodisierung" heißt die Zauberformel. Es bedeutet die Abwechslung von Perioden geringerer Intensität und höheren Umfangs mit Perioden höherer Intensität und geringeren Umfangs. Was damit am Ende gewonnen sein soll, ist noch schleierhaft.

In der Tat gibt es nur einen Grund für die Stagnation des Entwicklungsprozesses: Übertraining. Vorausgesetzt natürlich, dass der Muskel nicht schon sein genetisches Potential ausgeschöpft hat. Die Tatsache, dass ein Athlet mit wachsender Kraft weniger – nicht mehr – Training verkraften kann, ist selbst bei Fachleuten noch weitgehend unbekannt. Die Kurve der Kraftentwicklung kann und soll von der Aufnahme der Trainings bis zur Erreichung der Grenzkraft einen steilen und gleichbleibenden geraden Verlauf zeigen. Innerhalb von 18 bis 24 Monaten ist das genetische Potential jedes Muskels ausgeschöpft. Danach kann es nur noch um die Erhaltung des Trainingsgewinnes gehen.

Nach 18 bis 24 Monaten Training ist das genetische Potential ausgeschöpft

## Muskelschlingen

Mehrere Muskeln, die an einem Bewegungsablauf beteiligt sind, werden als Muskelschlinge bezeichnet

Indem ein Muskel sich zusammenzieht, bewegt er Knochen um eine oder mehrere Gelenkachsen. Bewegungen, die in einer geraden Zielrichtung verlaufen, kommen durch gegenläufige Drehung in mindestens zwei Gelenken zustande. Wenn Sie sich beispielsweise aus der Hocke erheben, dreht sich der Oberschenkelknochen im Hüftgelenk in die eine, das Schienbein im Kniegelenk in die Gegenrichtung. Die beteiligten Muskeln, der Gesäßmuskel und der Ober-

schenkelmuskel, bilden hier eine sogenannte Muskelschlinge. So bezeichnet man die Muskelgruppe, die bei einem bestimmten Bewegungskontext zusammenarbeitet.
Das Beispiel mit der Hocke ist sehr vereinfacht. In Wirklichkeit sind es viele Muskeln, die in einer Schlinge mitma-
chen. So wirken auch die Muskeln nicht allen auf das von
ihren Sehnen unmittelbar überzogene Gelenk, sondern
nehmen auf relativ weit entfernte Körperteile Einfluss. Der
große Gesäßmuskel beispielsweise, dessen Hauptaufgabe
die Streckung des Beines im Hüftgelenk ist, „strahlt" mit
seinen Fasern bis in den großen Rückenmuskel hinein, findet in diesem sozusagen seine Fortsetzung und gewinnt
damit Einfluss auf das Ellenbogengelenk. Der gesamte Bewegungsapparat ist ein geschlossenes System von Abhängigkeiten.

Diesen Beziehungen der einzelnen Muskeln untereinander ist beim Programmaufbau Rechnung zu tragen. Wer

Muskeln wirken
nicht nur auf das
von ihnen überzo-
gene Gelenk, son-
dern oft auf weit
entfernte Bereiche

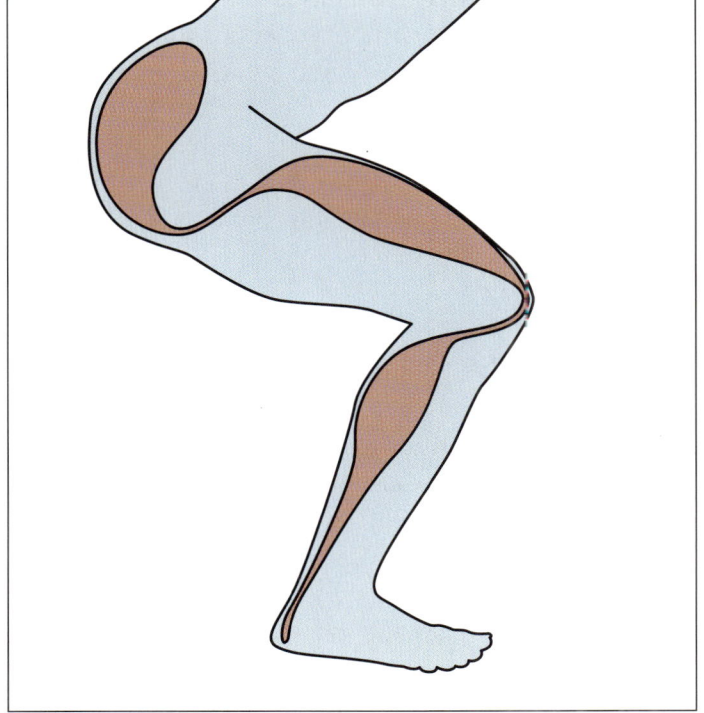

**Gesäßmuskel und
Oberschenkel-
muskel bilden eine
Muskelschlinge,
wenn Sie sich aus
der Hocke
erheben.**

Wer den Mittelbereich des Körpers beim Training vernachlässigt, schafft eine gefährliche Situation

seine Beine und den Oberkörper kräftigt, jedoch den Mittelbereich, wo sich die größten und wichtigsten Muskeln befinden, vernachlässigt, schafft eine prekäre Situation. Sein Körper besteht dann praktisch aus zwei kräftigen Hälften, die aber nur schwach miteinander verbunden sind. Es ist, als ob man ein schweres Tor und eine starke Wand mit dünnen Scharnieren verbinden würde. Solche Fälle sind nicht selten. Tests an zum Teil extrem kräftigen Athleten der Universität von Florida haben bei vielen eine unverhältnismäßig schwache Rückenstreckmuskulatur nachgewiesen.

## Kraftkurven

Während seiner Verkürzung verändert sich die Kraft eines Muskels laufend. Beispielsweise nimmt die Kraft des

**Die untere Kurve zeigt die Muskelspannung während der Hantelübung, die obere die Spannung, die nötig ist, damit der Muskel in allen Längen trainiert wird.**

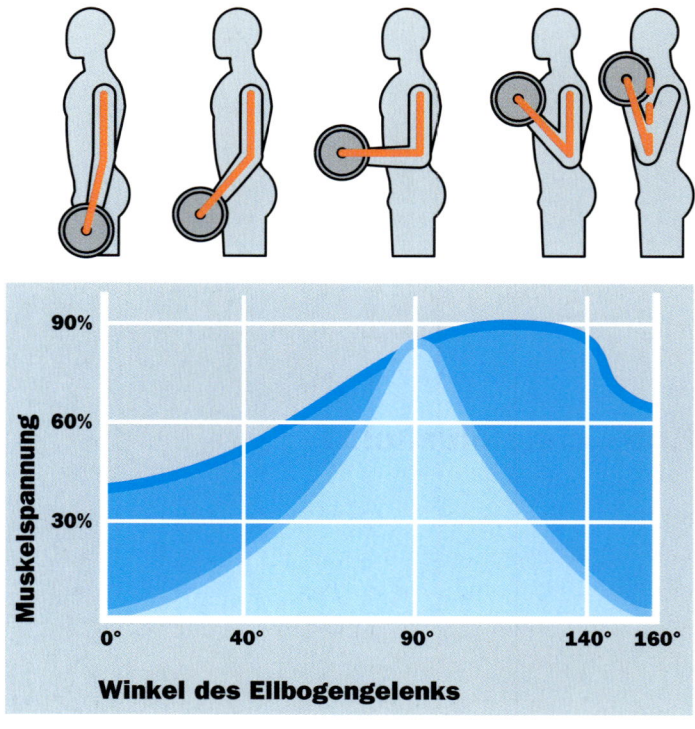

44

Bizeps während seiner Kontraktion laufend zu. Sie überschreitet das Maximum, wenn Unter- und Oberarm einen leicht spitzen Winkel bilden, und nimmt danach bis zum Ende der Verkürzung steil ab. So hat jede Gelenkfunktion die ihr eigene, im Vergleich mit den anderen Gelenken unterschiedliche Kraftkurve. Diese Unterschiede haben mechanische und physiologische Gründe.

Jede Gelenkfunktion hat ihre eigene Kraftkurve

Trainingsphysiologisch betrachtet kann man einen einzelnen Muskel nicht als Einheit ansehen. Genau genommen bringt eine Übung ausschließlich in jener Gelenkstellung einen Kraftzuwachs, in welcher der Muskel überschwellig belastet wird. Dies bedeutet, dass jeder tätige Mensch allein durch seine alltägliche Beschäftigung eine veränderte, „unechte" Kraftkurve aufweist. Ihr Verlauf ist je nach Belastungsanforderungen, denen man ausgesetzt ist, unterschiedlich. Generell lässt sich feststellen: Die Schwächen des Muskels – und damit die Zuwachsreserven – befinden sich überwiegend in der Schlussphase der Kontraktion. Der Grund liegt darin, dass fast alle trainingswirksamen Belastungen in Beruf und Sport diesen Bereich kaum erreichen.

Die größten Zuwachsreserven befinden sich in der Schlussphase der Kontraktion

Die Kraftkurven eines Menschen sagen etwas aus. Tatsächlich zeigt eine entsprechende Untersuchung am Rückenpatienten dem Arzt, in welchem Bewegungswinkel sich in seinem Fall die Schwäche befindet. Wer seine Kraftkurven „begradigt", bringt seinen Bewegungsapparat in Ordnung. Dies ist nicht allein mit „etwas Bewegung" möglich. Dazu braucht es Trainingsmaschinen.

## Kraft ohne Muskeln?

Kraft und Muskelgewebe entwickeln sich nicht parallel. Die Kraft wächst kontinuierlich, die Muskelmasse in Schüben. Die kurzzeitige Beobachtung des Trainingsprozesses hat bei vielen Trainern die Hoffnung genährt, es gäbe so etwas wie Kraftgewinn ohne Muskelzuwachs. Dies wäre in der Tat ein biologisches „Perpetuum mobile". Etwas zu schnell war die Fachwelt der Trainingswissenschaft bereit, an eine hohe Trainierbarkeit dieser sogenannten intramuskulären Koordination zu glauben. Man meinte, mit extrem hohen Belastungen, bis zu 90–100 Prozent der Maximalkraft, würde ein Kraftzuwachs ohne Muskelzuwachs, rein auf neuromuskulärer Basis, zu erzielen sein. Es liegen Studien vor, die einen solchen „muskellosen" Kraftgewinn nachzuweisen scheinen. Wenn man die Testbedingungen jedoch näher ansieht, ist leicht festzustellen, dass tatsächlich kein Muskelwachstum stattgefunden hat, aber auch kein echtes Kraftwachstum. Warum? Weil das, was sich verbessert hat, nicht die Kraft war, sondern die Koordination des ganzen Bewegungsapparates. Die Testperson wurde nicht stärker, sondern geschickter. Nicht die intra-, sondern die intermuskuläre Koordination – also die Zusammenarbeit der verschiedenen Muskeln untereinander – hat sich verbessert.

Wie misst man die Kraft von Muskeln? Indem man die zu messenden Muskeln in ihrer Funktion soweit als möglich isoliert. Das erfordert einen beträchtlichen technischen Aufwand und ist bei vielen Muskeln gar nicht möglich. Die meisten Studien, die sich damit befassen, sind in Wirklichkeit schon Makulatur, bevor sie überhaupt publiziert werden, weil dabei die Bedingungen für eine akkurate Messung mangelhaft oder gar nicht erfüllt werden. Trotzdem: Die intramuskuläre Koordination – also die Optimierung des Einsatzes der Muskelfasern innerhalb eines Muskels – gibt es tatsächlich. Ihr Potential ist zwar gering, aber nachweisbar und als eine Art Psychogramm des Muskels von Interesse.

Von allen Möglichkeiten zur Anpassung an Umweltanforderungen ist der Anbau von Muskelsubstanz diejenige, die unser Körper erst dann wahrnimmt, wenn es wirklich nicht mehr anders geht. Wie sieht es in einem Fabrikationsbetrieb aus, wenn die Anzahl der Aufträge zunimmt? Da gibt es mehrere Möglichkeiten, mit dem Problem fertig zu werden. Die Betriebsleitung könnte z. B. neues Personal einstellen, das dann allerdings ausgebildet

**Intermuskulärer Koordinationsgewinn wird fälschlicherweise oft als Kraftzuwachs interpretiert**

und bezahlt werden muss. Oder aber man versucht es mit einer kostengünstigeren Lösung: Man rationalisiert die Produktion und stimmt alle Arbeitsgänge optimal aufeinander ab, so dass mit dem geringsten finanziellen Aufwand mehr produziert werden kann. Wenn wir die Muskelfasern als „Arbeiter" betrachten und den Muskel als „Fabrik", arbeitet unser Körper nach dem zweiten Modell. Bevor „neue" Muskelfasern rekrutiert werden – welche ohnehin erst gefüttert und koordiniert werden müssen –, versucht das Zentralnervensystem, die bestehenden Fasern besser zu organisieren. Das ist die intramuskuläre Koordination. Erst wenn diese – energetisch „billigere" – Möglichkeit ausgeschöpft ist, werden neue Muskelfasern, also Mitarbeiter rekrutiert. Ist dies geschehen, werden die neuen Fasern von Tag zu Tag geschickter eingesetzt, die intramuskuläre Koordination verbessert sich wiederum, so dass auch bei weiter ansteigender Belastung über mehrere Wochen kein Wachstum mehr nötig ist. Doch das Ganze wiederholt sich unweigerlich, wenn die Anforderungen weiterhin steigen. Die Hypothese ergibt sich von selbst: Der Muskel reagiert auf wachsende Anforderungen erst nach Ausschöpfung seiner übrigen Reserven mit Gewebeanbau.

Intramuskuläre
Koordination
ist Rationalisierung
im Muskel

Kraftwachstum
entsteht erst,
wenn alle anderen
Möglichkeiten ausgeschöpft sind

## Es gibt nur eine Kraft

Die Kraft der Muskeln entspricht der maximal möglichen Spannung, die der Muskel entwickeln kann. In der Trainingspraxis werden unterschiedliche Bezeichnungen für verschiedene Erscheinungsformen der Kraft gebraucht. Die statische (isometrische) Kraft bezeichnet die reine Spannung, welche keine Bewegung auslöst; bei der dynamisch-konzentrischen (positiven) Kraft verkürzt sich der Muskel und ein Widerstand wird überwunden; mit dynamisch-exzentrischer (negativer) Kraft ist die „Bremskraft" gemeint, bei welcher der Muskel langsam gedehnt wird, wenn Sie sich beispielsweise aus einem Klimmzug langsam herunterlassen oder wenn Sie ein gehobenes Gewicht

Kraft tritt in
unterschiedlichen
Erscheinungsformen
auf

wieder senken. Was die drei Kräfte unterscheidet, sind lediglich die Auswirkungen der inneren Reibung.

Der nachfolgende Versuch macht klar, dass es sich bei den Begriffen exzentrische, konzentrische und statische Kraft stets um die gleiche „Kraft" handelt. Getestet wurde am Strecker des Unterschenkels, also die Oberschenkelmuskulatur. Das Testgerät ist an einen Motor angeschlossen, der den Hebelarm in langsamem Tempo um etwa 60 Grad vor und zurück bewegt. Die Testperson versucht bei der Aufwärtsbewegung den Hebelarm zu beschleunigen, bei der Abwärtsbewegung zu bremsen. Es sind somit immer dieselben Muskeln, die arbeiten, d. h. Spannung entwickeln und aufrechterhalten: erst konzentrisch (beschleunigend), dann exzentrisch (bremsend). Im Hebelarm ist ein Tensiometer eingebaut, das den von der Testperson aufgebrachten Druck misst und auf einem Bildschirm in Form der untenstehenden Grafik aufzeigt.

**Der Kraftkurvenverlauf bei den drei Belastungsformen ist identisch: statisch (Balkendiagramm), konzentrisch (untere Linie) und exzentrisch (obere Linie). Die Unterschiede in der Kraft ergeben sich durch die Reibung innerhalb des Muskels.**

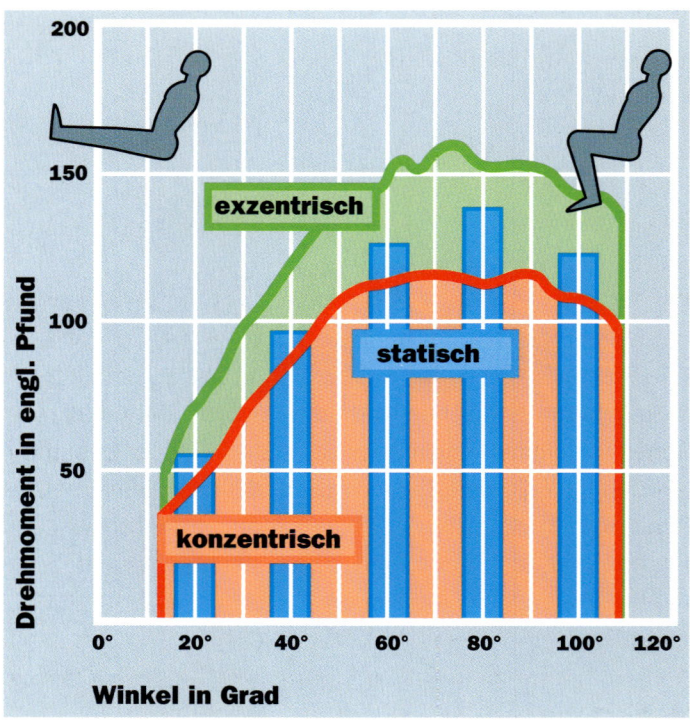

Bei der konzentrischen Bewegung müssen die Muskeln nicht nur den äußeren Widerstand, sondern zusätzlich ihre innere Reibung überwinden. Bei der exzentrischen, negativen Phase jedoch bremst bzw. hilft diese Reibung und entlastet damit den Muskel, so dass die exzentrische Kraft eben als die höchste erscheint. Darum können wir ein größeres Gewicht senken als wir anheben können. Die gemessene statische Kraft liegt – als Balkendiagramm aufgezeichnet – in der Mitte zwischen der negativen und der positiven Kraft, weil keine Bewegung stattfindet und somit weder eine erschwerende noch eine erleichternde Reibung wirkt. Mit fortschreitender Ermüdung nimmt die Reibung zu; dies ist einer der Gründe, warum dynamische Messungen nicht zuverlässig sind. Brauchbare Messresultate (für wissenschaftliche oder medizinische Zwecke) erhält man einzig mit statischen Messungen.

Bei der konzentrischen Arbeit wirkt die Reibung erschwerend, bei der exzentrischen erleichternd

Mit Schnellkraft wird die Fähigkeit bezeichnet, Bewegungen schnell ausführen zu können. Sie ist abhängig von drei Faktoren, von denen zwei veränderlich sind:

- Kraft (d. h. Maximalkraft),
- Koordination,
- relativer Anteil an weißen Fasern.

Kraft ist veränderbar durch Training, Koordination durch Übung der Bewegungsabläufe, der dominierende Fasertypus ist genetisch festgelegt.

Kraftausdauer, definiert als die Fähigkeit, eine bestimmte Muskelspannung – sei sie nun statisch oder dynamisch – über einen bestimmten Zeitraum aufrechtzuerhalten, entwickelt sich im gleichen Verhältnis wie die Maximalkraft. Gehen wir einmal davon aus, dass Sie bei einer bestimmten Übung, z. B. dem Brustdrücken, 50 Kilo einmal schaffen und mit 40 Kilo (= 80 Prozent) sechs Wiederholungen (ca. 60 Sekunden) erreichen. Nach sechs Monaten Training hat sich Ihre Kraft verdoppelt, so dass Sie jetzt 100 Kilo einmal schaffen. Ihre Kraftausdauer hat sich ebenfalls verdoppelt: Sie schaffen jetzt wieder sechs Wiederholungen, jedoch mit 80 Kilo.

Muskelausdauer entwickelt sich proportional zur Maximalkraft

## Das Training nach der Uhr

Zu empfehlen ist das Training mit der Uhr. Das hat gegenüber dem konventionellen Zählen der Wiederholungen einen gewichtigen Vorteil: Sie können sich auf die korrekte Ausführung der Übungen konzentrieren und Sie machen sich nichts vor. Das geht so:

Das Bestreben, möglichst viele Wiederholungen zu schaffen, geht oft auf Kosten des Trainingsstils

Starten Sie die Übung dann, wenn der Sekundenzeiger auf zwölf Uhr ist. Achten Sie danach nicht mehr auf die Uhr, sondern konzentrieren Sie sich auf den Muskel, den Sie gerade trainieren. Versuchen Sie einfach, so lange wie möglich durchzuhalten. Es kommt nicht darauf an, möglichst schnell möglichst viele Wiederholungen zu schaffen. Dies führt unweigerlich zu einer Vernachlässigung des Ausführungsstils und damit zu einem mangelhaften Trainingseffekt.

Trainieren Sie stets langsam: etwa vier Sekunden für die Kontraktionsphase (das Heben des Gewichtes), zwei Sekunden Pause in der vollständig kontrahierten Position, vier Sekunden für die Extensionsphase (das Herunterlassen des Gewichtes). Eine ganze Wiederholung dauert somit etwa zehn Sekunden, sechs Wiederholungen etwa eine Minute. Dies ist eine Empfehlung. Es kommt hier nicht auf die Sekunde an. Wichtig ist, dass die Bewegungen ruhig erfolgen. Sie dürfen gerne langsamer trainieren, aber nicht schneller.

Mit einiger Übung werden Sie in der Lage sein, nicht mehr warten zu müssen, bis der Sekundenzeiger auf zwölf Uhr zeigt. Sie merken sich seine Position nach einem kurzen Blick auf Ihre Armbanduhr oder auf die Uhr im Trainingsraum und fahren gleich mit der nächsten Übung fort. Dieses Verfahren beeinträchtigt die Trainingsintensität nicht, weil die Pausen zwischen den Übungen kurz bleiben. Eine Stoppuhr ist deshalb nicht zu empfehlen, da sie umständlich zu bedienen ist und zu einer Pseudogenauigkeit verführt. Es ist nicht wichtig, wie viele Sekunden Sie genau trainieren. Es geht lediglich darum festzustellen, ob Sie die vorgegebene Übungsdauer über- oder unterschritten haben. Im ersten Fall notieren Sie für das nächste Mal ein 5–10 Prozent höheres Gewicht. Im zweiten tragen Sie wieder das gleiche Gewicht ein. Die erreichte Zeitdauer müssen Sie nicht protokollieren.

Wenn Sie Ihr Training aufnehmen, ist fast jeder Widerstand richtig. Trotzdem sollten Sie sich von Anfang an eine bestimmte Zeitspanne setzen, innerhalb derer Sie Ihre Muskeln der Spannung aussetzen. Mit wachsendem Trainingsfortschritt wird die Bandbreite wirksamer Belastungsdosis allerdings enger. Die genetisch bedingten Unterschiede gewinnen an Bedeutung, und die Trainingsdosis sollte allmählich dem dominanten Fasertyp Rechnung tragen. Für etwa sechs von zehn Personen liegt die reizwirksame Anspannungszeit zwischen 60 und 90 Sekunden. Etwa für drei von zehn sind aufgrund der Beschaffenheit ihrer Muskelfasern (fast-twitch) 40 bis 60 Sekunden das Richtige. Lediglich eine von zehn Personen gehört zur jenen Ausdauertypen, die vorwiegend langsam-zuckende (slow-twitch) Fasern haben und dementsprechend längere Anspannungszeiten, etwa 80 bis 120 Sekunden, benötigen.

Was bedeutet dies für Ihre Trainingsplanung? Am Anfang noch nicht viel, weil das Spektrum, innerhalb welchem Ihre Muskeln reagieren, noch ziemlich breit ist. Erst wenn Sie Ihre Kraft schon beträchtlich gesteigert haben, müssen Sie möglicherweise individueller trainieren. Der ideale Zeitpunkt, etwas zu ändern, ist dann gegeben, wenn Sie über mehrere Wochen keinen Zuwachs mehr erzielt haben. Dann sollten Sie, wenn möglich mit einer erfahrenen Trainer, einen Fasertest durchführen. Das Verfahren funktioniert so: Ihr Trainer ermittelt mit Ihnen das maximal mögliche Gewicht für eine bestimmte Übung. Dann belastet er Sie mit 80 Prozent des ermittelten Maximums und misst die Zeit, die Ihre Muskeln der Belastung widerstehen. Dies erlaubt ihm festzustellen, welcher Gruppe Sie angehören und wie Ihre künftige Belastungs-Dosis aussehen sollte.

Mit zunehmendem Training sollte der individuelle Muskelaufbau berücksichtigt werden

Der Fasertest soll von einem erfahrenen Trainer durchgeführt werden

## Einen „Satz" oder mehrere?

Ist die Muskelspannung hoch genug, wird die sogenannte Reizschwelle überschritten und Kraftwachstum ist die Folge. Wird diese Schwelle mehrmals hintereinander in derselben Trainingseinheit überschritten, bringt dies nicht etwa ein „mehr" an Kraftzuwachs, sondern ist eine überflüssige Belastung für das Nervensystem. Obwohl diese Tatsache seit über 30 Jahren aus vielen Forschungsarbeiten eindeutig hervorgeht, wird von nahezu allen Trainern noch immer das sogenannte Mehrsatz-Training verordnet, was bedeutet, dass die Übung mehrmals wiederholt wird. Hier wurde Grundsätzliches nicht verstanden; leider von Leuten, die durch ihre Funktion den entstehenden Schaden multiplizieren. Glücklicherweise ist die Natur geduldig und manchmal sogar gutmütig. Wer eine Übung richtig durchführt, ist gar nicht in der Lage, sie unmittelbar danach zu wiederholen.

*Wer eine Übung richtig durchführt, kann sie nicht wiederholen*

## Die richtige Reihenfolge

Wenn Sie beispielsweise ausschließlich Ihre Beine trainieren, werden Sie allmählich auch einen Kraftzuwachs in den Muskeln des Oberkörpers feststellen. Natürlich wird dieser Effekt geringer sein, als wenn Sie den Oberkörper ebenfalls trainiert hätten. Aber der Effekt ist da. Er zeigt sich jedoch nur dann, wenn große Muskelgruppen – eben die Beine und Hüften – trainiert werden. Neuere Studien zeigen einen beträchtlich höheren Testosteronspiegel nach dem Training, wenn gleichzeitig große Muskelgruppen mit hohen Lasten trainiert wurden, als wenn das Training nur kleine Muskeln erfasste. Hieraus ergibt sich eine Logik für die Reihenfolge, in der trainiert werden sollte: zuerst die großen, dann die kleinen Muskeln:

*Das Training der großen Muskeln stimuliert auch die kleinen Muskeln*

- Zunächst Gesäß-, Oberschenkel-, Bauch- und untere Rückenmuskeln.
- Es folgen die oberen Rücken-, Brust- und Schulter-

muskeln, Muskeln der Oberarme, des Halses sowie der Unterschenkel und Unterarme.

Auf die Gelenke übertragen heißt das:

1. Hüftgelenk
2. Kniegelenk
3. Lendenwirbelsäule
4. Schultergelenk
5. Halswirbelsäule
6. Ellenbogengelenk
7. Fußgelenk
8. Handgelenk

Auf die Reihenfolge sollten Sie insbesondere dann achten, wenn Sie gleichzeitig den Herzmuskel, also die Ausdauer, trainieren wollen. Die Arbeit an den großen Muskeln zwingt den Puls rasch auf die wirksame Frequenz. Einmal da angelangt, reichen die nachfolgenden, weniger aufwendigen Übungen aus, den Puls bis zur letzten Übung oben zu halten. Die Reihenfolge „von den Großen zu den Kleinen" ist sinnvoll, zwingend ist sie nicht. Eine andere Reihenfolge kann unter bestimmten Zielvorgaben – z. B. in der Therapie oder Rehabilitation – zweckmäßiger sein.

*Übungen für die großen Muskeln bringen die Pulsfrequenz in den trainingswirksamen Bereich*

## Ein- und Mehrgelenk-Übungen

Der gesamte Übungsumfang besteht aus etwa 40 Übungen, wovon einige variiert werden können: An der Beinpresse (Leg press) lässt sich der Oberkörper in drei verschiedenen Winkeln einstellen, was eine leichte Verschiebung der Belastungsschwerpunkte in der Muskelschlinge bewirkt. Deshalb hat auch die Maschine zum Seitheben (Lateral raise) unterschiedliche Winkelstellungen des Unterarmes. Diese feinen Unterschiede sind vor allem beim therapeutischem Einsatz der Geräte von Bedeutung, weshalb hier nicht weiter darauf eingegangen wird.

Grundsätzlich lassen sich zwei Übungstypen unterscheiden: Eingelenk- und Mehrgelenkübungen. Maschinen für Eingelenkübungen sind die idealen Kraftkurven-Korrekto-

*Leichte Verschiebungen der Belastungsschwerpunkte sind lediglich in der Therapie von Bedeutung*

ren, weil ihr Belastungsverlauf stimmt. Allerdings erfassen sie nur wenige Muskeln und haben daher einen geringeren Ausbreitungseffekt. Mehrgelenkübungen erfassen die Muskeln einer Schlinge gleichzeitig. Die Belastung stimmt bei den meisten Mehrgelenkübungen in etwa zwei Drittel der Bewegungsreichweite. Warum? Weil die Mehrgelenkübungen einen fast gradlinigen Druck ausüben und daher den Widerstand nicht direkt applizieren wie die Eingelenkübungen. So müsste die Beinpresse kurz vor der Streckung im Knie einen Widerstand von über einer Tonne bieten, damit der Quadrizeps noch in dieser Position entsprechend seiner Kraftkurve belastet wäre. Das läge aber über der Bruchlast der Knochen. Zwei Drittel der Bewegungsamplitude sind immer noch sehr gut, verglichen mit der Hantelkniebeuge, wo nur etwa ein Fünftel der Bewegung überschwellig belastet wird. Für den Anfänger sind die Eingelenkübungen wichtig, weil praktisch alle Menschen durch ihre Alltagsbelastung und ihre Sportart eine verfälschte Kraftkurve aufweisen.

*Die Belastung während der Bewegung ist lediglich bei Eingelenkübungen genau*

## Trainingsprinzipien

Die nachfolgenden Trainingsprinzipien sind die Konsequenzen der Theorie für die Praxis. Ihre Einhaltung ist generell zu empfehlen, vorausgesetzt, es liegen keine Behinderungen oder Krankheiten vor.

Wenn Sie mit Ihrem Bewegungsapparat oder überhaupt mit Ihrer Gesundheit Probleme haben, suchen Sie nach Möglichkeit einen Arzt auf, der sich in der Medizinischen Kräftigungstherapie auskennt. Ärzte (auch Sportärzte) ohne diese Zusatzausbildung sind nicht in der Lage, die möglichen Risiken einzuschätzen, weil sie die Art des Trainings nicht kennen. Der in der Medizinischen Kräftigungstherapie ausgebildete Arzt ist auch in der Lage, Ihnen aufgrund Ihrer gesundheitlichen Probleme ein persönliches Trainingsprogramm zu erstellen, weil er die Übungen und deren Wirkungsspektrum im einzelnen kennt.

*Ärzte mit einer Ausbildung in der Medizinischen Kräftigungstherapie können mögliche Risiken des Trainings einschätzen*

Die größten Hindernisse zur Einhaltung der Trainingsprinzipien sind Ungeduld und Nervosität. Jedes Training
offenbart unmissverständlich Ihren gegenwärtigen inneren
Zustand. Die bewusstseinszentrierende Wirkung des Trainings ist wohltuend. Es kann sich durchaus lohnen, sich
auch dann zum Training durchzuringen, wenn man keine
Lust dazu verspürt oder eben mit „anderen Dingen" beschäftigt ist. Anderseits sind Situationen denkbar, wo die
Konzentration für das Training nicht aufgebracht werden
kann, weil sie von etwas anderem voll beansprucht wird.

Machen Sie sich nichts vor. Versuchen Sie nicht, andere
oder sich selbst mit Ihren Leistungen zu beeindrucken.
Produktives Training hat weniger mit einem starken Willen
als mit Sorgfalt zu tun. Halten Sie sich konsequent an folgende Trainingsprinzipien:

Krafttraining
zentriert das
Bewusstsein

Seien Sie ehrlich
gegenüber
sich selbst

**1** Trainieren Sie ein- bis zweimal pro Woche. Jedes
Training soll den ganzen Körper erfassen.

**2** Führen Sie pro Training höchstens zehn Übungen
durch; von dem Zeitpunkt an, wo Sie Ihre Kraft etwa
verdoppelt haben, nur noch acht; wenn Sie Ihre Kraft ver-
dreifacht haben, nur noch sechs.

**3** Trainieren Sie die Muskeln des Unterkörpers zuerst.

**4** Wählen Sie ein Gewicht, das Ihnen eine Übungsdauer
von 60 bis 90 Sekunden erlaubt. Führen Sie dementsprechend sechs bis neun Wiederholungen aus. Die positive Bewegungsphase – wenn Sie das Gewicht anheben –
soll mindestens vier Sekunden dauern. Die negative –
wenn Sie das Gewicht senken – soll ebenfalls etwa vier Sekunden dauern. Zwischen diesen beiden Phasen verharren
Sie für etwa zwei Sekunden in der Position der vollständigen Kontraktion der Muskeln, ohne jedoch die Spannung
loszulassen.

**5** Vermeiden Sie unter allen Umständen ruckartige,
„schnellkräftige" Bewegungen, denn sie sind gefährlich und unproduktiv.

**6** Führen Sie jede Übung bis zur lokalen Erschöpfung der betroffenen Muskeln aus, d. h. so lange, bis Ihnen keine vollständige Bewegung mehr möglich ist. Wenn Sie die Übung länger als 90 Sekunden durchführen können, merken Sie sich für das nächste Training ein um etwa fünf Prozent höheres Gewicht vor.

**7** Vermeiden Sie jede „Hilfe" durch Drehen, Winden oder Mitschwingen des Körpers. Isolieren Sie die Muskeln so weit als möglich.

**8** Lösen Sie die Spannung in jenen Muskeln, die nicht in die Bewegung einbezogen sind. Achten Sie besonders darauf, dass die Muskeln der Hände, des Nackens und des Gesichts gelöst sind.

**9** Halten Sie während der Anstrengung nie den Atem an. Atmen Sie Ihrem Sauerstoffbedarf entsprechend. Der Atemrhythmus muss nicht zwangsläufig mit dem Bewegungsrhythmus übereinstimmen.

**10** Halten Sie die Pausen zwischen den einzelnen Geräten nach Möglichkeit unter 15 Sekunden, damit auch das Herz und der Blutkreislauf vom Training profitieren.

**11** Machen Sie keine Sätze, d. h. führen Sie die Übung nicht zweimal hintereinander durch, da sich Trainingsreize nicht addieren.

**12** Erhöhen Sie nie das Gewicht auf Kosten einer sauberen Übungsausführung.

**13** Notieren Sie auf Ihrer Trainingskarte das Gewicht, das Sie im nächsten Training verwenden werden.

**14** Trinken Sie vor, während und unmittelbar nach dem Training Wasser – ohne jeden Zusatz.

**15** Gönnen Sie sich nach dem Training mindestens 48 Stunden Pause.

Es gibt eine Geschichte der Körperkultur und – etwas enger gefasst – eine Geschichte des Sports. Das Thema Training spielt dabei jedoch eine eher unbedeutende Rolle, da kulturelle und gesellschaftspolitische Aspekte im Vordergrund stehen. Eine umfassende historische Betrachtung der Trainingsformen und der Trainingsgeräte steht allerdings noch aus.

*Eine historische Betrachtung des Krafttrainings gibt es noch nicht*

## Geschichte des Krafttrainings

Wandbilder aus dem alten Ägypten (um 3000 v. u. Z.) zeigen Frauen und Männer beim Krafttraining. Die erste aufgezeichnete Trainingsanleitung stammt von etwa 1400 v. u. Z. Sie ist in hethitischer Keilschrift abgefasst und war im Palast von Boghazköy, damals Hauptstadt des hethitischen Reiches im nördlichen Zentralanatolien. Der äußerst detailreiche Trainingsplan befasst sich mit den Vorbereitungen von Wagenrennen. Auch in China scheint das Krafttraining schon in der Chou-Dynastie (1122–249 v. u. Z.) bekannt gewesen zu sein. Der Eintrittstest in die Armee bestand im Heben schwerer Gewichte. Auch Konfuzius (551–479 v. u. Z.) soll nach dem Prinzip des progressiven Widerstandes trainiert haben.

*Das Prinzip des Trainings mit progressivem Widerstand ist seit mehr als 3000 Jahren bekannt*

Der Grieche Milon von Kroton (500 v. u. Z.), ein Freund des Pythagoras, trainierte seine Kraft, indem er täglich einen jungen Stier hochstemmte. Der Stier wurde immer schwerer und Milon stärker und stärker. Milon war von 532–516 (v. u. Z.) ohne Unterbrechung olympischer Sieger im Ringkampf. Für Galen von Pergamon (129–199 n. u. Z.), Gladiatorenarzt und später Leibarzt des römischen Kaisers Marc Aurel, war Körpertraining ein Teilgebiet der Medizin.

In Südasien wurden bereits im ersten Jahrhundert Steinhanteln mit sorgfältig gearbeiteter Oberfläche benützt. Diese Geräte waren über Generationen in Gebrauch; die Besitzer gravierten ihren Namen ein, bevor sie sie an ihre Nachfolger weitergaben.

Die Römer institutionalisierten das Körpertraining in ihren Thermen. Von den Gladiatoren, die im Colosseum Roms kämpften, ist überliefert, dass sie sehr muskulös waren und „sexuell begehrt". Sie hatten an der Peripherie Roms ihre eigenen Trainingszentren, wo sie sich auf die Kämpfe vorbereiteten. Vom eigentlichen Training der Gladiatoren ist jedoch auffallend wenig überliefert. Die Skulpturen aus dieser Zeit lassen jedoch keine Zweifel aufkommen, dass die dargestellten Körper durch methodisches Training geformt wurden.

*Im alten Rom gab es bereits Trainingszentren*

Mit dem Zerfall des römischen Reiches gewannen die christlichen Fanatiker die Oberhand und vernichteten soweit es ging jegliches heidnische Kulturgut. Man interessierte sich jetzt mehr für das Jenseits. Daraus resultierte die für das Mittelalter bezeichnende Verachtung des Körpers und der Sinnlichkeit allgemein.

Erst mit der Aufklärung verlor der Körper allmählich seinen schlechten Ruf als Gefäß der Sünde. 1816 veröffentlichte der Deutsche Ludwig Jahn (1778–1852) seine methodische Zusammenfassung zum Thema Körpertraining. In seinem Werk „Die deutsche Turnkunst" beschreibt er präzise das damalige Übungsgut. Dass Jahn die Notwendigkeit der Isolation der zu trainierenden Muskeln bewusst war, zeigt seine Anleitung zum Klimmzug: „Da bei dieser Übung der Körper bloß durch Hilfe der Arme gehoben werden soll, so müssen auch die Beine und der ganze übrige Leib so ruhig wie möglich gehalten werden."

*Ludwig Jahn wandte moderne Trainingstechniken an*

Mitte des 19. Jahrhunderts bis zum Anfang des 20. zeigten Kraftmenschen ihre Kunststücke im Varieté. Um die Sache spannend zu machen, wurden Belohnungen ausgesetzt für jene, die das Kunststück nachmachen konnten. Dazu war die reine Muskelkraft zwar eine Voraussetzung, für das Gelingen aber nicht ausschlaggebend. Diese Kraftakte waren zum Teil sehr komplex und erforderten ein hohes Maß an Geschicklichkeit. Jeder Kraftmensch hatte seine eigene, von ihm und für ihn entwickelte Nummer. Eine Standardisierung, wie man sie heute im Sport kennt, gab es nicht.

Eugen Sandow (1867–1925) – mit bürgerlichem Namen Karl Friederich Müller – war der wohl berühmteste Kraftmensch der Neuzeit. Er war der erste, der nicht mehr nur mit Kraftleistungen imponieren wollte, sondern mit seiner gesamten körperlichen Erscheinung. Er gilt daher als der Erfinder des Bodybuildings. Er wurde in den USA mit seinem Körper weltberühmt und hat auch die Intellektuellen seiner Zeit begeistert. Der englische Schriftsteller und Erfinder von von Sherlock Holmes, Sir Arthur Conan Doyle (1859–1930), meinte, dass „kaum jemand mehr für unsere Generation geleistet hat als er". Charles Atlas (1892 bis 1972) – einer der letzten „Supermänner" dieser Ära – betrieb sein Geschäft als Fernunterricht. Er verkaufte über drei Millionen Kurse.

Eugen Sandow war der berühmteste Kraftmensch der Neuzeit

Mit dem 20. Jahrhundert begann der Aufstieg des institutionalisierten Sportbetriebes und der Sportindustrie. Die „starken Männer" gerieten in Vergessenheit.

## Entwicklungsstufen der Trainigstechnik

Die Geschichte der Trainingsgeräte lässt vier Entwicklungsstufen erkennen.

### Freiübungen

Gemeint sind Übungen, die keine Geräte erfordern, höchstens Requisiten zu Darstellungszwecken. Diese Übungen haben Beschwörungscharakter; sie sind Ausdruck und machen Eindruck. Das ist ihr Zweck. Hochspringen aus der Hockstellung (zum Erschrecken von Feinden), Sprünge und Würfe, Unterwerfungs- und Demutsgesten und Kampfbewegungen. Diese Bewegungselemente finden sich eingebunden im Kontext von Tanzritualen, Ballettaufführungen, Truppenparaden, Gruppenturnen, Aerobic-Stunden und Zeremonien aller Art. Obwohl nach außen gerichtet, zeitigen sie als Nebeneffekt eine erhöhte Leistungsbereitschaft des Individuums. Der mit Freiübungen erzielbare Trainings-

Freiübungen sollen beeindrucken

effekt ergibt sich aus der Überwindung der Erdanziehungskraft.

### Widerstandsübungen

Der bewusste Einsatz äußerer Widerstände, etwa von Steinen, Baumstämmen oder lebenden Körpern, bildet die nächste Stufe. Hier liegt schon die Erkenntnis vor, dass der Mensch am Widerstand wächst. Hier wird trainiert – nicht mehr demonstriert.

### Übungen mit progressivem Widerstand

Der nächste Schritt bestand in der kontinuierlichen Erhöhung der Belastung, d. h. durch die Auswahl oder Herstellung von eigentlichen Trainingsgeräten mit unterschiedlichem Gewicht bzw. Schwierigkeitsgrad. Die ersten Hanteln der Neuzeit bestanden aus je zwei Kanonenkugeln, verbunden mit einer Eisenstange. Kanonenkugeln gab es in unterschiedlichen Größen, so dass Hanteln unterschiedlichen Gewichts gefertigt werden konnten. Doch mussten für ein Training viele Hanteln, leichtere und schwerere, bereitliegen. Die Erfindung der Scheibenhantel schaffte hier einen praktischen Fortschritt. Sie erlaubt ein rasches Verändern der Belastung durch müheloses Zufügen oder Entfernen der Eisenscheiben.

*Die Scheibenhantel ermöglicht eine schnelle Veränderung der Belastung*

### Übungen mit sich veränderndem Widerstand

Das erste „reine" Trainingsgerät wurde von einem Arzt entwickelt. Dr. Max Herz ließ um die Jahrhundertwende nach eigenen Plänen Geräte für die Krankengymnastik anfertigen, die einen Widerstand aufwiesen, der sich während der Bewegung des Trainierenden ändert, und zwar so, wie sich dessen Kraft während der Bewegung verändert. Herz hat erkannt, dass die Kraft nur in jenem Gelenkwinkel zunimmt, der überschwellig belastet wird. Im Sinne der Gelenkfunktionen ist es aber erforderlich, die Kraft über den ganzen Bewegungsausschlag (oder die Bewegungsamplitude) zu entwickeln. Herz hatte die dafür nötigen Kraftkurven an den verschiedenen Gelenken des menschlichen Körpers ermit-

*Dr. Herz entwickelte die ersten Geräte, deren Widerstand sich während der Bewegung änderte*

telt und das Problem schließlich mechanisch einwandfrei gelöst: mit einem exzentrischen Rad (Nocken), das das Drehmoment der zu bewegenden Kurbel in den unterschiedlichen Gelenkwinkeln vorgab. Viele Kliniken wurden mit den Geräten von Herz ausgerüstet. In den folgenden beiden Weltkriegen mit ihren Wirren und Nöten ging die Idee von Herz leider verloren.

1972 entwickelte Arthur Jones, der heute in Florida lebende Erfinder und Unternehmer, ein Trainingsgerät, das die Idee von Herz beinhaltete, ohne dass Jones je vor diesem gehört hatte. Jones erfand die „Pullover"-Maschine, ein Gerät zum isolierten Training des Großen Rückenmuskels. Im Gegensatz zu den bisher für dieser Muskel verwendeten Übungen (Klimmzüge, Zugapparate, Ruderübungen) setzt die Pullover-Maschine den Widerstand direkt am Oberarmknochen an, der vom Großen Rückenmuskel bewegt wird. Damit wurde zum ersten Mal ein direktes, nicht durch vorgelagerte schwächere Muskeln (z. B. Bizeps) beeinträchtigtes Training dieser wichtigen Muskeln möglich. Unter dem Markennamen „Nautilus" baute Jones in der Folge etwa 40 weitere Geräte nach demselben Prinzip für die meisten Bewegungsfunktionen des menschlichen Körpers. Seine Firma wurde in wenigen Jahren zum Marktführer auf dem Trainingsgerätemarkt. Es ist das Verdienst von Arthur Jones, dass sich die Idee des sich verändernden Widerstandes als Entwicklungsschritt durchgesetzt hat, was allerdings nicht bedeutet, dass das Prinzip auch überall verstanden wurde. Eine Ursache für den Erfolg von Jones war sicherlich auch die Tatsache, dass seine Geräte völlig anders aussahen als alles bisher Dagewesene, denn sie wurden entwickelt, um ein bestimmtes biomechanisches Problem zu lösen.

Den Schritt in das Gebiet der Medizin hat Jones schließlich damit geschafft, indem er ein Gerät entwickelte, mit dem die unteren Rückenmuskeln, die Lumbal-Extensoren, isoliert getestet und trainiert werden konnten. In der Folge verkaufte er die Firma Nautilus und gründete die Firma MedX. Jahrelang befasste er sich ausschließlich mit den

Die Pullovermaschine ermöglichte erstmals ein vollständiges Training des Großen Rückenmuskels

Arthur Jones setzte mit den Nautilus-Geräten neue Maßstäbe für den Trainingsgerätebau

therapeutischen Möglichkeiten des Trainings zur Lösung von Rückenproblemen. Aufgrund der dabei gewonnenen Einsichten wurde ihm klar, wie er seine früheren Nautilus-Maschinen optimieren konnte. Also stellte er neben den MedX-Test und Therapiegeräten für rein medizinische Anwendungen eine „Exercise"-Linie für die übrigen Muskeln des menschlichen Körpers her.

## Wie funktioniert ein Exzenter?

Die Maschinen von Herz und – 50 Jahre danach – jene von Jones bauen beide einen Widerstand auf, der sich mit der Bewegung ändert. Es handelt sich dabei um einen Exzenter (engl. cam). Worum geht es dabei?

Auf der nachfolgenden Grafik ist die Wirkungsweise eines Exzenters dargestellt. Der Hebelarm, die Verbindung zwischen A und O, wird in Richtung des Pfeiles gedreht.

**Der Exzenter ermöglicht die laufende Veränderung des Widerstandes, da die Kraft, die aufgebracht werden muss, um das Gewicht zu bewegen, durch die ungleichmäßige Form der Exzenterscheibe stets unterschiedlich ist.**

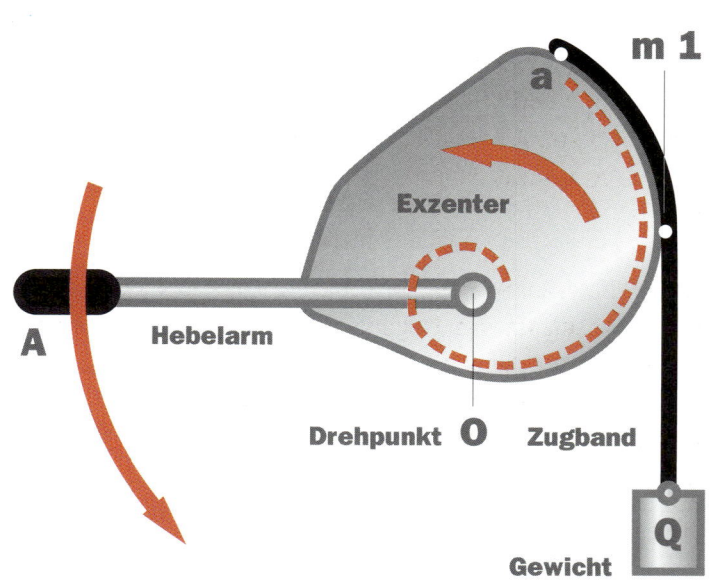

Damit fest verbunden ist die Exzenterscheibe. Das Ganze kann um die Achse O gedreht werden.

Der Exzenter beschreibt auf der Zeichnung der Einfachheit halber eine spiralförmige Kurve. In Wirklichkeit weisen die Exzenterscheiben unterschiedliche Kurven auf, je nach Muskel, dessen Belastung sie regulieren sollen. Am Exzenter ist bei Punkt a das Zugband befestigt, an dessen Ende ein Gewicht Q hängt. Die Schwere des Zuges, der durch das Gewicht Q auf den Hebelarm ausgeübt wird, hängt davon ab, wieweit der Punkt m1 in der Horizontalen von der Achse O entfernt ist. Je näher er sich bei der Achse befindet, umso geringer ist der Zug. Wäre statt eines Exzenters eine runde Scheibe am Hebelarm befestigt, dann bliebe der Zug in allen Lagen des Hebelarmes gleich. Diese Technik ist nicht bei allen Geräten notwendig. Bei den meisten Mehrgelenkübungen kann die Veränderung der Belastung während der Bewegung auf technisch einfachere Weise erreicht werden.

*Der Exzenter weist meistens die Form einer Exponentialkurve auf*

## Kritik am „Maschinentraining"

Das Training an Maschinen gewinnt immer mehr Anhänger. Maschinen verdrängen die Hanteln. Trotzdem sind sie nicht überall beliebt. Anhänger des Trainings mit „freien Gewichten", d. h. Hanteln, führen die nachfolgenden Argumente ins Feld.

### *Hanteln erlauben eine größere Bewegungsfreiheit*
In Wirklichkeit ist das Gegenteil der Fall: Die Schwerkraft schreibt die Bewegung mit der Hantel genau vor. (Sollten Sie dies bezweifeln, versuchen Sie einmal beim Bankdrücken die Hantel anders als senkrecht zur Erdachse nach oben zu bringen.) Die Maschine gibt den Bewegungsverlauf zwar ebenfalls vor, jedoch nicht einfach linear der Schwerkraft folgend, sondern den physiologischen Bedürfnissen des Muskels entsprechend.

*Der Bewegungsverlauf bei der Maschine folgt physiologischen Erfordernissen*

***Hanteln trainieren auch diejenigen Muskeln, die nicht direkt involviert sind***

Diese Muskeln werden zwar beansprucht, aber eben nicht „überschwellig", d. h. sie ermüden wohl, erhalten aber keinen Trainingsreiz; deshalb muss man sie ja direkt trainieren.

***Hanteln sind für Sportler besser als Maschinen, weil damit auch die Koordination gefördert wird***

Richtig. Allerdings nur die Koordination, die Sie für diese Übung brauchen. Koordinative Fähigkeiten sind nicht übertragbar. Die Imitation sportlicher Bewegungsabläufe unter erschwerten Bedingungen ist wohl die am meisten verbreitete Torheit in der Sportvorbereitung. Der wirkliche Grund für die Beliebtheit der Hantel ist emotionaler Natur. Die Koordination, die Sie mit den Hanteln entwickeln, nützt Ihnen deshalb auch nichts, es sei denn, Sie wären Gewichtheber oder Kraftdreikämpfer (Powerlifter). Dies sind die einzigen Sportler, die mit der Hantel trainieren müssen, weil sie genau diese Koordination brauchen, die zum Heben einer schweren Hantel notwendig ist. Der Ursprung des Hanteltrainings weist schon in diese Richtung. Die Hantel wurde ursprünglich als Requisit zu Kraftdemonstrationen auf Jahrmärkten und im Zirkus verwendet; mit keiner anderen äußeren Form ist es möglich, derartige Lasten zur Hochstrecke zu bringen. Man kann mit ihnen Kraft nicht nur trainieren, sondern vor allem eben „demonstrieren". Man möchte sehen, was man leistet; und man möchte auch, dass andere es sehen.

*Koordination ist nicht das Ziel des Krafttrainings*

*Die Hantel war ursprünglich nicht für das Training gedacht*

## Vorzüge und Probleme bei Kraftmaschinen

Die fünf wesentlichen Vorzüge von Maschinen gegenüber freien Gewichten oder Übungen mit dem eigenen Körpergewicht sind:

**1** Der Belastungsverlauf ist exakt berechnet und nicht zufällig. Der Muskel wird in allen Bereichen – von der vollständigen Dehnung bis zur kompletten Kontraktion – überschwellig belastet. Dies verhindert bzw. korrigiert intramuskuläre Dysbalancen.

**2** Die (zweidimensionale) Bewegung ist geführt. „Falsche" Bewegungen sind (fast) nicht möglich; daher liegt das Verletzungsrisiko nahe bei Null.

**3** Die Isolation der arbeitenden Muskulatur ist durch Polster, Stützen und Widerlager gewährleistet. Auf diese Weise ist ein Querschnittsreiz leichter zu erzielen.

**4** Das Training an Maschinen stellt keinerlei Anforderungen an die Koordination. Es muss nichts „erlernt" werden. Der Trainierende arbeitet von Anfang an produktiv.

**5** Der mit Maschinen erzielte Trainingsfortschritt ist reiner Kraftgewinn, nicht eine Mischung aus Kraft- und Koordinationsgewinn.

Physiologischer Belastungsverlauf, kein Verletzungsrisiko, maximale Isolation der Muskulatur, von Anfang an produktiv und exakt messbarer Trainingsgewinn sind die Vorzüge des Maschinentrainings

Die verschiedenen Fabrikate unterscheiden sich maßgeblich darin, wie gut (oder schlecht) sie diese fünf Punkte bewältigen. Doch Kraftmaschinen schaffen auch Probleme: technische Probleme, Platzprobleme, Investitionsprobleme, Ausbildungsprobleme. Alle schlagen sie letztlich als Kosten zu Buche. Ein solches – allen Trainingsmaschinen inhärentes – Problem ist die Reibung. Wer trainiert, weiß, dass man ein wesentlich höheres Gewicht senken als heben kann. Warum? Weil der Muskel bei seiner Kontraktion nicht nur den (äußeren) Widerstand des Gewichts, sondern auch den (inneren) Bremswiderstand aufgrund der Reibung im Muskel selbst überwinden muss. Dieselbe Reibung jedoch „hilft" beim Senken einer Last um den gleichen Betrag, wie sie das Heben erschwert. Ein Beispiel:
Sie trainieren Ihren Bizeps an einer schlecht gepflegten Bizepsmaschine und wählen einen Widerstand von 50 Kilo.

Bei der Kontraktion muss Ihr Bizeps 50 Kilo plus 20 Prozent innere Reibung, also 60 Kilo überwinden. Dank der ungeölten Maschine kommen weitere 20 Prozent Reibung (von 50 Kilo) hinzu, so dass die Kontraktion insgesamt 70 Kilo Widerstand überwinden muss. In dem Moment jedoch, wo das Gewicht wieder gesenkt wird, reduziert sich der Widerstand von 70 Kilo auf 30 Kilo. Damit ist dieser Bewegungsabschnitt trainingsphysiologisch unterbelastet und somit überflüssig. Also ausgerechnet dort, wo der Widerstand möglichst hoch sein sollte, weil eben die innere Reibung hilft, geht nochmals Widerstand verloren durch die Reibung der Maschine. Die Minimierung der Reibung beim Trainingsgerätebau ist kostenrelevant: Kugellager statt Lagerbüchsen, Gestänge statt Ketten oder Riemen, großer Gewichtsstock, damit nur ein kurzer Hubweg nötig ist („Untersetzung") und die Anlaufreibung möglichst tief liegt, Verwendung von poliertem Stahl für die Führungsstangen, Einsatz von Büchsen aus Sinterbronze usw. Bei Geräten von MedX wird sogar auf Führungsstangen verzichtet. Dies bedingt allerdings einen doppelt so schweren Gewichtsstock wie bei vergleichbaren Geräten, da der Weg, den die Gewichte während der Übung zurücklegen, um die Hälfte reduziert werden muss.

*Bei qualitativ hochwertigen Geräten ist die Reibung möglichst gering*

## Der nächste Fortschritt im Gerätebau

Grundlegende Fortschritte, wie die oben geschilderten, sind äußerst selten. Es reicht nämlich nicht, etwas „Neues" erfunden zu haben; es muss auch die Zeit dazu reif sein. Jones hatte seine Pullover-Maschine schon 1948 fertiggestellt, aber niemand interessierte sich dafür. Erst der 1968 beginnende Fitness-Boom brachte die Nachfrage.

Wohin geht die Entwicklung? Als nächste, also fünfte Stufe wäre die Entwicklung von Trainingsgeräten denkbar, die das gleichzeitige Training mehrerer Muskeln – also Muskelschlingen – ermöglichen, unter Beibehaltung aller bisherigen Errungenschaften, als da sind:

- progressiver Widerstand,
- während der Bewegung sich adäquat verändernder Widerstand,
- direkter (nicht durch schwächere Muskeln „gefilterter") Widerstand.

Diese Geräte gibt es noch nicht. Wer sich intensiver mit dem menschlichen Bewegungsapparat auseinandersetzt, merkt bald, dass selbst die derzeit besten Geräte noch weit davon entfernt sind, perfekt zu sein. Die Planung der perfekten Maschine für das Training eines scheinbar einfachen Muskels wie des Bizeps kann zum technischen und mathematischen Alptraum geraten. Um nämlich den Bizeps korrekt, d. h. von der vollständig gedehnten bis zur vollständig kontrahierten Position richtig zu belasten, müssen mindestens drei sich gegenseitig beeinflussende Kraftkurven integriert werden. Die Bewegung der „richtigen" Kontraktion des Bizeps beginnt in der sogenannten Pronationsstellung der Hand mit nach hinten gestrecktem Arm und endet in der Suppinationsstellung der Hand hinter dem Kopf. Versuchen Sie es: Spannen Sie während der ganzen Bewegung den Bizeps an, auch in der Schlussposition hinter dem Kopf. In dieser Position empfinden Sie einen Krampf im Bizeps, was Ihnen anzeigt, dass sich jetzt die maximal mögliche Anzahl Fasern zusammengezogen hat.

Geräte für mehrere Bewegungsfunktionen liegen noch in ferner Zukunft

Würde eine Maschine gebaut, die diese Belastungsweise technisch für die großen Muskelgruppen des Körpers realisiert, bedeutete dies signifikante Reduktion der Trainingszeit bei gleichzeitiger Optimierung der Resultate. Da bei einem solchen Gerät gleichzeitig viele Muskeln zum Einsatz gelangen, wäre es auch das ideale Trainingsgerät für Herz und Kreislauf.

Wenn vielleicht einmal das Krafttraining Bestandteil der Hygiene sein wird, werden damit Probleme gelöst werden, deren Zusammenhänge mit dem Kraftproblem wir heute noch nicht wahrnehmen. Doch soweit sind wir noch nicht. Die heute erhältlichen (professionellen) Geräte sind unterschiedlichen Standards, je nach Erkenntnisstand der Hersteller bzw. ihrer Berater.

# Muskeln
## Die Muskeln des Torso

| | Muskel | Funktion | Übungen | Ursprung und Ansatz |
|---|---|---|---|---|
| **1** | **Deltamuskel (M. deltoideus) vorderer Teil** | Hebt den Arm nach vorn | **D6, D7, J4, E3** | • Ursprung: äußeres Schlüsselbeinende, Schulterhöhe und Schulterblattgräte |
| **2** | **mittlerer Teil** | Hebt den Arm seitwärts | **E2, E1** | • Ansatz: Oberarmknochen |
| **3** | **Großer Brustmuskel (M. pectoralis major)** | Bringt den Arm nach vorne innen und den Schultergürtel nach vorne | **D5, D6, D7, E3, J4** | • Ursprung: Schlüsselbein, Brustbein, Scheide des geraden Bauchmuskels • Ansatz: Oberarmknochen |
| **4** | **Sägemuskel (M. serratus anterior)** | Zieht die Schulterblätter nach vorn und ermöglicht damit ein Heben des Armes über die Horizontale hinaus | **D6, D7, E1, E3, J4** | • Ursprung: 1.–9. Rippe • Ansatz: medialer Rand des Schulterblattes, oberer und unterer Schulterblattwinkel |
| **5** | **Gerader Bauchmuskel (M. rectus abdominis)** | Nähert den Brustkorb dem Becken | **A2, F2** | • Ursprung: 5.–7. Rippenknorpel, Schwertfortsatz des Brustbeines • Ansatz: Schambein |
| **6** | **Schräge Bauchmuskeln (Mm. obliqui externi abdomini)** | Ermöglicht die seitliche Beugung und Drehung des Rumpfes | **F1, J9** | • Ursprung: Außenfläche der 5.–12. Rippe • Ansatz: Darmbeinkamm, Leistenband, Schambeinhöckerchen, „Weiße Linie" |
| **7** | **Kopfwender (M. sternocleidomastoideus)** | Beugt den Kopf nach vorne, seitwärts und nach hinten | **G3, G4** | • Ursprung: Brustbein und Schlüsselbein • Ansatz: Warzenfortsatz und obere Nackenlinie |
| | **Trapezmuskel (M. trapezius)** | | | • Ursprung: Hinterhauptschuppe, Dornfortsätze der Hals- und Brustwirbel • Ansatz: Schlüsselbein, Schulterhöhe, Schulterblattgräte |
| **8** | **oberer Teil** | Hebt und fixiert die Schulter | **G1, E1, E2, E3** | |
| **9** | **mittlerer Teil** | Nähert die Schultern der Wirbelsäule, fixiert die Schultern | **C1, C5, C7** | |
| **10** | **unterer Teil** | Senkt die Schulterblätter | **C3, J2, D7, J4** | |

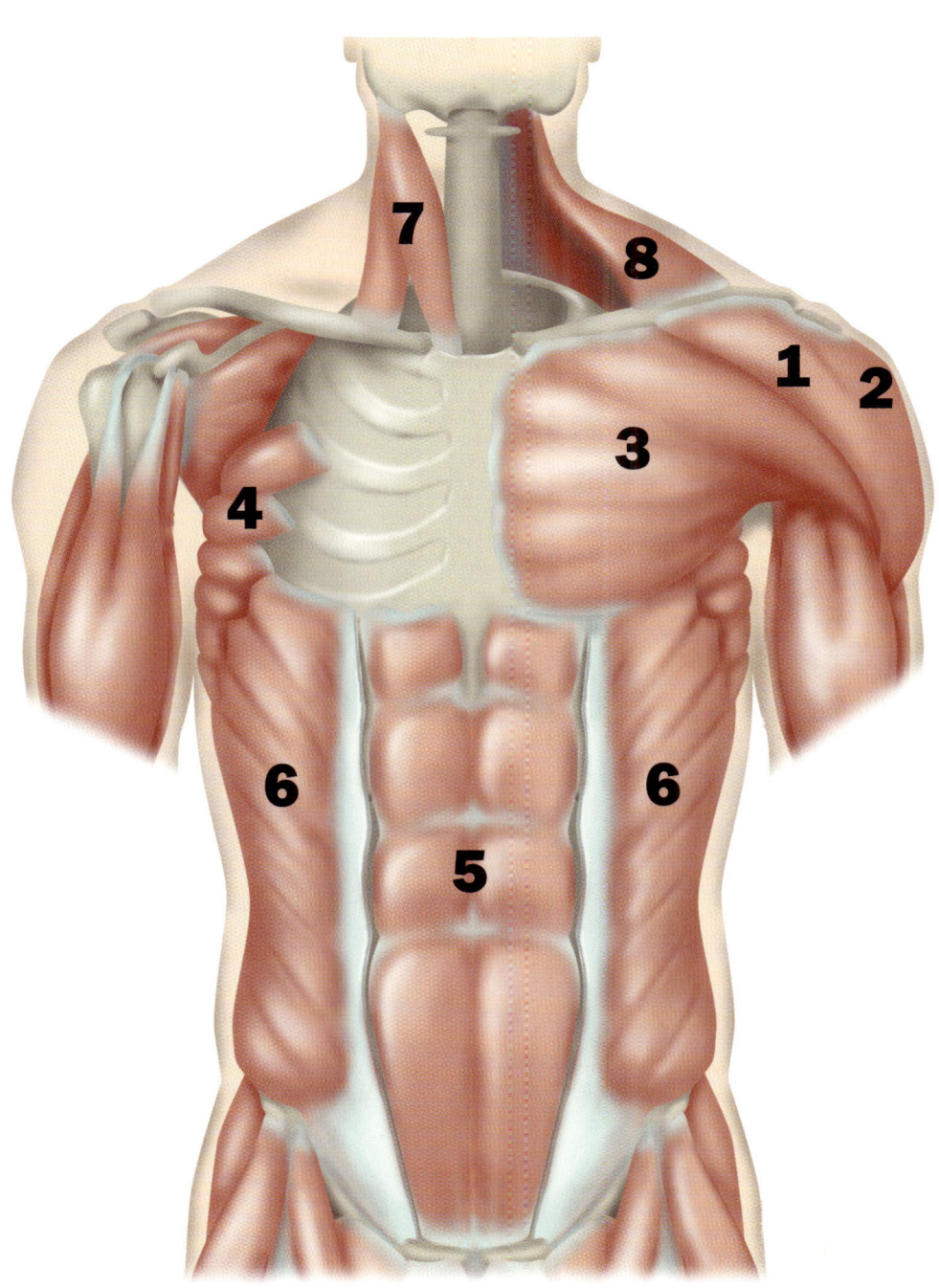

| | Muskel | Funktion | Übungen | Ursprung und Ansatz |
|---|---|---|---|---|
| **11** | **Deltamuskel, hinterer Teil (M. deltoideus)** | Bewegt den Arm in der Horizontale nach hinten | **C5, C7** | • Ursprung: äußeres Schlüsselbeinende, Schulterhöhe und Schulterblattgräte<br>• Ansatz: Oberarmknochen |
| **12** | **Grosser Rückenmuskel (M. latissimus dorsi)** | Zieht den Arm von einer Position über dem Kopf mit leichter Innenrotation nach innen unten | **C1, C3, C7, J2, J3** | • Ursprung: Dornfortsätze der unteren sechs Brustwirbel, alle Lendenwirbel, Kreuzbein und Darmbeinkamm<br>• Ansatz: Kleinhöckerleiste des Oberarmknochens |
| **13** | **Streckmuskeln der Wirbelsäule (M. erector spinae)** | Halten die Wirbelsäule aufrecht | **A1, F3, G5** | • Ursprung: Querfortsätze aller Wirbel, Kreuzbein, Darmbeinkamm, Dornfortsätze, Rippen<br>• Ansatz: Querfortsätze der Hals-, Brust- u. Lendenwirbel |
| **14** | **Großer Rundmuskel (M. teres major)** | Bringt den Arm unter leichter Einwärtsdrehung an den Rumpf heran und den Oberarm nach hinten | **C1, C3, J2, J3, C5, C7, E4** | • Ursprung: unteres Drittel des Schulterblattes<br>• Ansatz: Kleinhöckerleiste des Oberarmknochens |
| **15** | **Kleiner Rundmuskel (M. teres minor)** | Dreht den Arm um seine Längsachse nach außen und zieht den Oberarm an den Körper | **C5, E5** | • Ursprung: unteres Drittel des Schulterblattes<br>• Ansatz: großer Höcker am Oberarmknochen |
| **16** | **Rautenmuskel (Mm. rhomboidei)** | Zieht das Schulterblatt nach oben und nach hinten zur Wirbelsäule | **C1, C5, C7** | • Ursprung: Dornfortsätze der unteren Hals- und oberen Brustwirbel<br>• Ansatz: mittlerer Rand des Schulterblattes |
| **17** | **Schräg. ob. und unt. Kopfmuskel (M. obliquus capitis superior et inferior)** | Strecken den Kopf nach hinten und drehen ihn | **G5** | • Ursprung: Atlas, Axis<br>• Ansatz: Hinterhaupt, Atlas |
| **18** | **Kl. und gr. gerader hinterer Kopfmuskel (M. rectus capitis posterior minor et major)** | Strecken den Kopf nach hinten und drehen ihn | **G5** | • Ursprung: Atlas und Axis<br>• Ansatz: Schädelbasis |

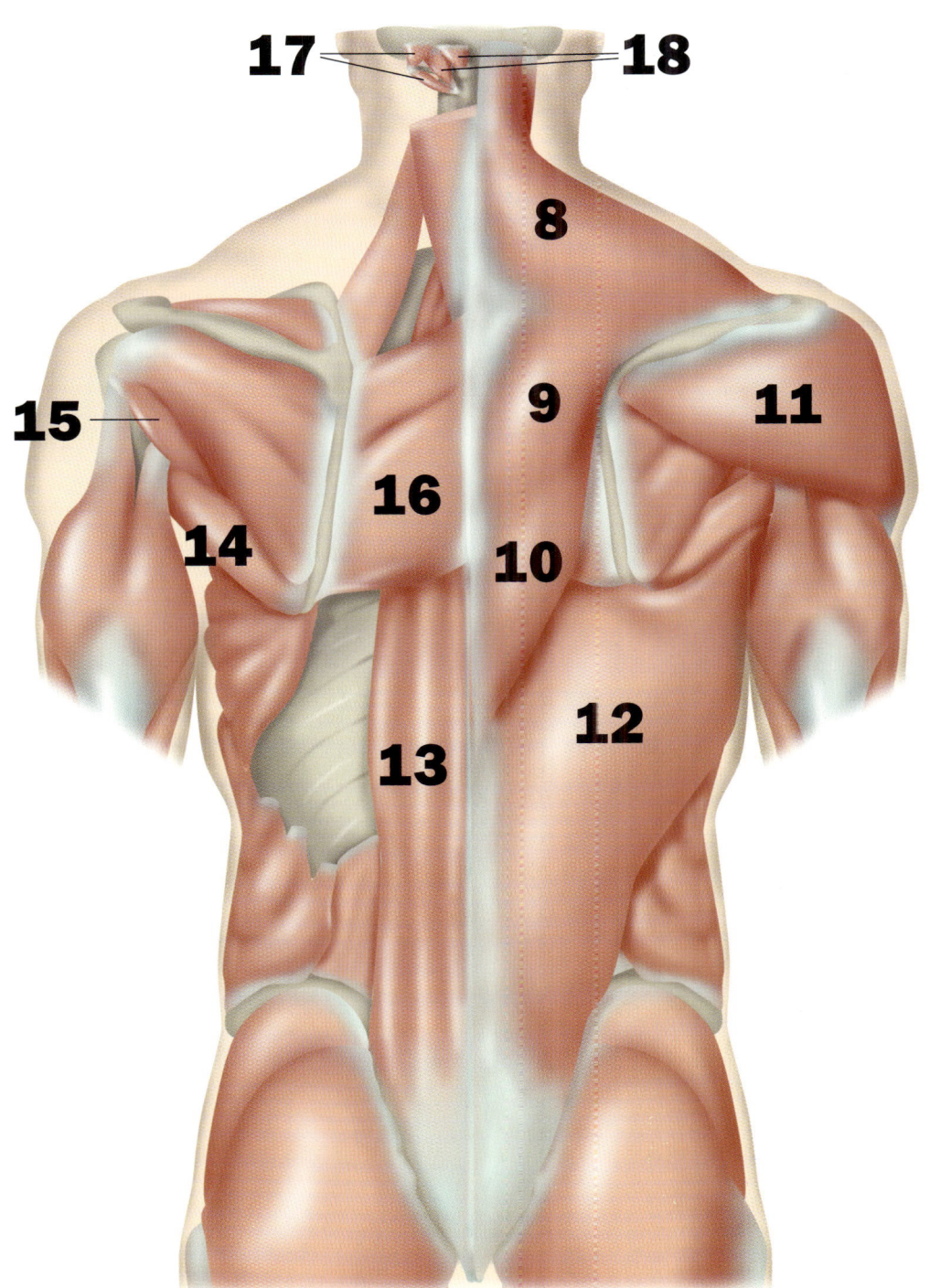

# Die Muskeln der Beine

| | Muskel | Funktion | Übungen | Ursprung und Ansatz |
|---|---|---|---|---|
| **1** | Hüftlenden-muskel (M. iliopsoas) | Hebt den Oberschenkel nach vorne oben | A2 | • Ursprung: unterster Brust- u. 1.–4. Lendenwirbel, Darmbeinschaufel<br>• Ansatz: Oberschenkelknochen |
| **2** | Vierköpfiger Schenkelmuskel (M. quadriceps) | Streckt das Bein im Kniegelenk und beugt das Bein im Hüftgelenk | B1 B6 | • Ursprung: Darmbeinstachel, Hüftgelenkspfanne, vordere und seitliche Fläche des Oberschenkelknochens<br>• Ansatz: Schienbein |
| **3** | Schenkel-anzieher (Mm. adductores) | Ziehen das Bein zur Körpermittellinie heran | A4 | • Ursprung: Sitzbein und Schambein<br>• Ansatz: Oberschenkelknochen |
| **4** | Schneider-muskel (M. sartorius) | Dreht den Oberschenkel nach außen und den Unterschenkel nach innen | A3 | • Ursprung: vorderer oberer Darmbeinstachel (Becken)<br>• Ansatz: Schienbein |
| **5** | Vorderer Schienbein-muskel (M. tibialis anterior) | Hebt den Fuß im Fußgelenk an | B8 | • Ursprung: Schienbeinvorderfläche<br>• Ansatz: Mittelfußknochen |
| **6** | Lange Zehenstrecker (Mm. extensores) | Streckt die Zehen | B8 | • Ursprung: Schienbein, Wadenbein<br>• Ansatz: Zehenknochen |
| **7** | Großer Gesäßmuskel (M. glutaeus maximus) | Streckt das Bein im Hüftgelenk und spreizt es ab, mit Drehung nach außen | A1 A3 B6 | • Ursprung: Darm-, Kreuz- und Steißbein<br>• Ansatz: Oberschenkelknochen, Oberschenkelfaszie |
| **8** | Zweiköpfiger Schenkelbeuger (M. biceps femoris) | Beugt das Bein im Kniegelenk und streckt das Bein im Hüftgelenk | A1 B5 B6 B7 | • Ursprung: Sitzbeinhöcker, rückseitiger Oberschenkelknochen<br>• Ansatz: Wadenbeinkopf |
| **9** | Halbsehnen-muskel (M. semitendi-nosus) | Beugt das Bein im Kniegelenk und streckt das Bein im Hüftgelenk | A1 B5 B6 B7 | • Ursprung: Sitzbeinhöcker<br>• Ansatz: Schienbein |
| **10** | Zwillingswaden-muskel (M. gastrocnemius) | Senkt den Fuß im Fußgelenk | J1 | • Ursprung: Oberschenkelknochen<br>• Ansatz: Fersenhöcker |
| **11** | Schollenmuskel (M. soleos) | Unterstützt den Zwillingswadenmuskel | J1 | • Ursprung: Waden- u. Schienbein<br>• Ansatz: Fersenhöcker |

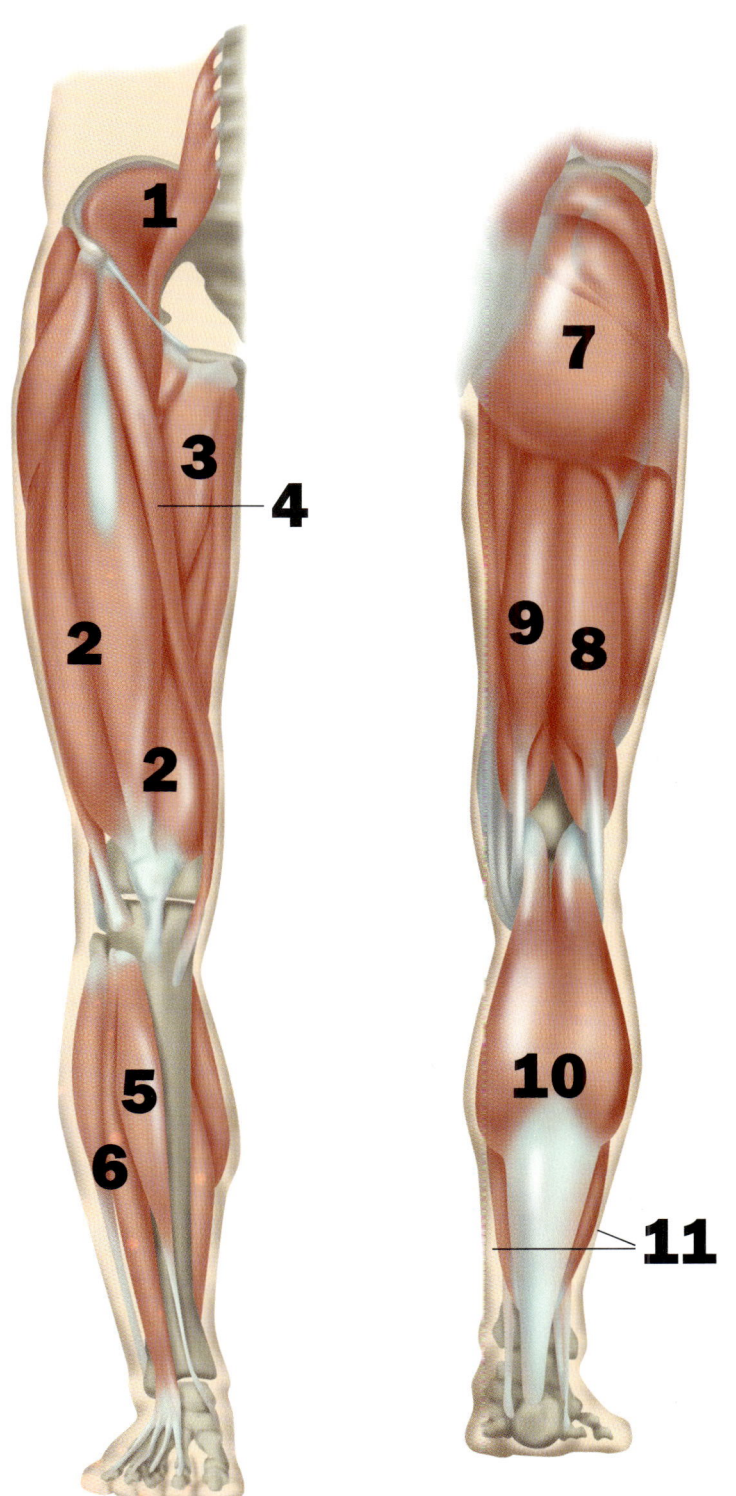

# Die Muskeln der Arme

| | Muskel | Funktion | Übungen | Ursprung und Ansatz |
|---|---|---|---|---|
| **1** | Zweiköpfiger Armmuskel (M. biceps brachii) | Beugt (zusammen mit zwei kleineren, auf dem Bild nicht sichtbaren Beugern) den Arm im Ellbogengelenk, hebt den Arm im Schultergelenk, dreht den Unterarm nach außen | C3 J2 J3 C7 H1 H4 | • Ursprung: Höcker über der Schultergelenkspfanne, Rabenschnabelfortsatz<br>• Ansatz: Speiche |
| **2** | Dreiköpfiger Armmuskel (M. triceps brachii) | Streckt den Arm im Ellbogengelenk und zieht den Oberarm nach hinten | D6 D7 E3 H2 J4 J5 | • Ursprung: Höcker unterhalb der Schultergelenkspfanne, Oberarmknochen<br>• Ansatz: Ellbogenhöcker (Elle) |
| **3** | Hand- und Fingerbeuger (Mm. flexores) | Beugen Finger und Hand | H5 H7 C3 C7 J2 J3 | • Ursprung: Oberarmknochen<br>• Ansatz: Mittelhandknochen |
| **4** | Hand- und Fingerstrecker (Mm. extensores) | Strecken Finger und Hand nach außen | H4 H6 | • Ursprung: Unterarmknochen<br>• Ansatz: Mittelhandknochen, rückwärtiges Sehnengeflecht der Finger |

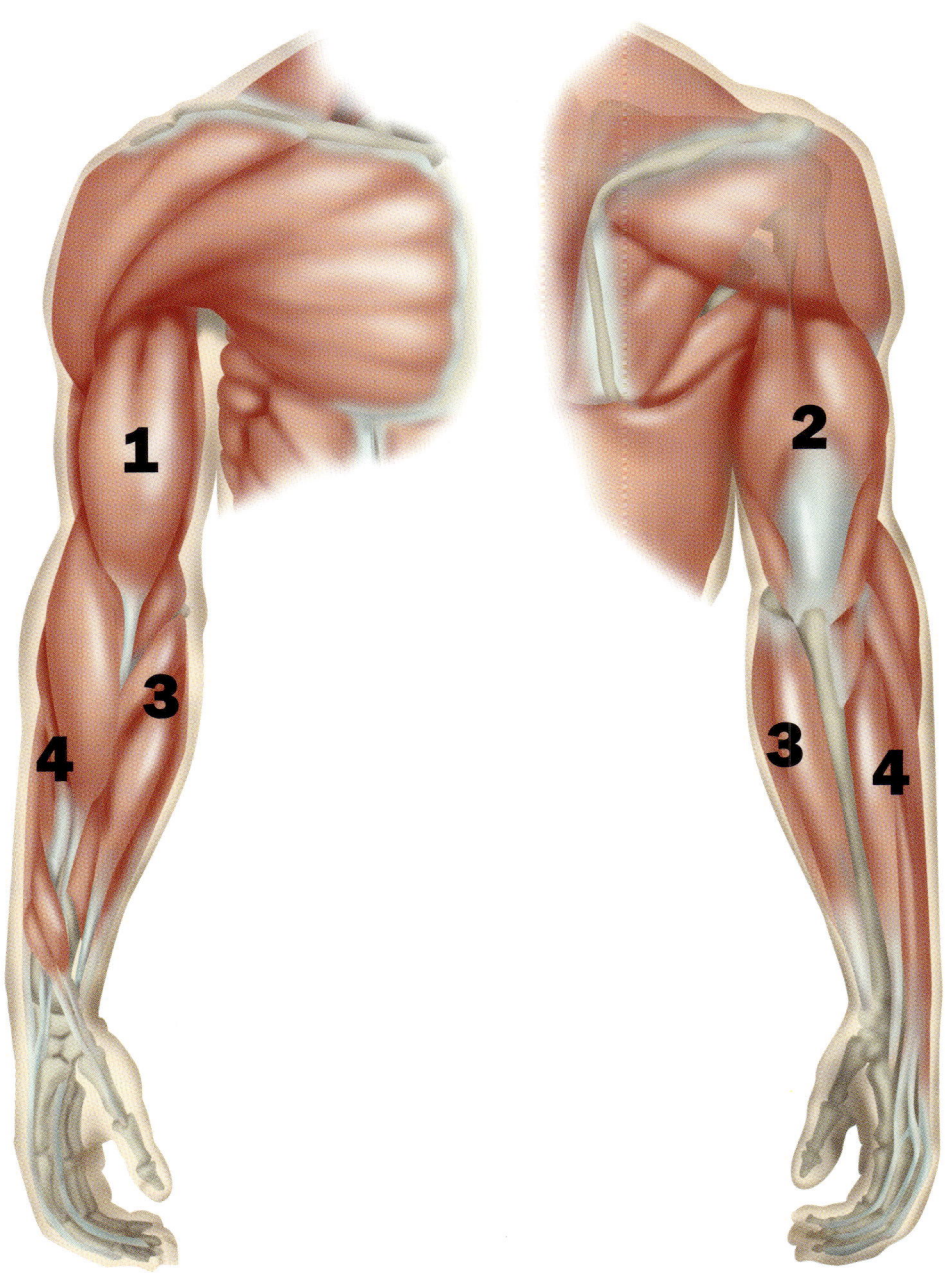

# Übungen

## Übungsverzeichnis

Der gesamte Übungsumfang besteht zur Zeit aus 41 Übungen. Davon werden für ein Trainingsprogramm jeweils zehn ausgewählt. Die Unterteilung A bis H bezeichnet die hauptsächlich betroffene Körperregion. Die Übungen mit einem „J" werden an einem multifunktionalen Gerät ausgeführt, das Übungen für verschiedene Muskeln ermöglicht. Die noch nicht belegten Zahlen – z. B. B2, B3 und B4 – sind reserviert für Übungen, zu deren Ausführung die entsprechenden Geräte erst entwickelt werden.

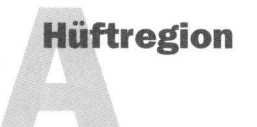 **Hüftregion**

| | |
|---|---|
| **A1** | Streckung im Hüftgelenk (Hip extension) |
| **A2** | Beugung im Hüftgelenk (Torso flexion) |
| **A3** | Spreizung im Hüftgelenk (Abductor) |
| **A4** | Anziehung im Hüftgelenk (Adductor) |

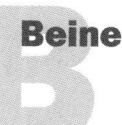 **Beine**

| | |
|---|---|
| **B1** | Streckung im Kniegelenk (Leg extension) |
| **B5** | Beugung im Kniegelenk in Bauchlage (Leg curl) |
| **B6** | Beinpressen (Leg press) |
| **B7** | Beugung im Kniegelenk sitzend  (Seated leg curl) |
| **B8** | Fußheben (Tibia-dorsi-flexion) |
| **J1** | Fersenheben (Calf standing) |

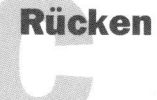 **Rücken**

| | |
|---|---|
| **C1** | Überzug (Pullover) |
| **C3** | Armzug (Torso arm) |
| **C5** | Rudern im Schultergelenk (Rowing torso) |
| **C7** | Ruderzug (Row) |
| **J2** | Klimmzug vorne (Front chin) |
| **J3** | Klimmzug seitlich (Parallel chin) |

| | | |
|---|---|---|
| **D5** | Armkreuzen (Arm cross) | **Brust** |
| **D6** | Brustdrücken (Chest press) | |
| **D7** | Barrenstütz sitzend (Seated dip) | |
| **J4** | Barrenstütz (Dip) | |

| | | |
|---|---|---|
| **E1** | Nackendrücken (Neck press) | **Schultern** |
| **E2** | Seitheben (Lateral raise) | |
| **E3** | Drücken (Overhead press) | |
| **E4** | Schulterdrehung nach innen (Internal rotation) | |
| **E5** | Schulterdrehung nach außen (External rotation) | |

| | | |
|---|---|---|
| **F1** | Rumpfdrehung (Rotary torso) | **Mittelpartie** |
| **F2** | Bauchflexion (Abdominal) | |
| **F3** | Rückenstreckung (Lower back) | |
| **J9** | Seitbeuge (Side bend) | |

| | | |
|---|---|---|
| **G1** | Schulterheben (Neck & shoulder) | **Hals und** |
| **G3** | Halsbeugung seitwärts (4-way neck – side) | **Nacken** |
| **G4** | Halsbeugung nach vorne (4-way neck – front) | |
| **G5** | Nackenstreckung (4-way neck – rear) | |

| | | |
|---|---|---|
| **H1** | Armbeugung (Biceps) | **Arme** |
| **H2** | Armstreckung (Triceps) | |
| **J5** | Armstreckung stehend (Triceps extension) | |
| **H3** | Handdrehung nach innen (Wrist pronation) | |
| **H4** | Handdrehung nach außen (Wrist supination) | |
| **H5** | Beugung im Handgelenk (Wrist curl) | |
| **H6** | Streckung im Handgelenk (Reverse wrist curl) | |
| **H7** | Fingerbeugung (Hand grip) | |

# Streckung im Hüftgelenk
## (Hip extension)

Wählen Sie Ihr Gewicht. Legen Sie sich seitlich, mit Blick zum Gewichtsstock auf die Maschine. Beide Beine befinden sich zwischen den Polsterrollen, das vordere Polster im Hüftgelenk, das hintere an der Oberschenkelrückseite. Umfassen Sie den Handgriff. Legen Sie den Kopf auf das Kopfpolster. Strecken Sie langsam beide Beine im Hüftgelenk so weit wie möglich nach hinten. Verharren Sie kurz in dieser Position. Bringen Sie die Beine langsam in die Ausgangsposition zurück. Wiederholen Sie.

**Beanspruchte Muskeln:**

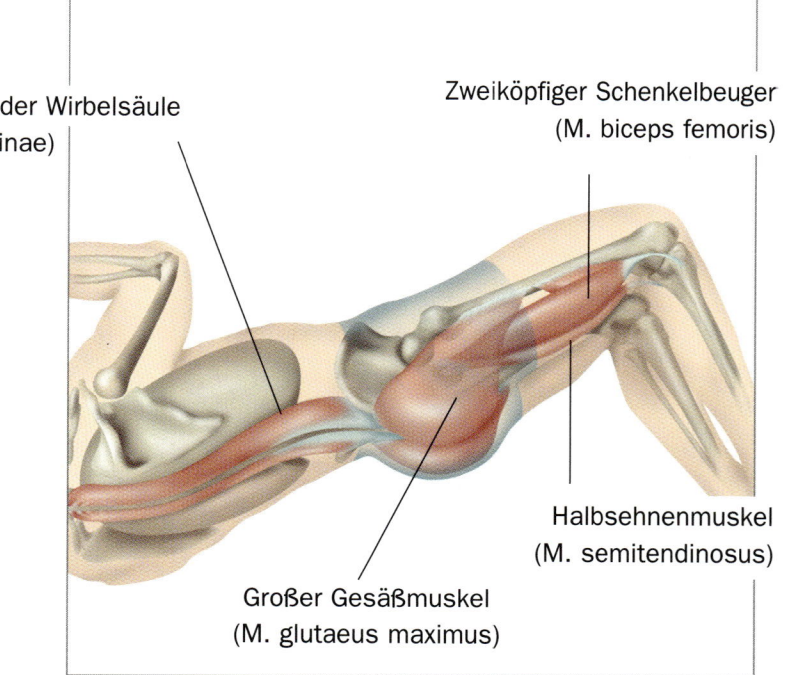

Streckmuskel der Wirbelsäule
(M. erector spinae)

Zweiköpfiger Schenkelbeuger
(M. biceps femoris)

Halbsehnenmuskel
(M. semitendinosus)

Großer Gesäßmuskel
(M. glutaeus maximus)

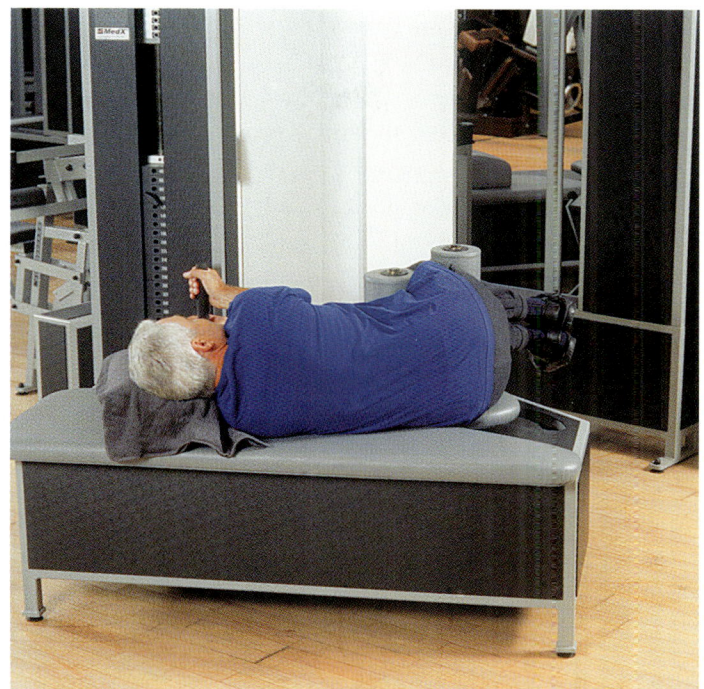

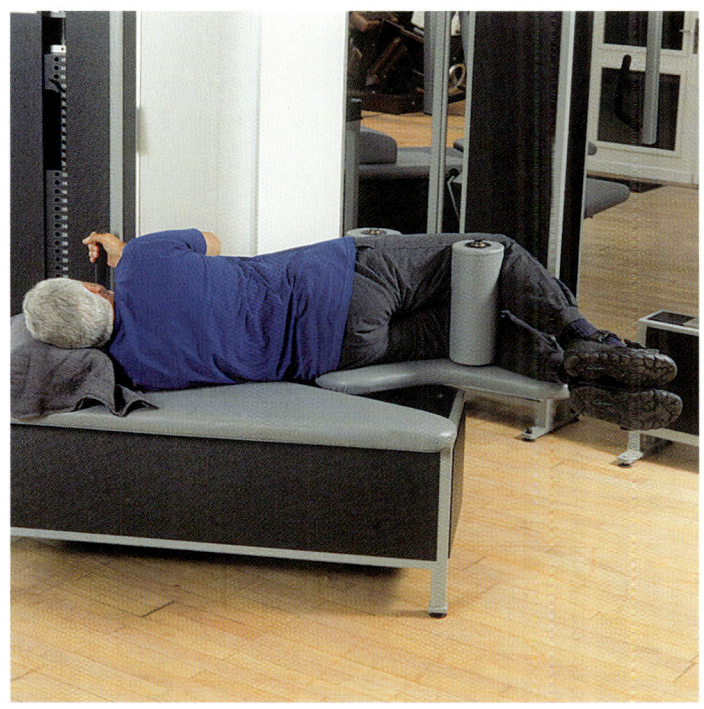

**Wichtig:**
Vermeiden Sie
jeden Schwung und
achten
Sie darauf, dass
der Gewichtsstock
nicht aufsetzt
während der
Übung.

# A2 Beugung im Hüftgelenk
## (Torso flexion)

Wählen Sie Ihr Gewicht. Legen Sie sich seitlich, mit Blick zum Gewichtsstock auf die Maschine. Beide Beine befinden sich zwischen den Polsterrollen, das vordere Polster oberhalb des Knies, die hinteren unterhalb des Gesäßes bzw. an der Wade. Umfassen Sie den Handgriff. Legen Sie den Kopf auf das Kopfpolster. Beugen Sie langsam beide Beine im Hüftgelenk, indem Sie die Knie zur Brust hinbewegen. Verharren Sie kurz in dieser zusammengerollten Position. Bringen Sie die Beine langsam in die Ausgangsposition zurück. Wiederholen Sie.

## Beanspruchte Muskeln:

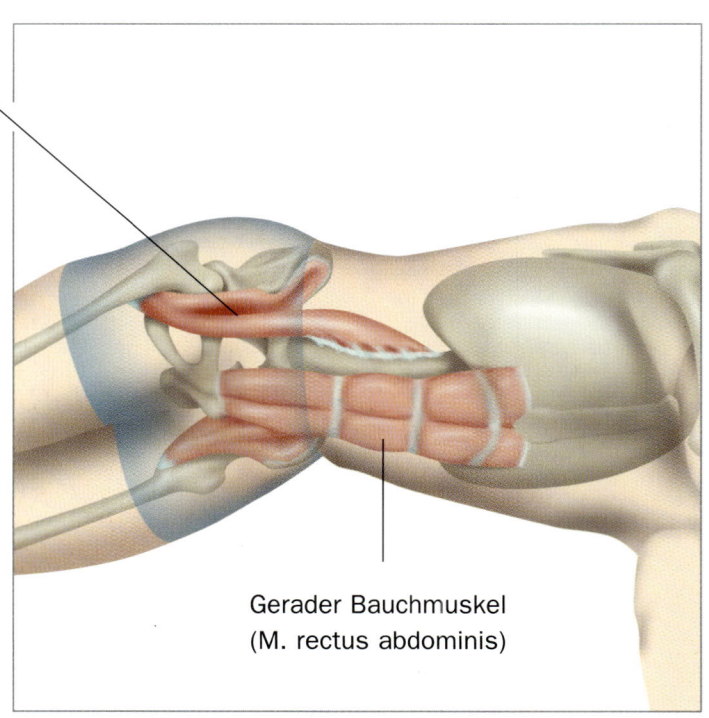

Hüftlendenmuskel
(M. iliopsoas)
(nicht sichtbar
an der
Körperoberfläche)

Gerader Bauchmuskel
(M. rectus abdominis)

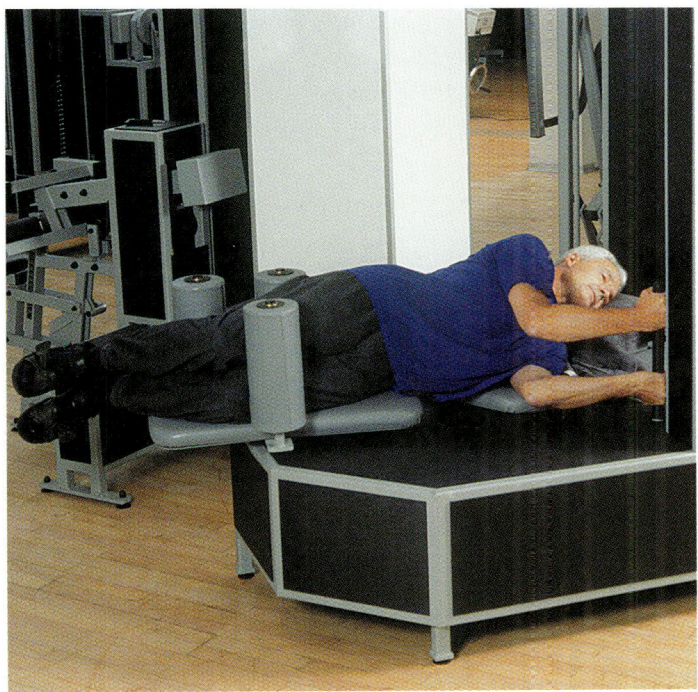

**Wichtig:**
Ziehen Sie sich
nicht
mit den Armen
nach vorne.

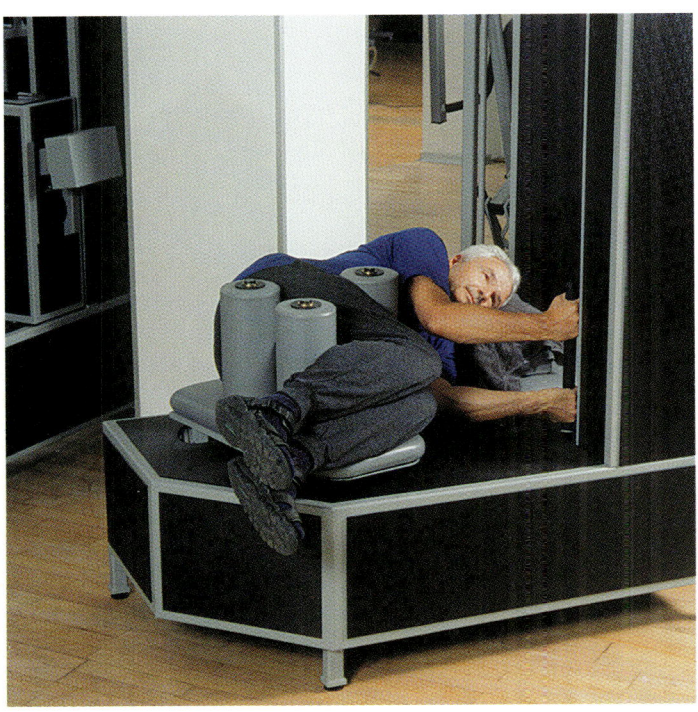

# Spreizung im Hüftgelenk
## (Abductor)

Wählen Sie Ihr Gewicht. Stellen Sie die Rückenlehne ein. Als Standard gilt die Mittelposition. Setzen Sie sich hin und stellen Sie die Oberschenkelpolster ein. Gurten Sie sich an. Drehen Sie die Füße und die Oberschenkel leicht nach außen. Drücken Sie die Oberschenkel langsam und so weit wie möglich zur Seite. Verharren Sie kurz in dieser Position. Bringen Sie die Beine langsam in die Ausgangsposition zurück. Wiederholen Sie, bevor das Gewicht aufsetzt. Halten Sie während der ganzen Übung den Oberkörper und die Arme entspannt.

**Beanspruchte Muskeln:**

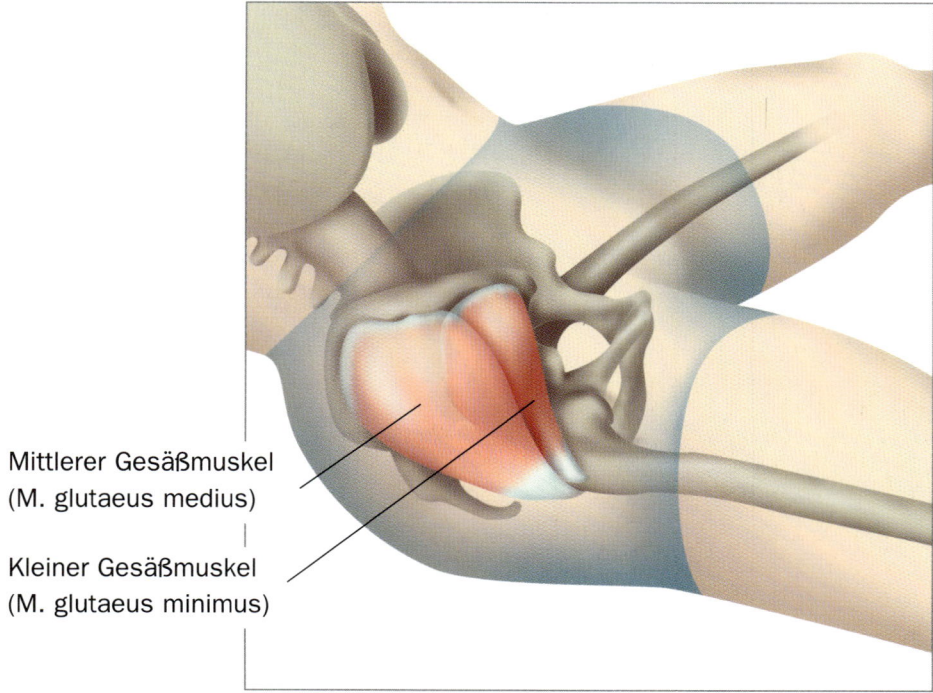

Mittlerer Gesäßmuskel
(M. glutaeus medius)

Kleiner Gesäßmuskel
(M. glutaeus minimus)

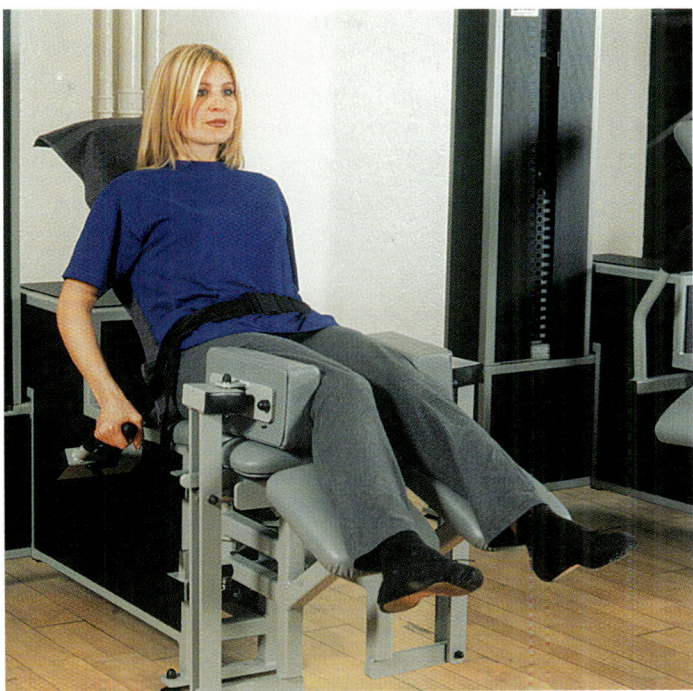

**Wichtig:**
Rutschen Sie
während der Übung
nicht nach vorne.

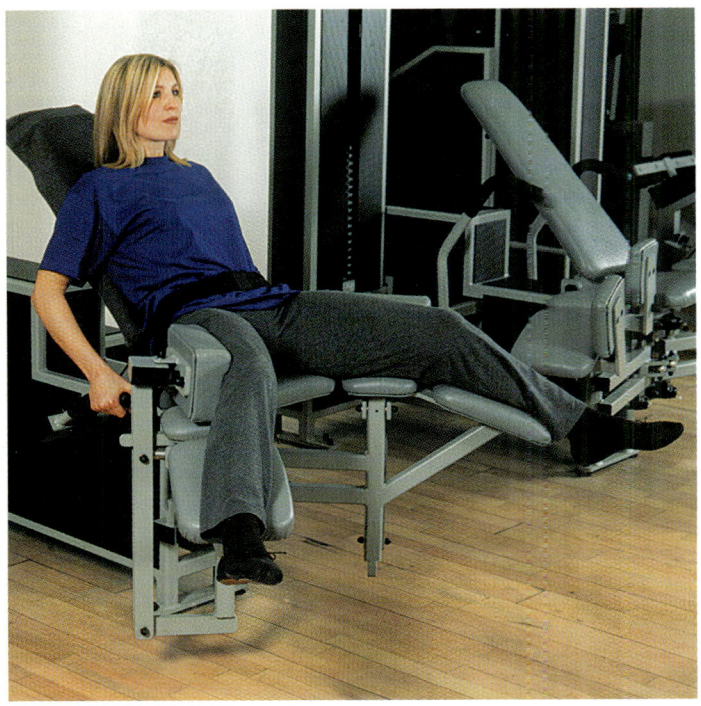

# Anziehung im Hüftgelenk
## (Adductor)

Wählen Sie Ihr Gewicht. Stellen Sie die Rückenlehne ein. Als Standard gilt die Mittelposition. Setzen Sie sich hin und drücken Sie die Handgriffe nach unten. Legen Sie Ihre Oberschenkel auf die Polster. Lassen Sie langsam die Handgriffe los und lehnen Sie sich zurück. Drehen Sie die Füße leicht nach innen. Gehen Sie langsam in die gedehnte Position. Bringen Sie die Oberschenkel langsam in die Ausgangsposition zurück. Verharren Sie kurz in dieser Position. Wiederholen Sie. Zum Aussteigen drücken Sie die Handgriffe wieder nach unten.

**Beanspruchte Muskeln:**

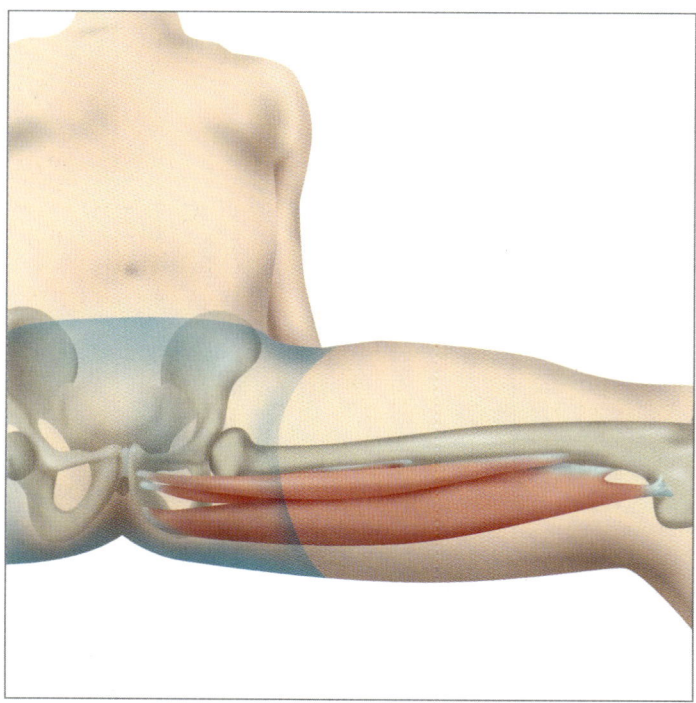

Schenkelanzieher
(M. adductores)

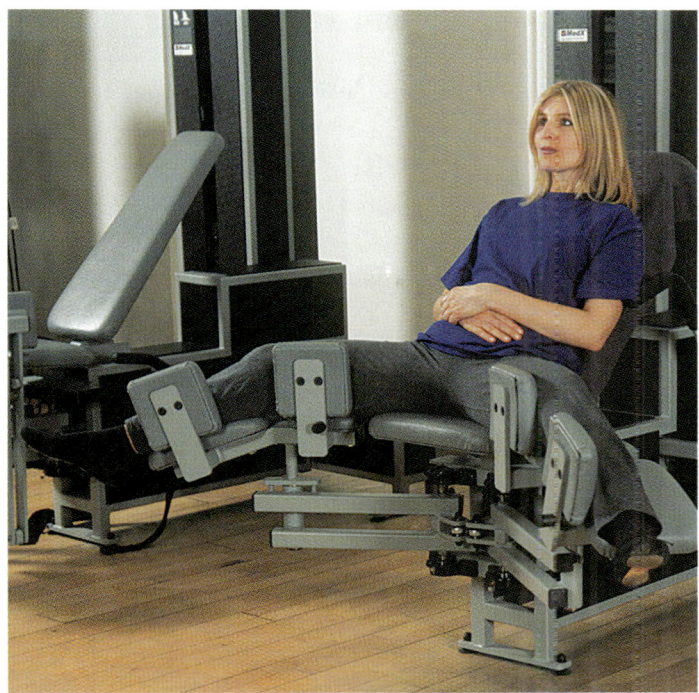

**Wichtig:**
Machen Sie keine
O-Beine während
der Übung.

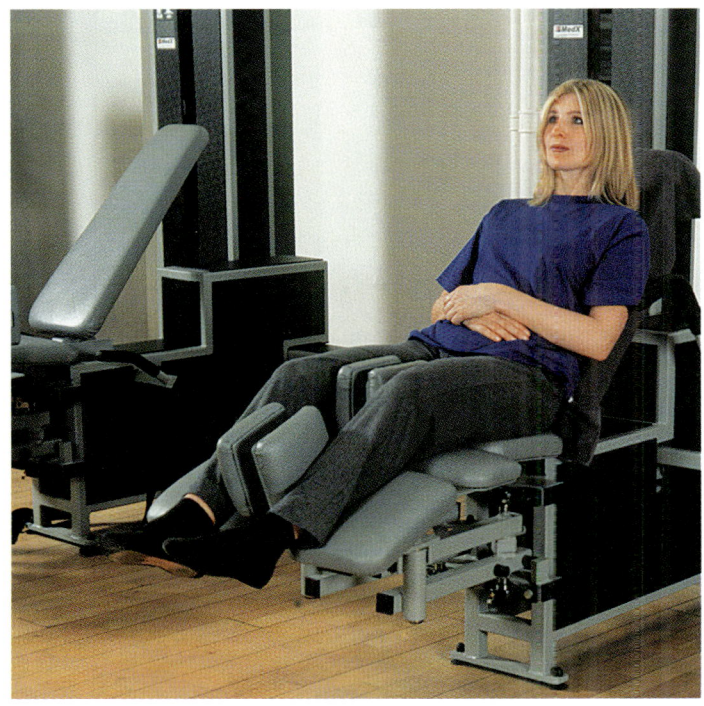

# Streckung im Kniegelenk
## (Leg extension)

Wählen Sie Ihr Gewicht. Setzen Sie sich in die Maschine, die Unterschenkel hinter den Hebelarm. Stellen Sie die Rückenlehne so ein, dass sich das Kniegelenk auf einer Linie mit dem Drehpunkt der Maschine befindet. Gurten Sie sich an und legen Sie die Hände an die Handgriffe. Strecken Sie langsam beide Beine im Kniegelenk, bis die Beine vollständig gestreckt sind. Verharren Sie kurz in dieser Position. Bringen Sie die Unterschenkel langsam in die Ausgangsposition zurück, jedoch nur so weit, dass das Gewicht nicht aufliegt. Wiederholen Sie.

**Beanspruchte Muskeln:**

Vierköpfiger Schenkelmuskel
(M. quadriceps)

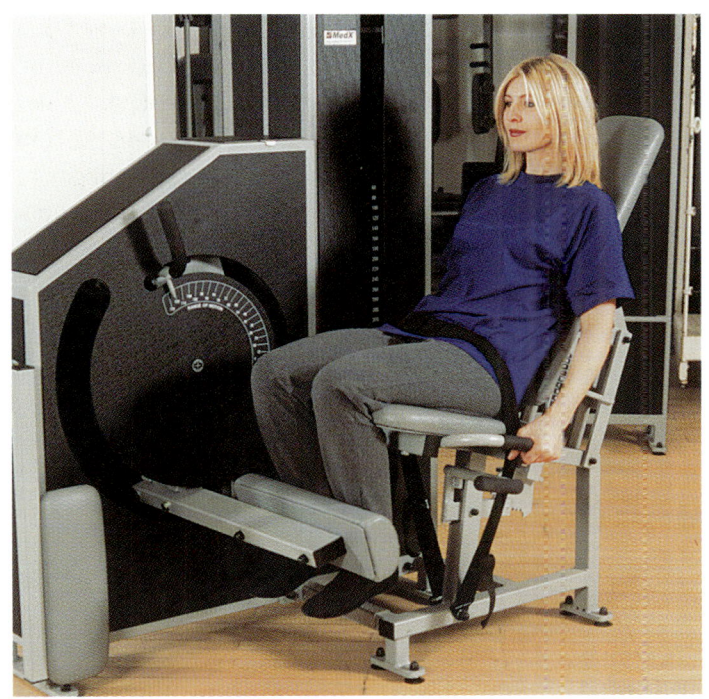

**Wichtig:**
Halten Sie
während
der ganzen Übung
den Rücken
gerade, die Hals-
und Gesichts-
muskeln müssen
entspannt sein.

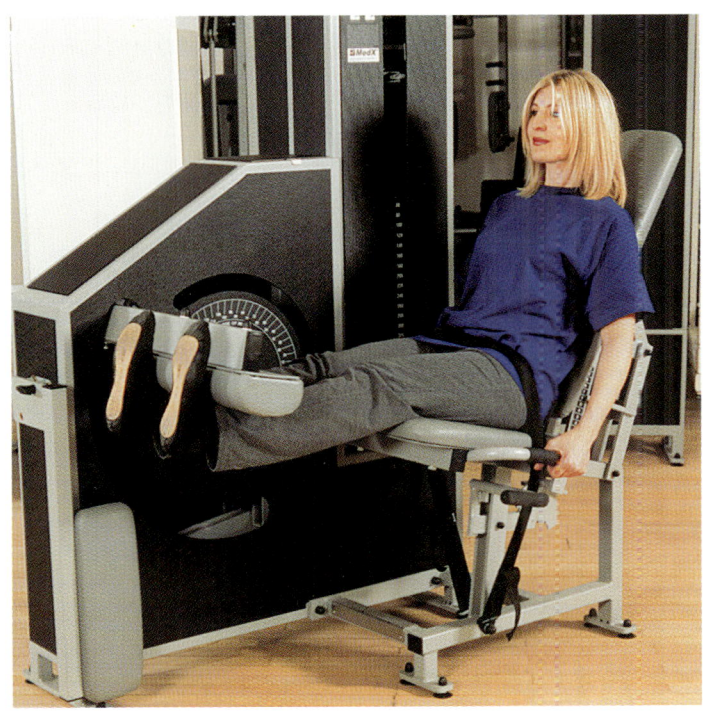

# B5 Beugung im Kniegelenk in Bauchlage (Leg curl)

Stellen Sie Ihren Widerstand ein und legen Sie sich auf das Polster, die Füße unterhalb des Polsters am Hebelarm. Achten Sie darauf, dass die Knie sich im Drehpunkt der Maschine befinden. Fassen Sie die beiden Handgriffe. Drehen Sie langsam die Unterschenkel im Knie nach oben. Versuchen Sie, Ihre Fersen zum Gesäß hin zu bewegen. Verbleiben Sie kurz in dieser Position. Senken Sie langsam die Füße in die Ausgangsposition zurück. Wiederholen Sie.

## Beanspruchte Muskeln:

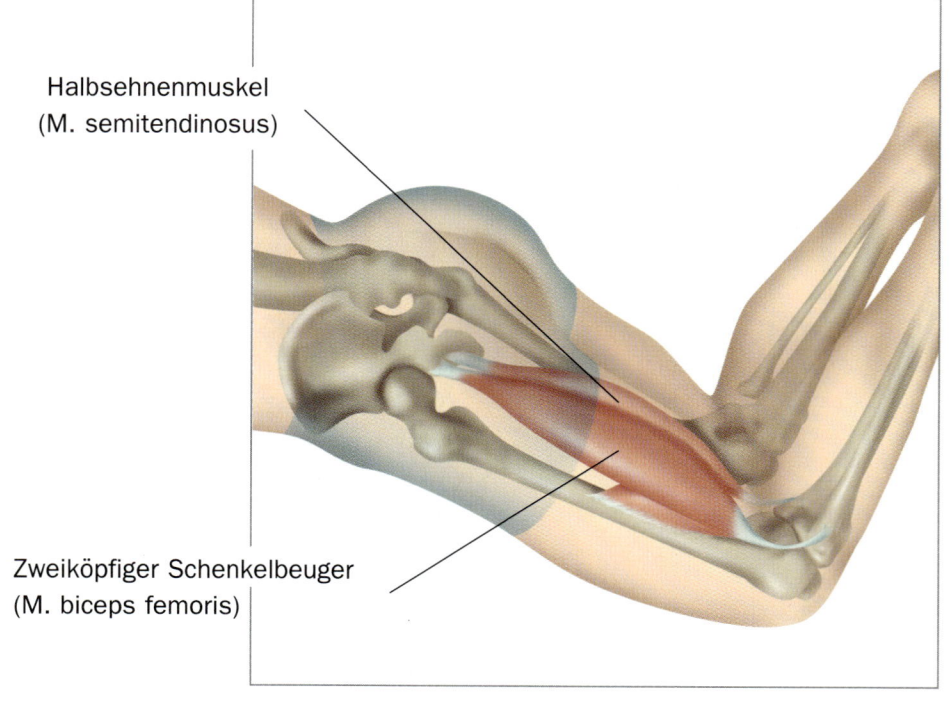

Halbsehnenmuskel
(M. semitendinosus)

Zweiköpfiger Schenkelbeuger
(M. biceps femoris)

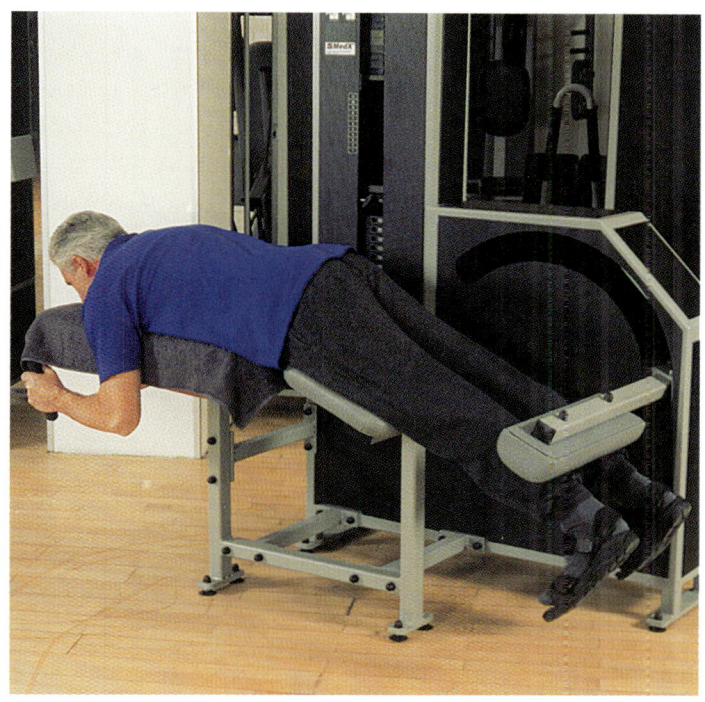

**Wichtig:**
Während der
ganzen Übung
bleiben die Füße
in Richtung Knie
angewinkelt.

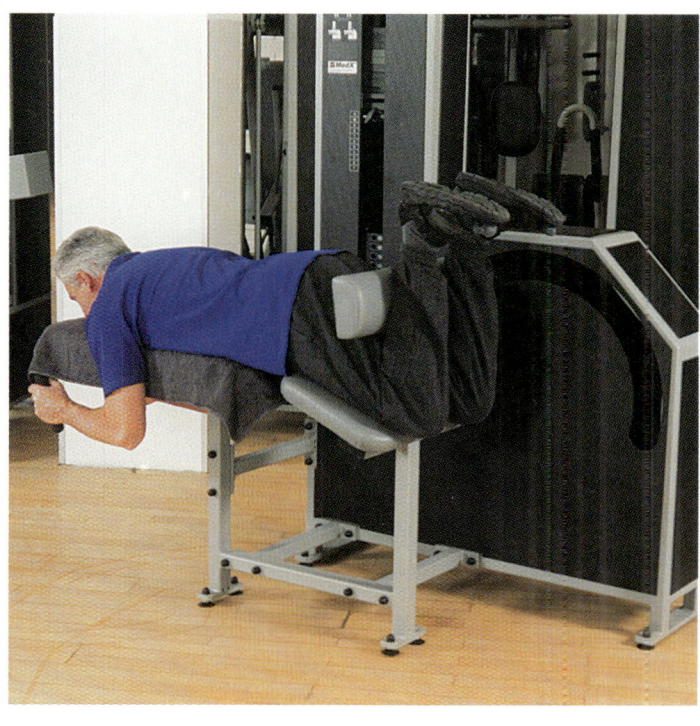

# Beinpressen
## (Leg press)

Wählen Sie Ihr Gewicht. Stellen Sie Sitzposition, Neigung und Schulterpolster ein. Setzen Sie sich in die Maschine. Plazieren Sie beide Füße auf dem Fußbrett und legen Sie die Hände an die Handgriffe. Strecken Sie langsam beide Beine bis zum Anschlag der Maschine. Bei richtig eingestellter Sitzposition dürfen die Knie nicht ganz durchgestreckt sein. Verharren Sie kurz in dieser Position. Gehen Sie langsam in die Ausgangsposition zurück. Wiederholen Sie.

**Beanspruchte Muskeln:**

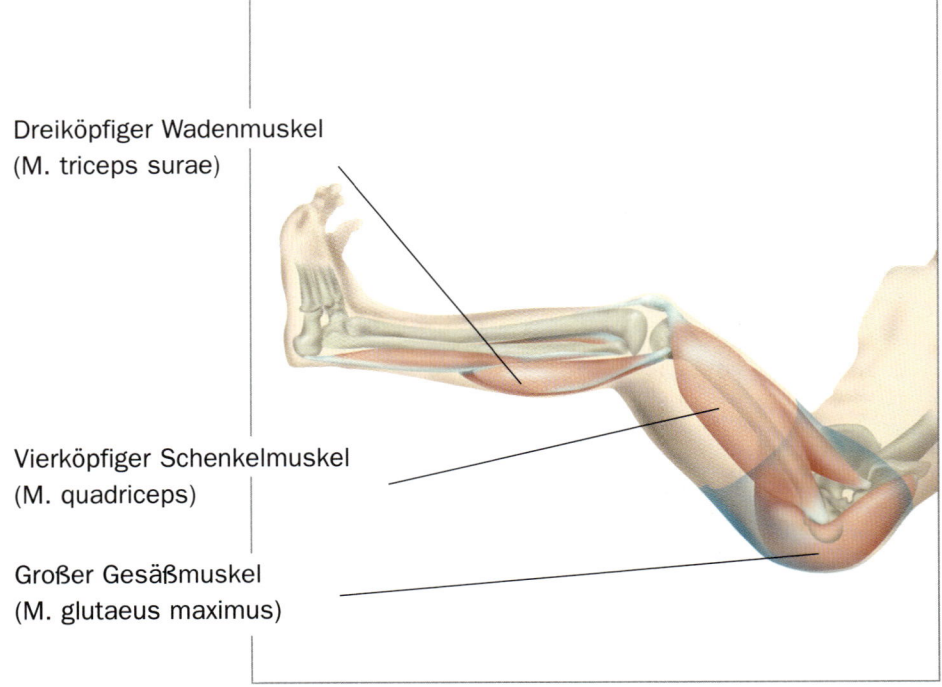

Dreiköpfiger Wadenmuskel
(M. triceps surae)

Vierköpfiger Schenkelmuskel
(M. quadriceps)

Großer Gesäßmuskel
(M. glutaeus maximus)

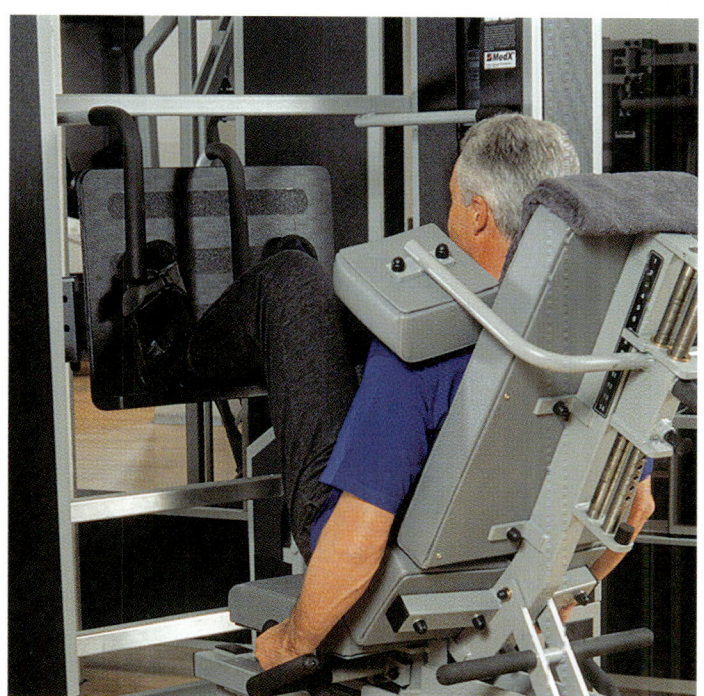

**Wichtig:**
Die Knie dürfen
nicht vollständig
durchgestreckt
werden.

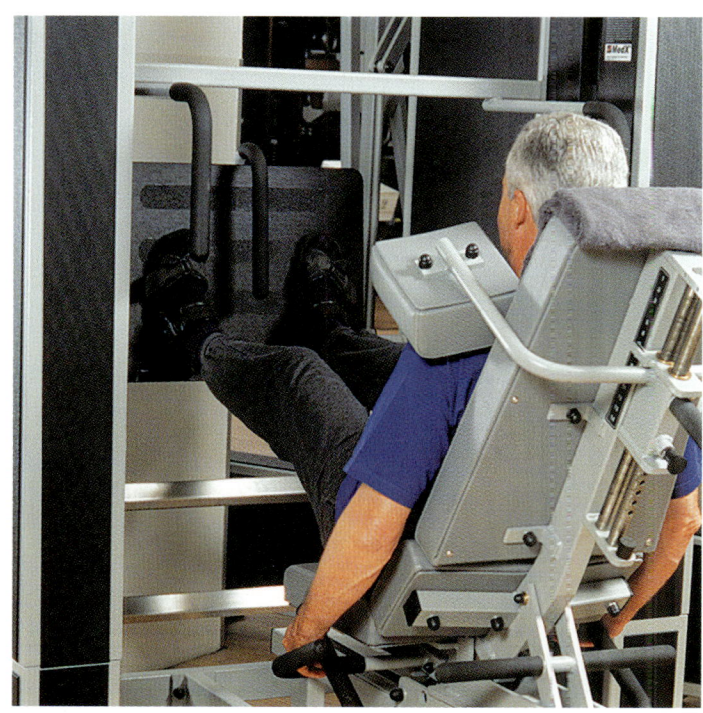

# Beugung im Kniegelenk sitzend
## (Seated leg curl)

Entfernen Sie die Pins aus dem Gewichtsstock. Setzen Sie sich in die Maschine. Drücken Sie mit der rechten Hand den Bewegungsarm nach vorne/unten. Legen Sie jetzt beide Beine zwischen die Polster. Stellen Sie die Rückenlehne so ein, dass sich das Kniegelenk auf einer Linie mit dem Drehpunkt der Maschine befindet. Strecken Sie die Beine und ziehen Sie mit der rechten Hand den Bewegungsarm so weit wie möglich nach oben. Wählen Sie Ihr Gewicht. Legen Sie die Hände an die Handgriffe. Beugen Sie die Beine im Kniegelenk. Versuchen Sie mit den Fersen so weit wie möglich Richtung Gesäß zu kommen. Verharren Sie kurz in der gebeugten Position. Gehen Sie langsam in die Ausgangsposition zurück, jedoch nur so weit, dass das Gewicht nicht aufliegt. Wiederholen Sie.

**Beanspruchte Muskeln:**

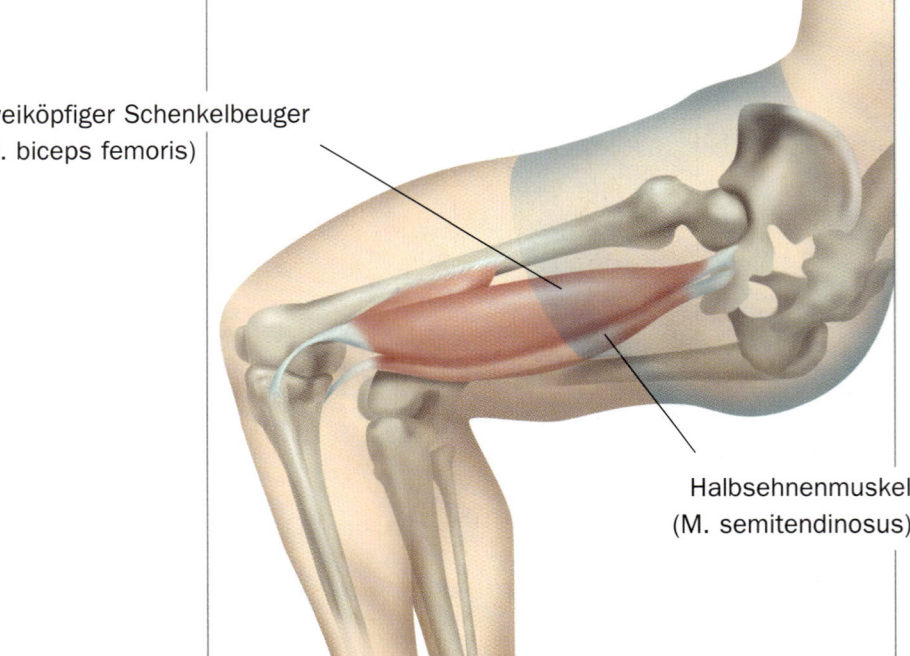

Zweiköpfiger Schenkelbeuger
(M. biceps femoris)

Halbsehnenmuskel
(M. semitendinosus)

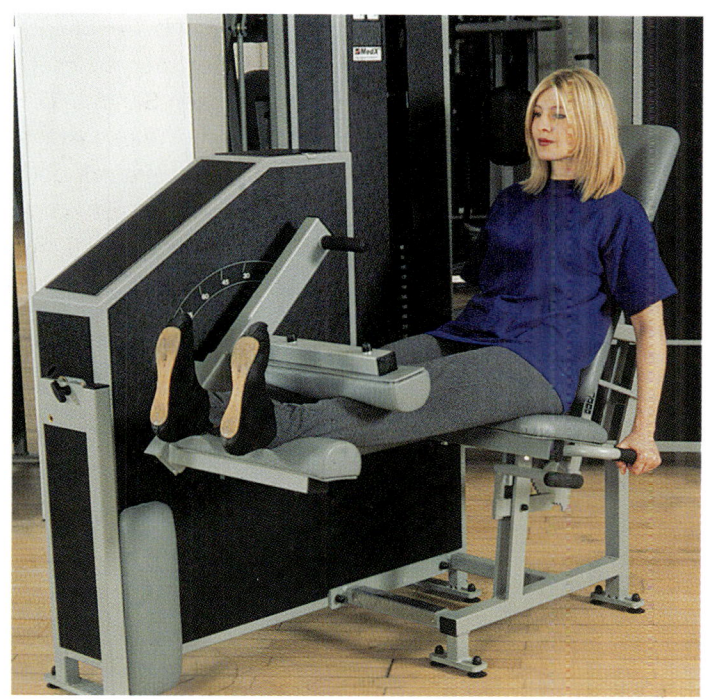

**Wichtig:**
Die Füße bleiben
während der Übung
in Richtung Knie
angewinkelt.

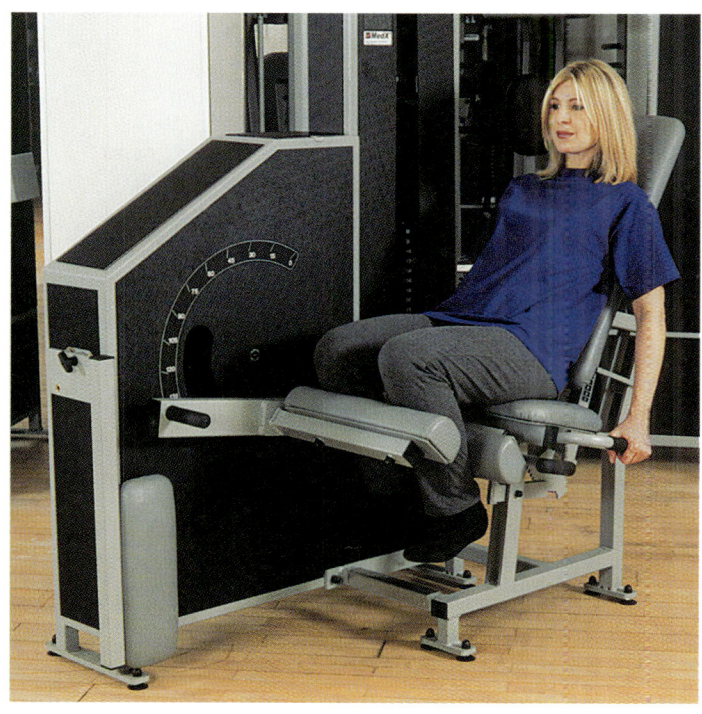

# B8 Fußheben
## (Tibia-dorsi-flexion)

Wählen Sie Ihr Gewicht. Heben Sie das Kniepolster, damit Sie bequem Ihren Fuß unter das Fußpolster schieben können. Bringen Sie den Unterschenkel wieder in die senkrechte Position und das Kniepolster in die Ausgangslage. Heben Sie langsam den Fuß im Fußgelenk. Verharren Sie in der höchsten Position. Senken Sie den Fuß langsam. Wiederholen Sie.

**Beanspruchte Muskeln:**

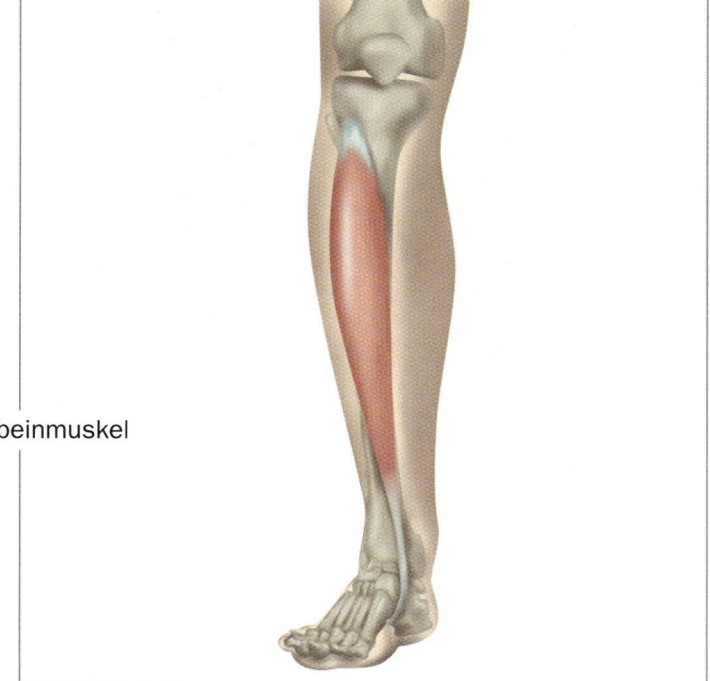

Vorderer Schienenbeinmuskel
(M. tibialis)

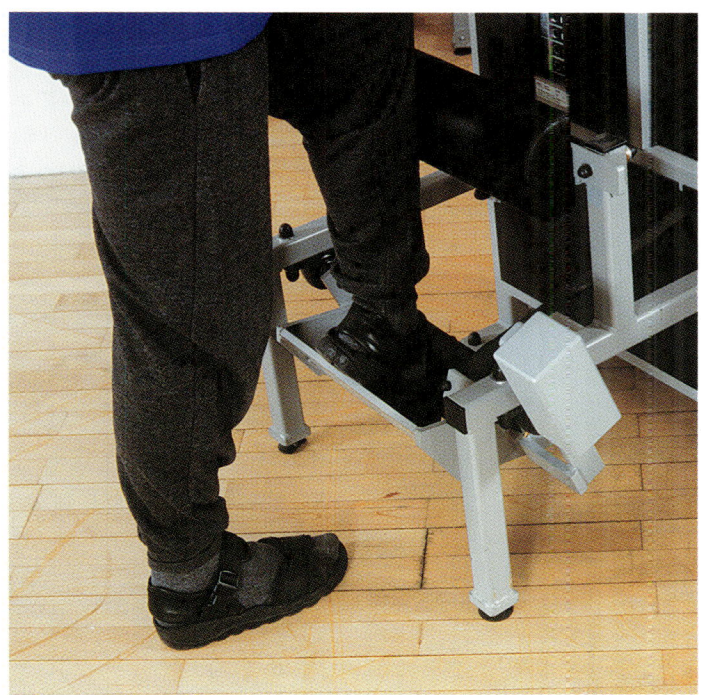

**Wichtig:**
Senken Sie das
Gewicht in der
Dehnungsphase
vorsichtig.

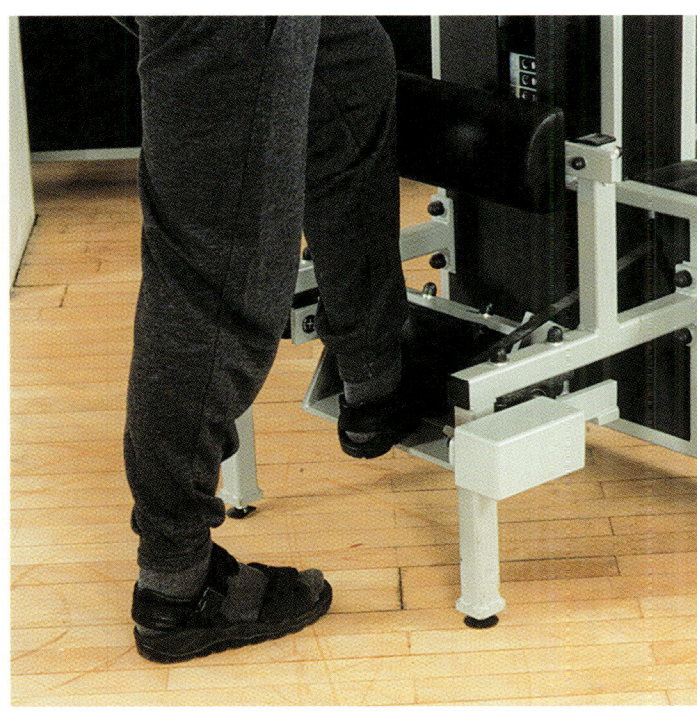

# Fersenheben
## (Calf standing)

Stehen Sie auf den Fußballen auf der untersten Stufe. Halten Sie sich an der Barrenstange fest. Heben Sie die Fersen, bis Sie auf den Zehen stehen. Verharren Sie kurz in dieser Position. Senken Sie langsam die Fersen bis in die völlig gestreckte Position. Wiederholen Sie. Die Übung kann auch auf einem Fuß ausgeführt werden, wodurch sich die Belastung auf den Wadenmuskel verdoppelt.

**Beanspruchte Muskeln:**

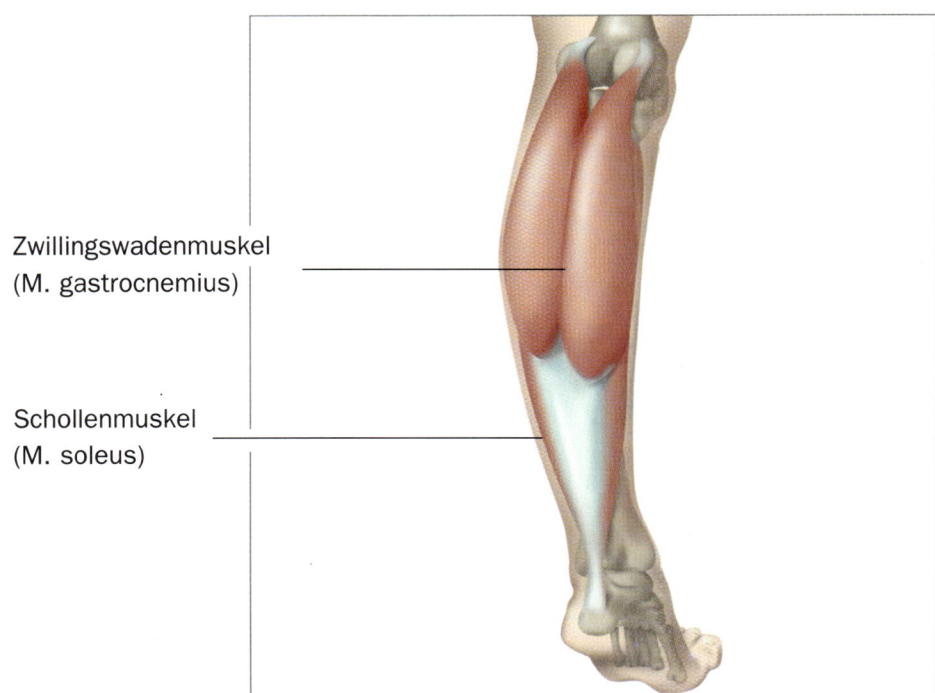

Zwillingswadenmuskel
(M. gastrocnemius)

Schollenmuskel
(M. soleus)

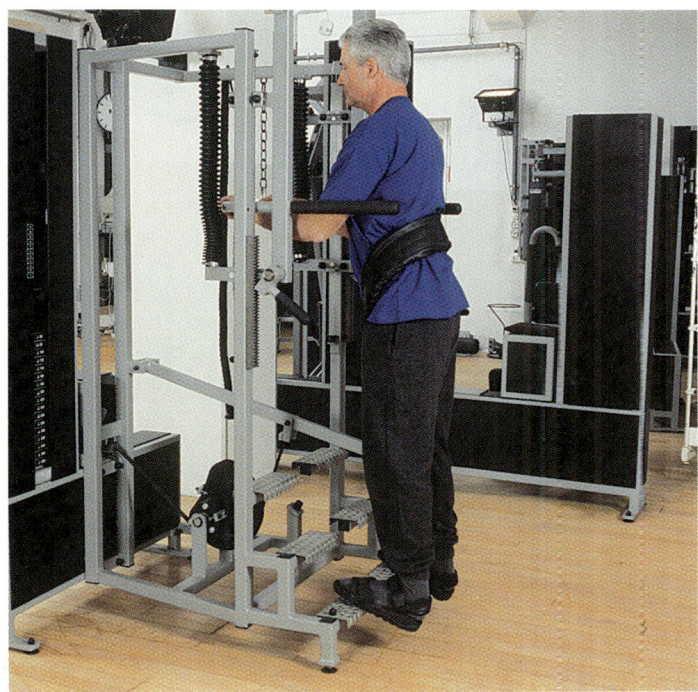

**Wichtig:**
Achten Sie
auf vollständige
Dehnung.

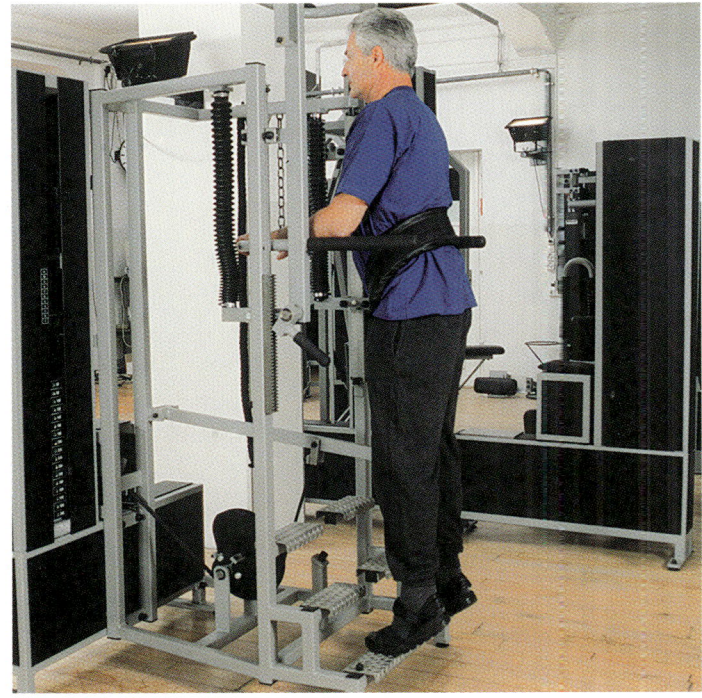

# C1 Überzug
## (Pullover)

Wählen Sie Ihr Gewicht. Stellen Sie die Sitzhöhe so ein, dass sich das Schultergelenk 3 cm unter dem Drehpunkt der Maschine befindet. Kleinere Personen können die Rückenlehne in die vordere Position bringen und die Ellbogenpolster verstellen. Gurten Sie sich an. Drücken Sie die Pedale nach unten. Platzieren Sie die Ellbogen auf den Polstern und legen Sie die Hände an die Handgriffe.

Nehmen Sie die Füße vorsichtig von den Pedalen, so dass die ganze Belastung an den Ellbogen hängt. Geben Sie der Belastung langsam nach, bis sich Ihre Oberarme hinter Ihrem Kopf befinden. Dehnen Sie. Drücken Sie nun mit den Ellbogen nach vorne unten bis zum Anschlag der Maschine. Verharren Sie kurz in dieser Position. Wiederholen Sie. Bewegen Sie bei der Übung weder Kopf noch Rumpf.

## Beanspruchte Muskeln:

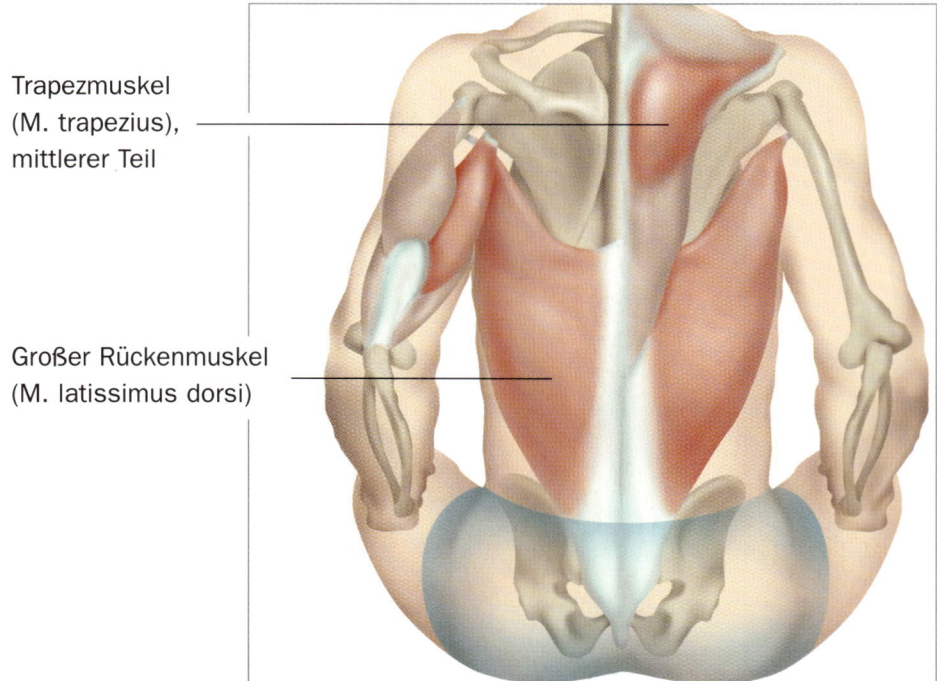

Trapezmuskel
(M. trapezius),
mittlerer Teil

Großer Rückenmuskel
(M. latissimus dorsi)

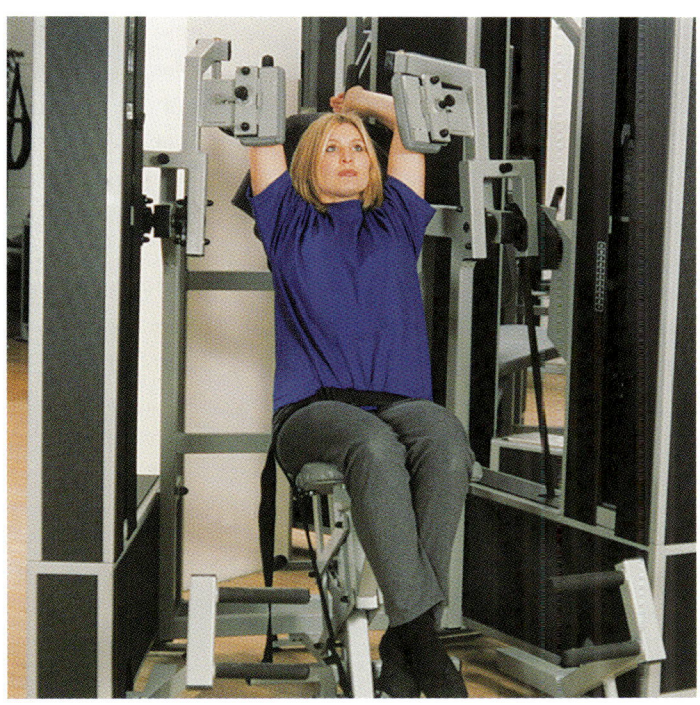

**Wichtig:**
Halten Sie
während der
ganzen Übung den
Oberkörper
gerade,
in Kontakt mit dem
Rückenpolster
und die Ellbogen
nach unten.

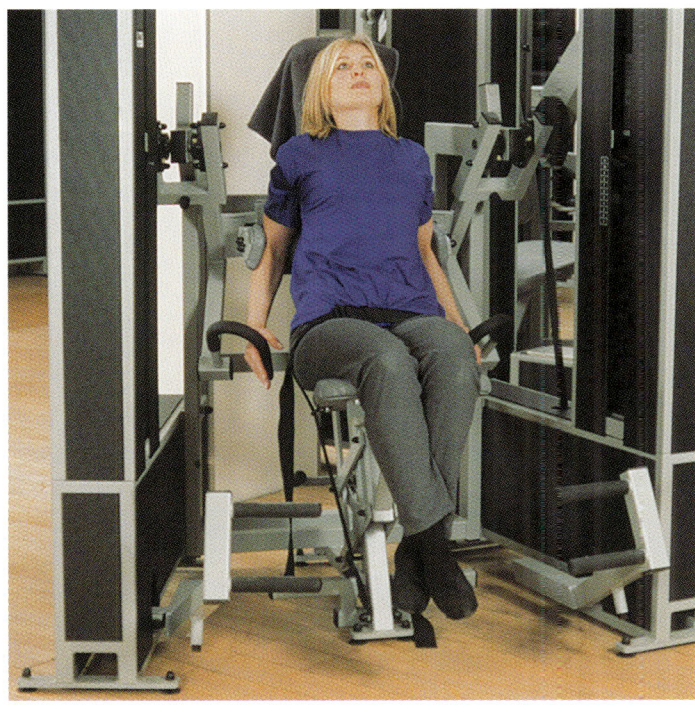

## C3 Armzug
### (Torso arm)

Wählen Sie Ihr Gewicht. Stellen Sie die Sitzhöhe so ein, dass Sie die Handgriffe noch knapp erreichen. Gurten Sie sich an und fassen Sie die Handgriffe über Ihnen. Lehnen Sie sich leicht nach vorne. Ziehen Sie nach unten, bis sich Ihre Hände neben Ihren Schultern befinden. Behalten Sie die Ellbogen hinten. Verharren Sie kurz in dieser Position. Gehen Sie langsam in die gedehnte Ausgangsposition zurück. Wiederholen Sie. Das Gewicht darf in der gedehnten Position nicht aufsetzen. Stellen Sie sonst den Sitz tiefer.

**Beanspruchte Muskeln:**

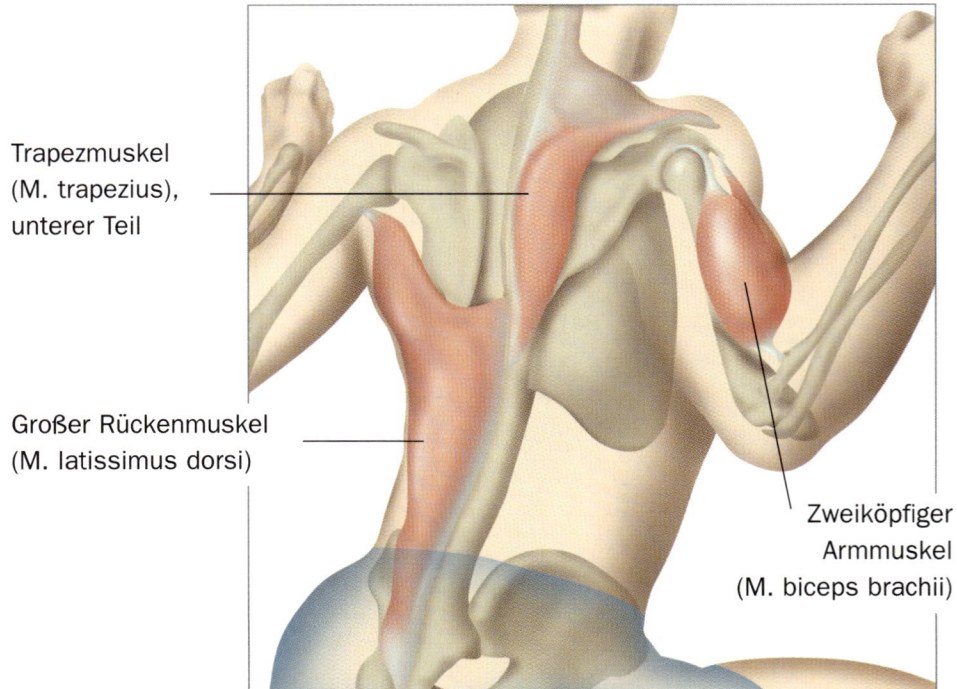

Trapezmuskel
(M. trapezius),
unterer Teil

Großer Rückenmuskel
(M. latissimus dorsi)

Zweiköpfiger
Armmuskel
(M. biceps brachii)

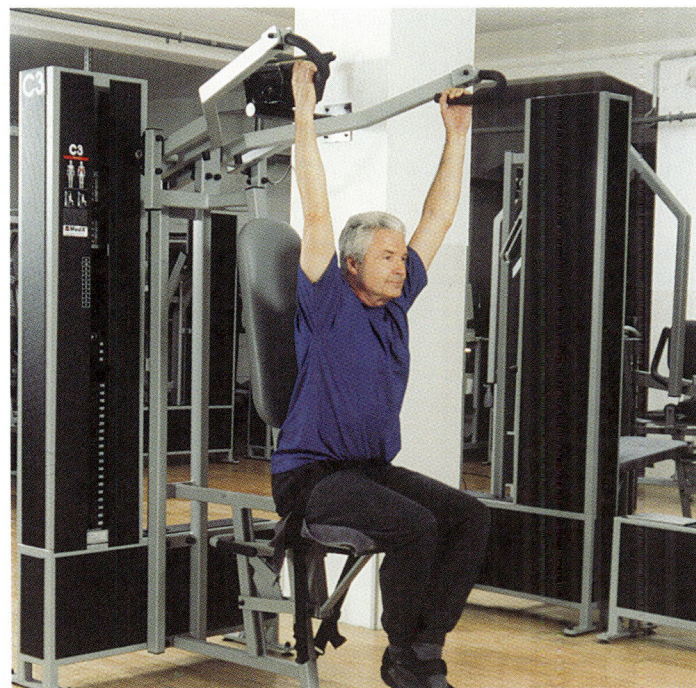

**Wichtig:**
Halten Sie den
Rücken gerade.

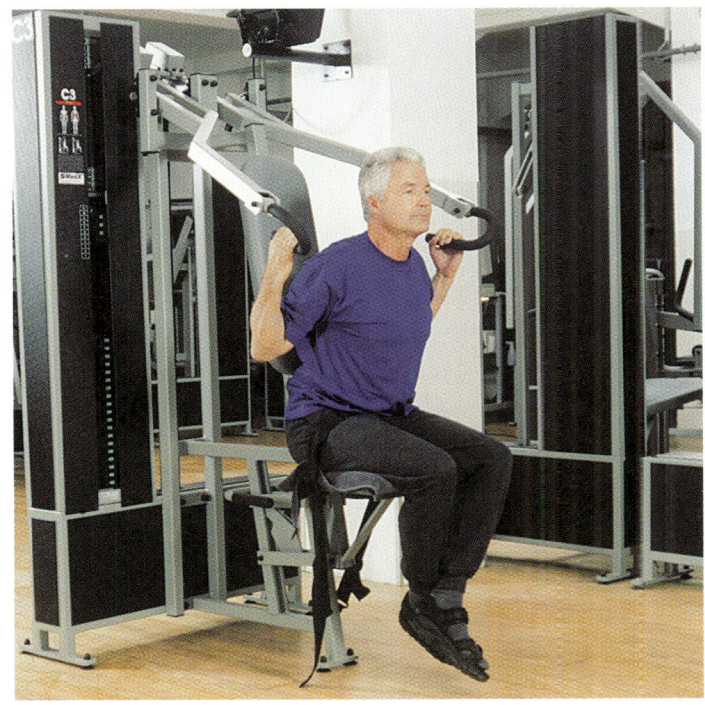

# Rudern im Schultergelenk
## (Rowing torso)

Setzen Sie sich mit dem Rücken zum Gewichtsstock. Stellen Sie das Brustpolster so ein, dass sich Ihre Schultergelenke senkrecht unter dem Drehpunkt des Cams befinden. Setzen Sie die Ellbogen in die Armpolster und halten Sie die Arme leicht gekreuzt. Drücken Sie die Arme so weit wie möglich nach hinten. Halten Sie die Oberarme parallel zum Boden. Verharren Sie kurz in dieser Position und kehren Sie dann in die Ausgangsposition zurück. Wiederholen Sie.

**Beanspruchte Muskeln:**

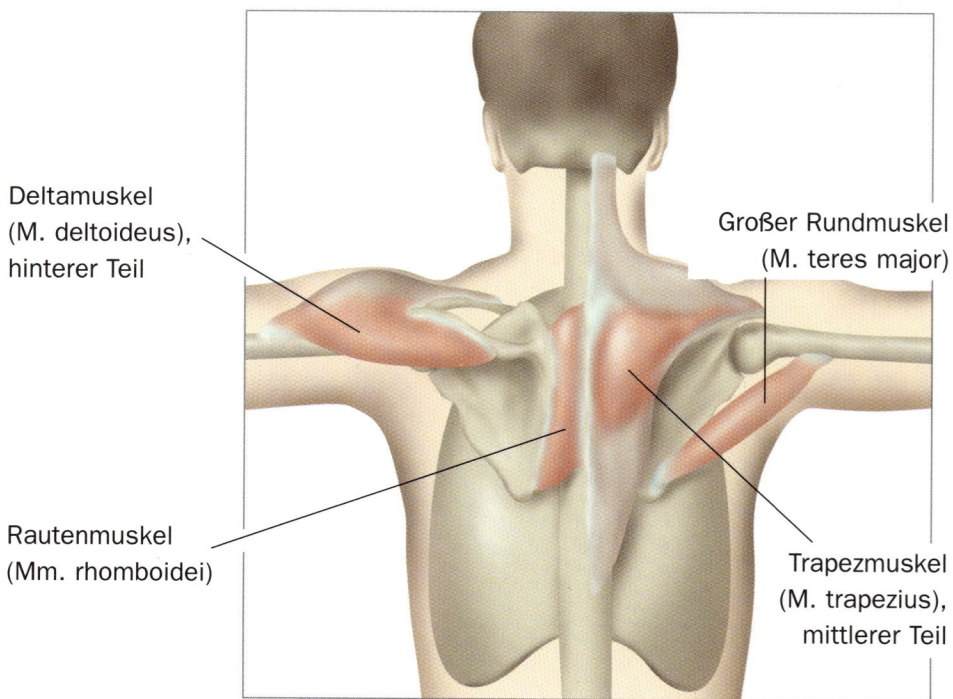

Deltamuskel
(M. deltoideus),
hinterer Teil

Großer Rundmuskel
(M. teres major)

Rautenmuskel
(Mm. rhomboidei)

Trapezmuskel
(M. trapezius),
mittlerer Teil

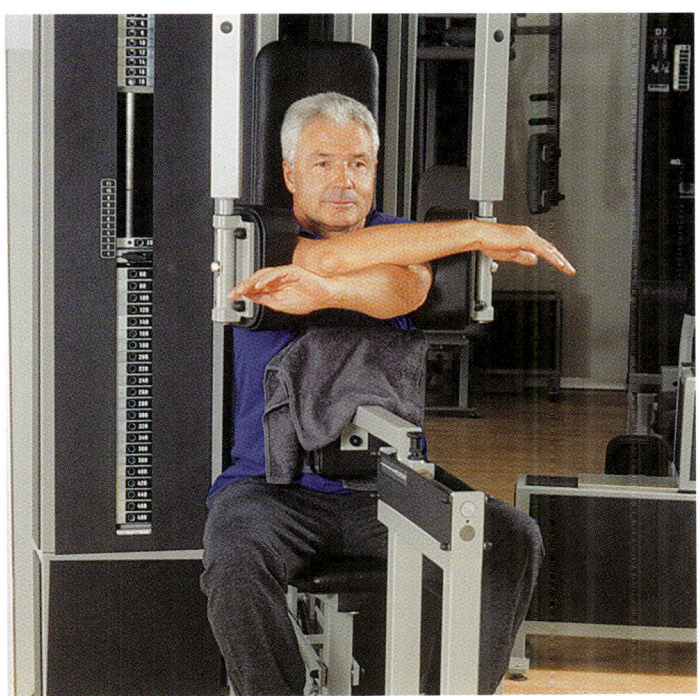

**Wichtig:**

Halten Sie die Hände leicht geöffnet. Das Brustbein muss in Kontakt mit dem Brustpolster sein.

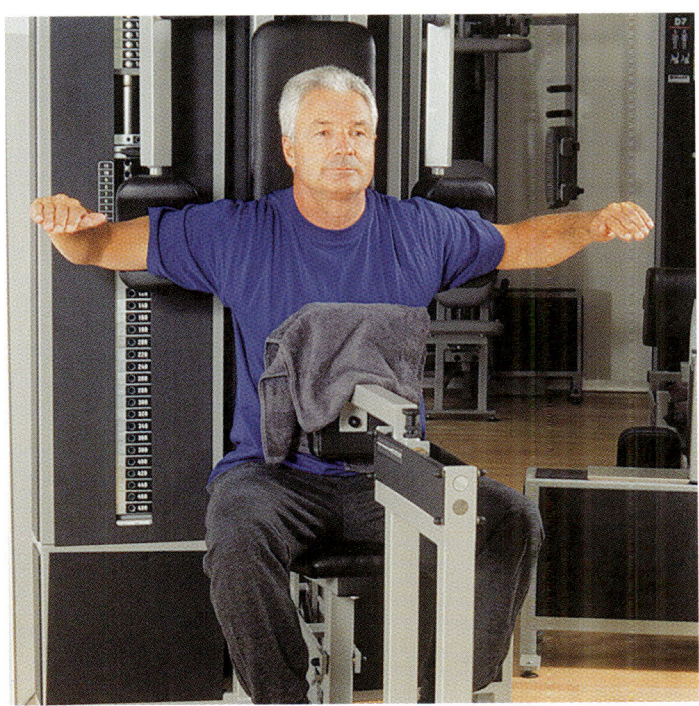

Wählen Sie Ihr Gewicht. Stellen Sie die Sitzposition so ein, dass Sie die Handgriffe noch knapp erreichen. Ziehen Sie die Ellbogen so weit wie möglich nach hinten. Kopf und Schultern bewegen sich nicht. Verharren Sie kurz in dieser Position. Gehen Sie langsam in die gedehnte Ausgangsposition zurück. Wiederholen Sie.

Halten Sie während der ganzen Übung den Kopf locker und gerade und bleiben Sie mit der Brust in stetem Kontakt mit dem Polster. Das Gewicht darf in der gedehnten Position nicht aufsetzen. Passen Sie sonst die Sitzposition an.

## Beanspruchte Muskeln:

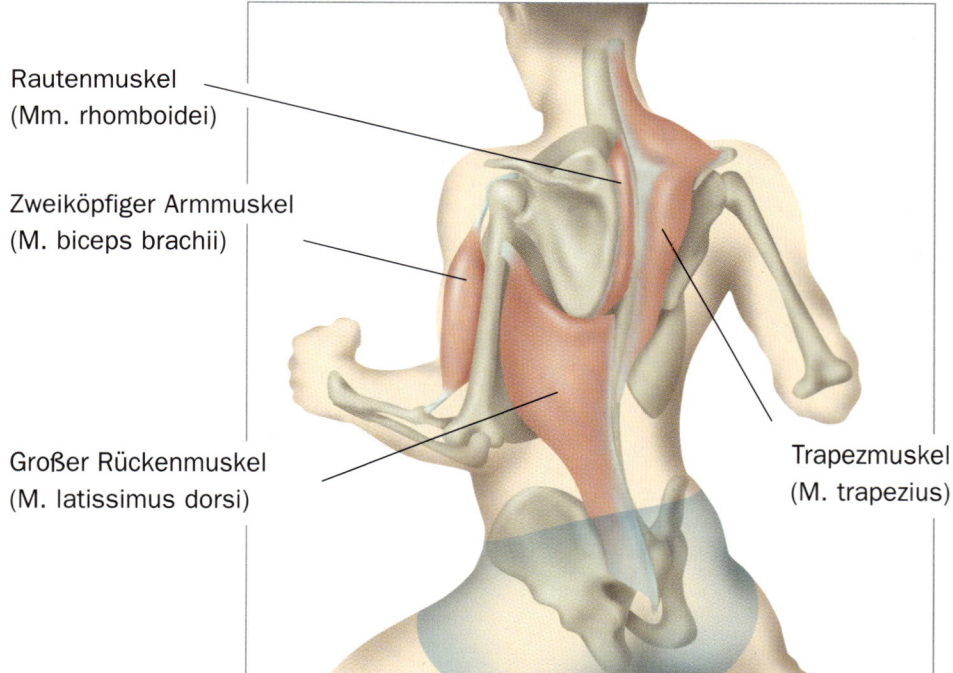

Rautenmuskel
(Mm. rhomboidei)

Zweiköpfiger Armmuskel
(M. biceps brachii)

Großer Rückenmuskel
(M. latissimus dorsi)

Trapezmuskel
(M. trapezius)

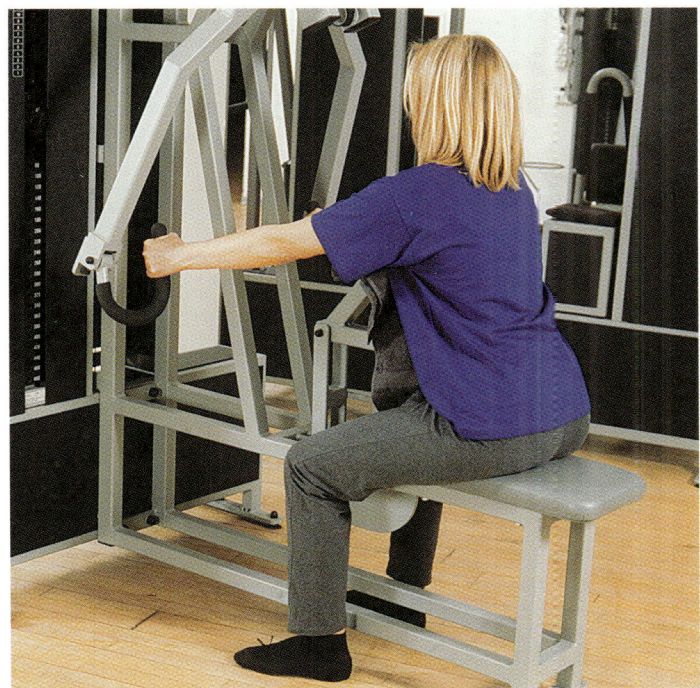

**Wichtig:**
Halten Sie Ihre
Nackenmuskeln
entspannt.

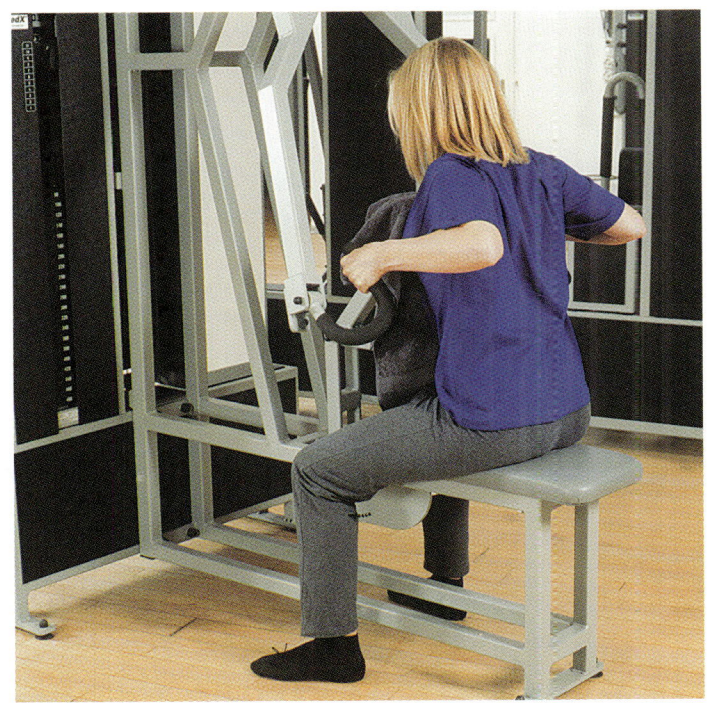

# Klimmzug vorne
## (Front chin)

Stellen Sie sich auf den obersten Tritt und verschieben Sie den Wagen so, dass Ihr Kinn knapp über der Stange liegt. Fassen Sie die Stange mit dem Handrücken gegen die Maschine. Senken Sie langsam Ihren Körper, bis Ihre Arme vollständig gestreckt sind. Ziehen Sie sich langsam wieder in die Ausgangsposition. Verharren Sie da kurz. Wiederholen Sie.

Negativ-Variante: Führen Sie lediglich den ersten Teil der Übung aus, das Herunterlassen Ihres Körpers in die gestreckte Position. Diese Bewegung sollte etwa zehn Sekunden dauern. Steigen Sie danach wieder hoch und wiederholen Sie.

**Beanspruchte Muskeln:**

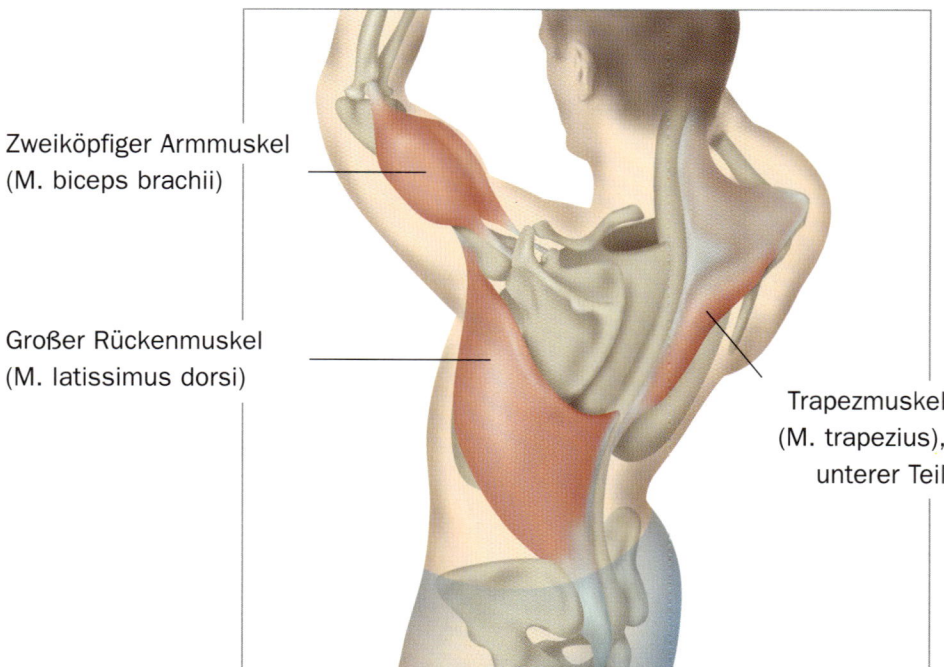

Zweiköpfiger Armmuskel
(M. biceps brachii)

Großer Rückenmuskel
(M. latissimus dorsi)

Trapezmuskel
(M. trapezius),
unterer Teil

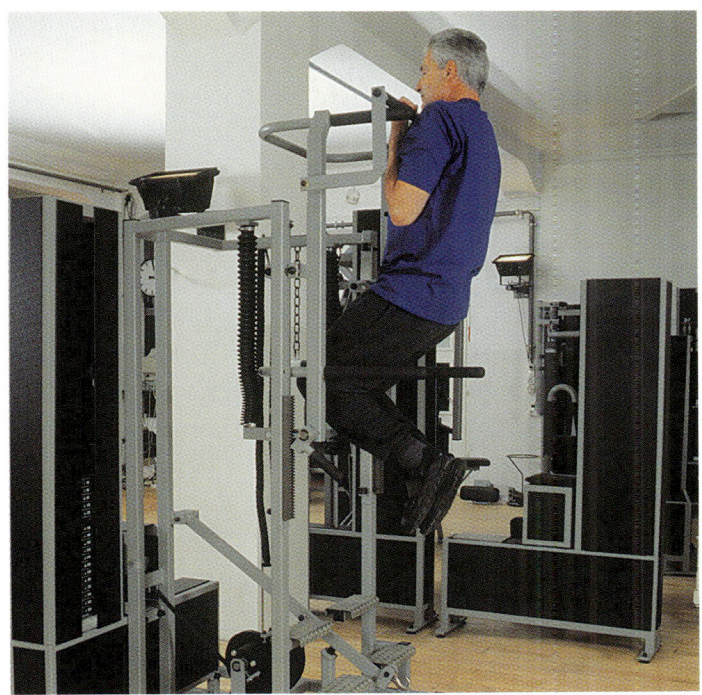

**Wichtig:**
Vermeiden Sie
jedes Schwingen
oder Strampeln.

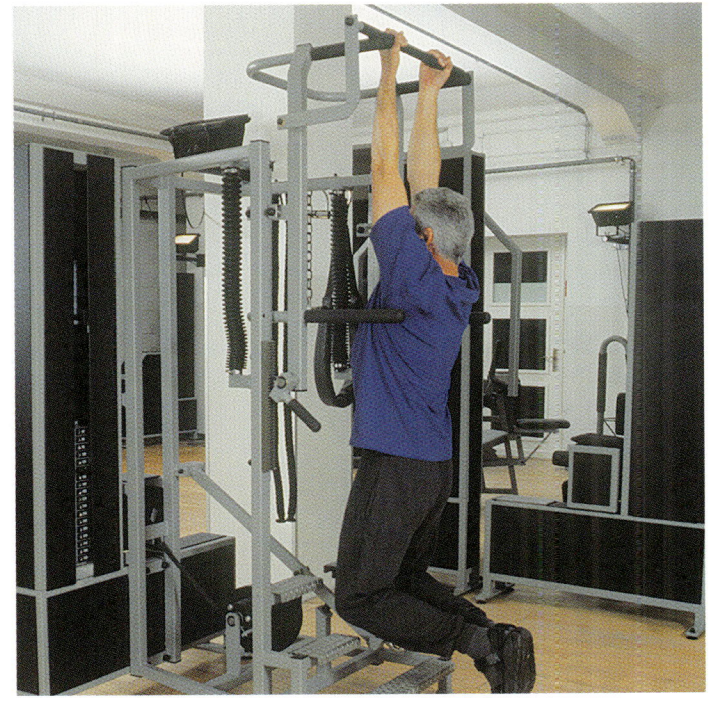

# Klimmzug seitlich
## (Parallel chin)

Kippen Sie die Querstange zurück. Stellen Sie sich auf den obersten Tritt und verschieben Sie den Wagen so, dass Ihr Kinn knapp über den seitlichen Stangen liegt. Fassen Sie die seitlichen Stangen mit dem Handrücken nach außen. Senken Sie langsam Ihren Körper (ca. vier Sekunden). Ziehen Sie sich wieder nach oben in die Ausgangsposition. Verharren Sie da kurz. Wiederholen Sie.

Negativ-Variante: Führen Sie lediglich den ersten Teil der Übung aus, das Herunterlassen Ihres Körpers in die gestreckte Position. Diese Bewegung sollte etwa zehn Sekunden dauern. Steigen Sie danach wieder hoch und wiederholen Sie.

**Beanspruchte Muskeln:**

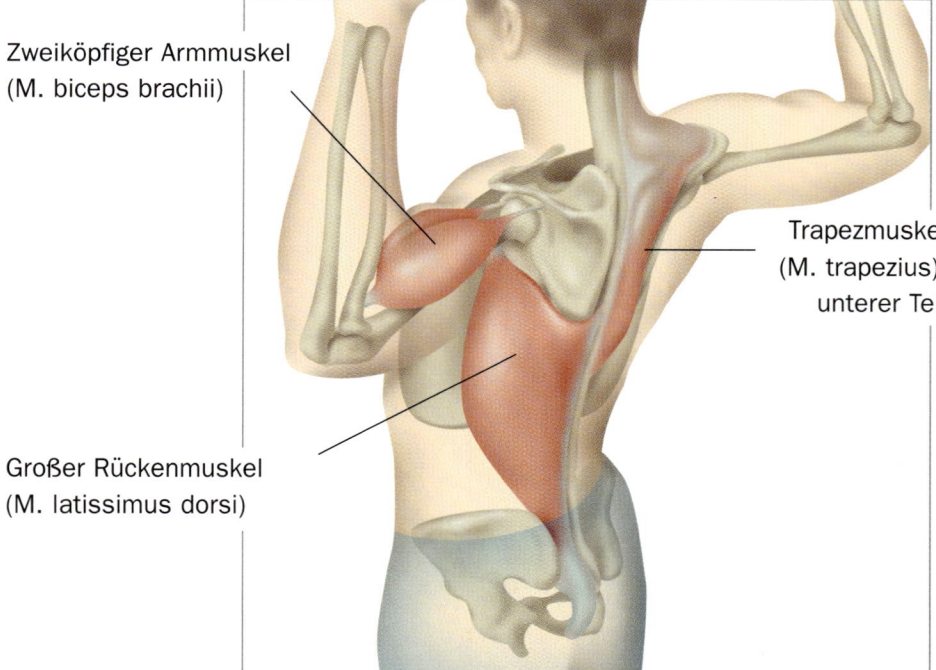

Zweiköpfiger Armmuskel
(M. biceps brachii)

Trapezmuskel
(M. trapezius),
unterer Teil

Großer Rückenmuskel
(M. latissimus dorsi)

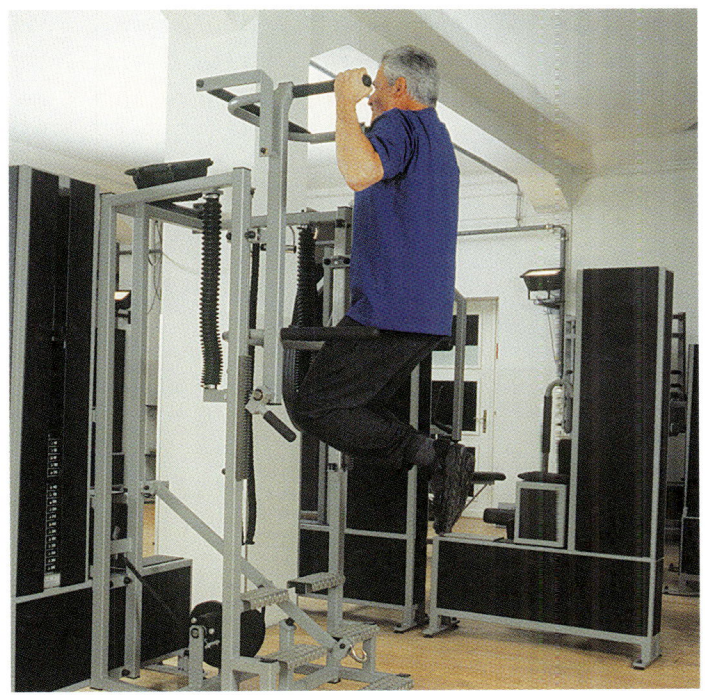

**Wichtig:**
Achten Sie darauf, dass die Ellbogen während der Übung nicht nach vorne kommen.

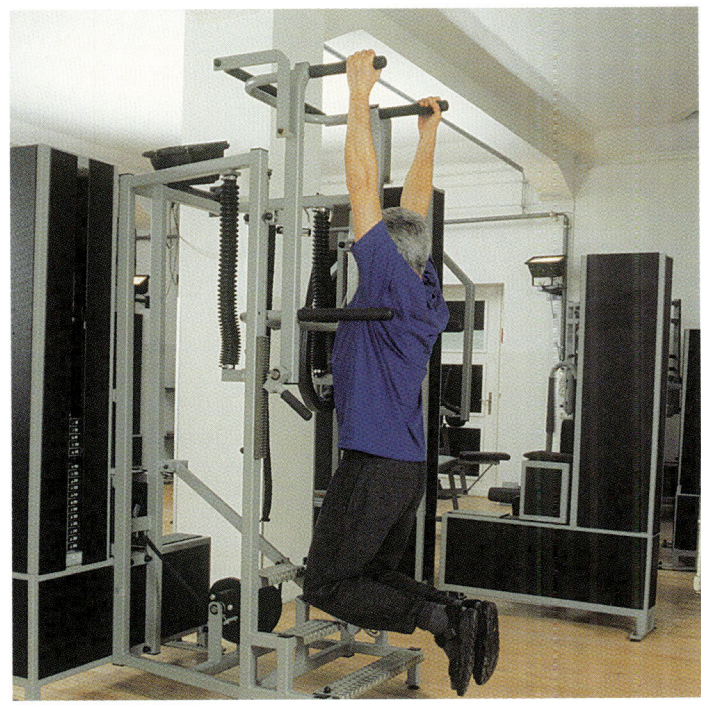

# Armkreuzen
## (Arm cross)

Wählen Sie Ihr Gewicht. Stellen Sie die Rückenlehne so ein, dass Ihre Schultergelenke genau unter den Drehpunkten der Maschine liegen. Legen Sie Ihre Unterarme an die Armpolster. Die Oberarme befinden sich parallel zum Boden. Fassen Sie die Handgriffe oder die Oberkante der Armpolster. Drücken Sie mit den Unterarmen die Hebelarme so weit nach vorne, bis sie sich berühren. Verharren Sie kurz in dieser Position. Gehen Sie langsam in die Ausgangsposition zurück. Wiederholen Sie.

**Beanspruchte Muskeln:**

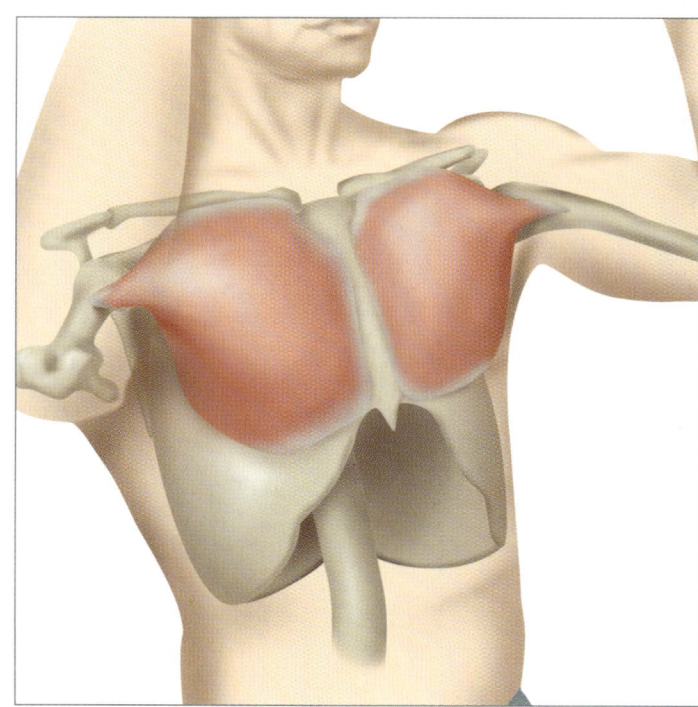

Großer
Brustmuskel
(M. pectoralis
major)

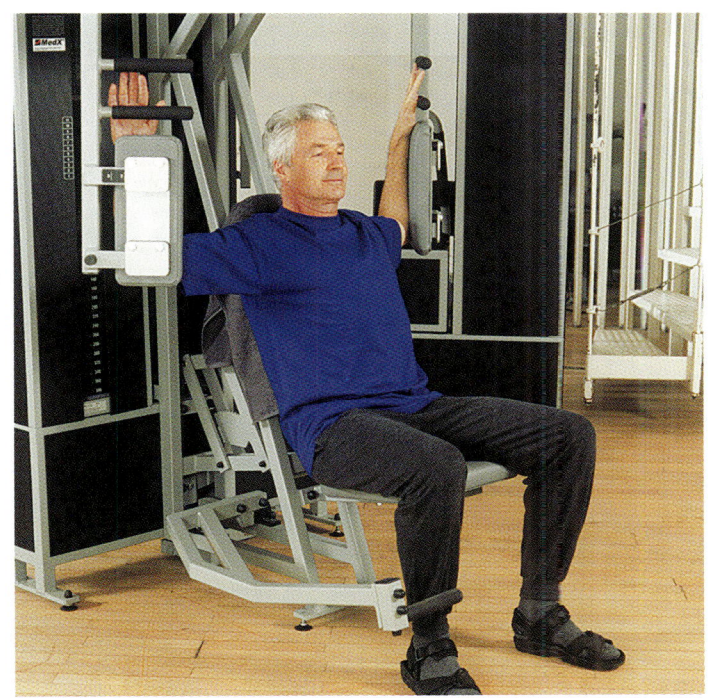

**Wichtig:**
Machen Sie kein
Hohlkreuz.

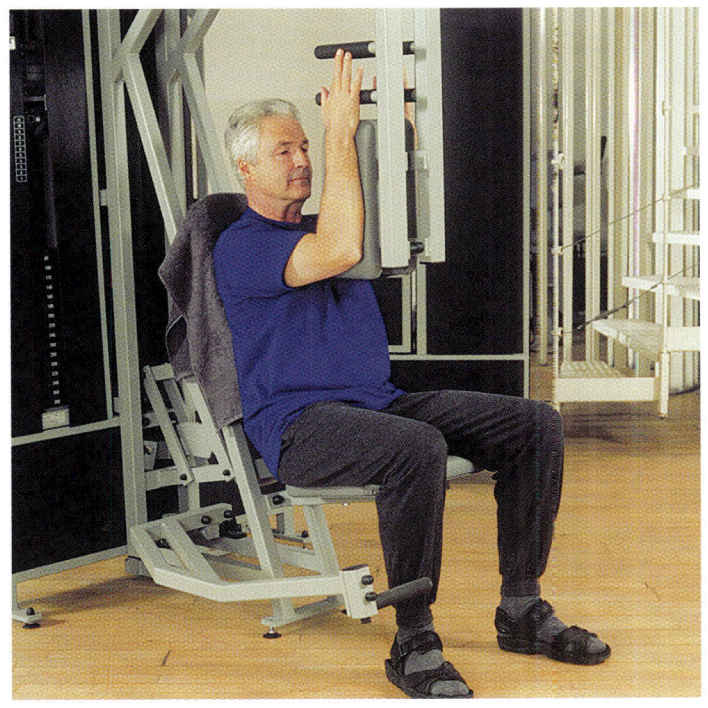

# Brustdrücken
## (Chest press)

Wählen Sie Ihr Gewicht. Stellen Sie die Sitzhöhe so ein, dass sich Ihre Hände in der Ausgangsposition auf Höhe Ihrer Achselhöhlen befinden. Stellen Sie die Rückenlehne so ein, dass sich bei gestreckten Armen die Handgriffe berühren. Fassen Sie die Handgriffe so, dass Ihre gestreckten Arme ungefähr im rechten Winkel zu Ihrer Körperachse stehen. Drücken Sie nach vorne. Strecken Sie die Arme aber nicht vollständig durch. Verharren Sie kurz in dieser Position. Gehen Sie langsam in die Ausgangsposition zurück. Wiederholen Sie.

## Beanspruchte Muskeln:

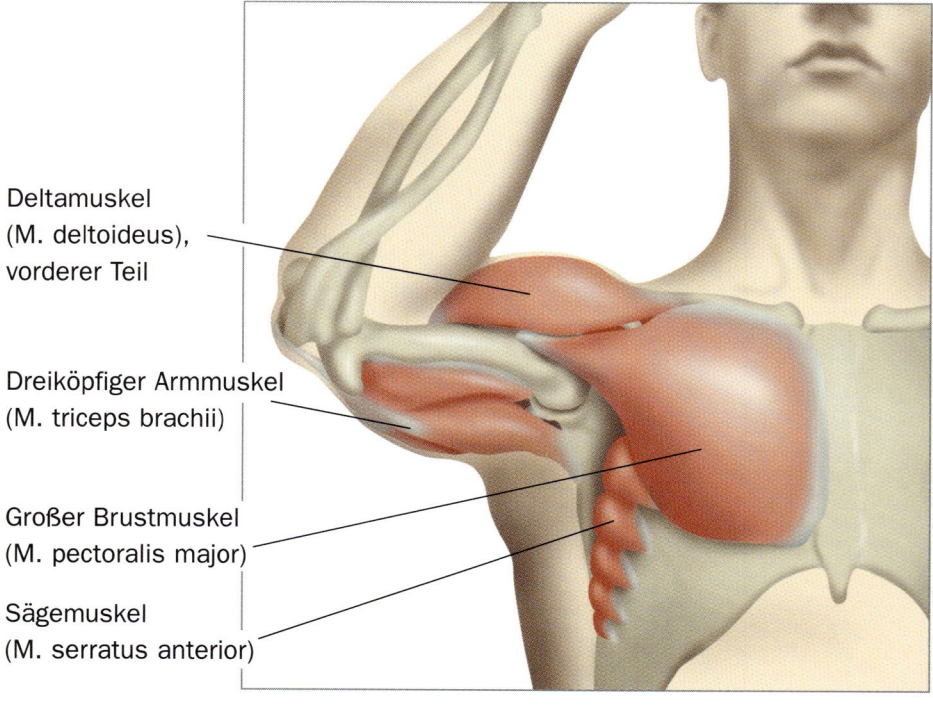

Deltamuskel
(M. deltoideus),
vorderer Teil

Dreiköpfiger Armmuskel
(M. triceps brachii)

Großer Brustmuskel
(M. pectoralis major)

Sägemuskel
(M. serratus anterior)

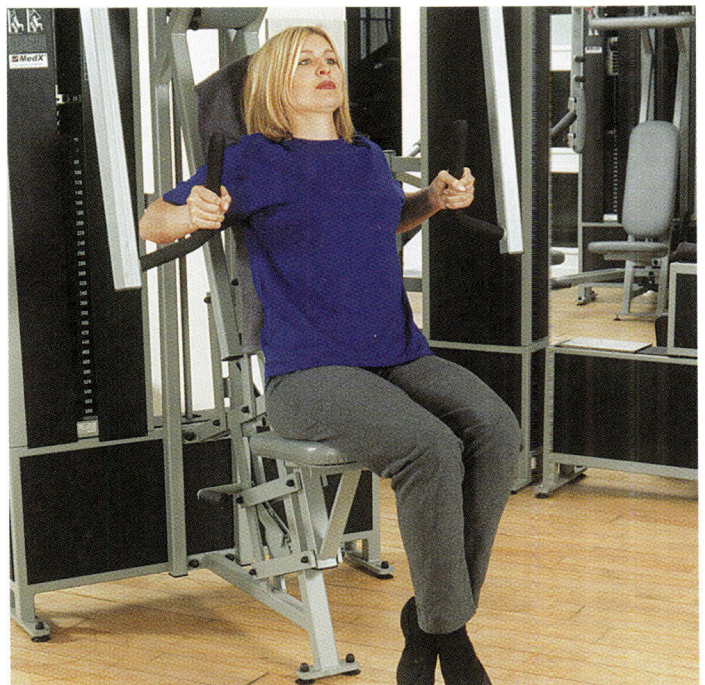

**Wichtig:**
Vermeiden Sie ein
Hohlkreuz und
bleiben Sie mit
Rücken und Kopf
am Polster.

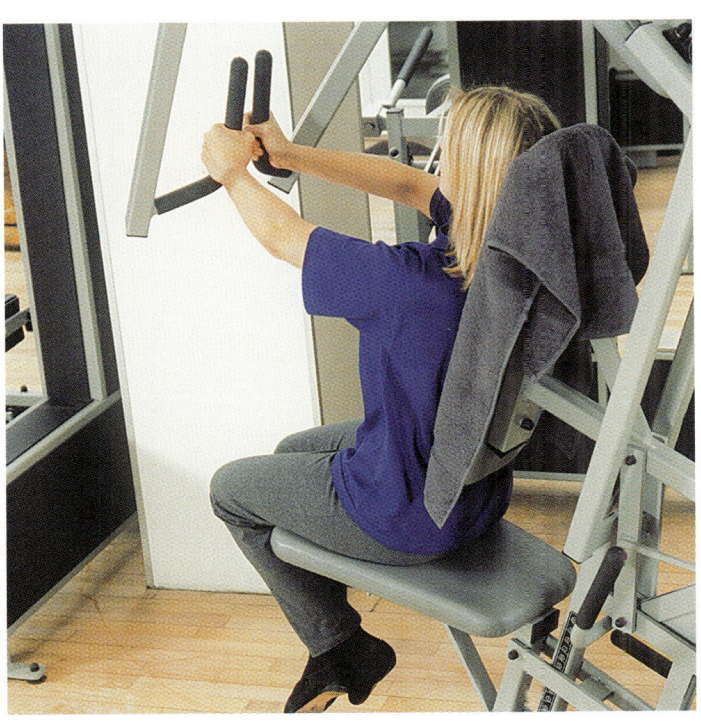

# D7 Barrenstütz sitzend
## (Seated dip)

Wählen Sie Ihr Gewicht. Stellen Sie die Sitzhöhe so ein, dass Sie die Handgriffe noch knapp von oben erreichen. Gurten Sie sich an und fassen Sie die Handgriffe. Lehnen Sie sich leicht nach vorne. Drücken Sie nach unten. Behalten Sie dabei die Ellbogen stets nach außen gerichtet. Stoppen Sie die Bewegung, bevor die Ellbogen vollständig gestreckt sind. Lassen Sie die Arme langsam in die Ausgangsposition zurück. Wiederholen Sie.

## Beanspruchte Muskeln:

Trapezmuskel
(M. trapezius),
unterer Teil

Dreiköpfiger Armmuskel
(M. triceps brachii)

Sägemuskel
(M. serratus anterior)

Deltamuskel
(M. deltoideus),
vorderer Teil

Grosser Brustmuskel
(M. pectoralis major)

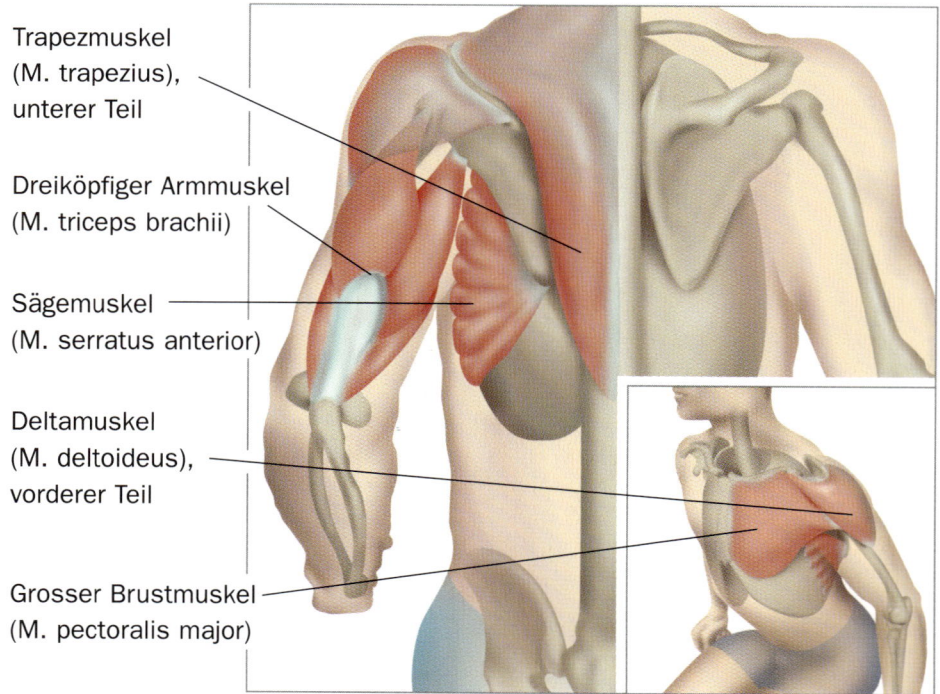

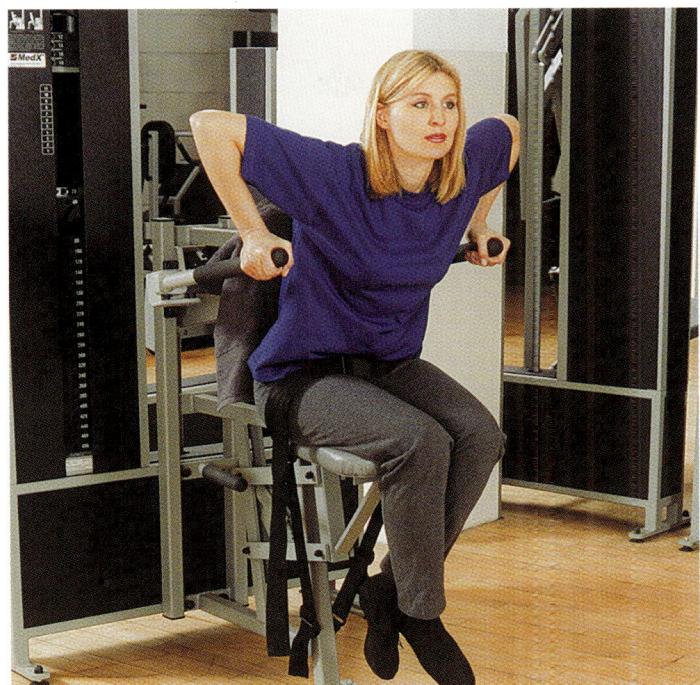

**Wichtig:**
Achten Sie darauf, dass die Ellbogen nicht nach hinten ausweichen.

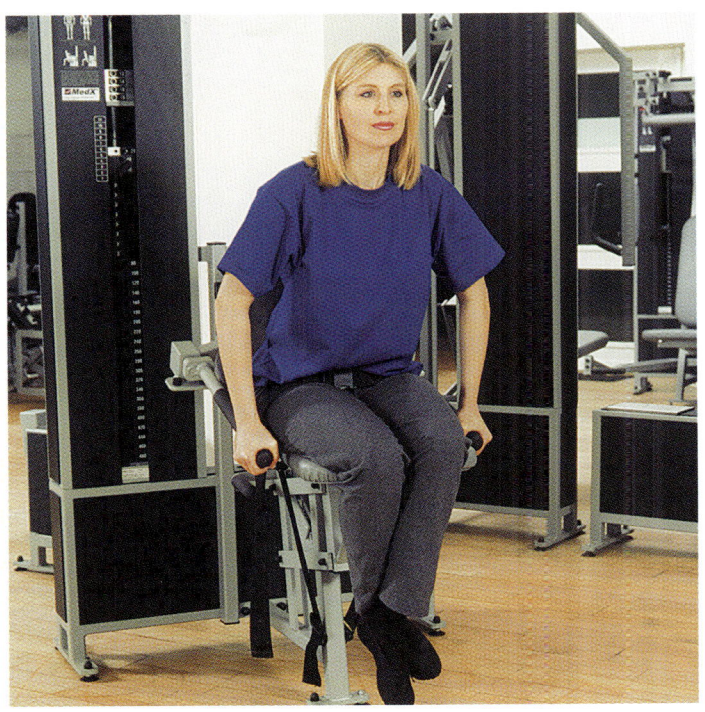

# Barrenstütz
## (Dip)

Stellen Sie den Wagen so hoch, dass Sie ausreichend Tiefe für die Dehnung haben. Stellen Sie sich auf den obersten Tritt. Strecken Sie die Arme durch und winkeln Sie die Unterschenkel an. Senken Sie sich langsam (ca. vier Sekunden), indem Sie die Arme beugen, bis Sie die Position vollständiger Dehnung erreicht haben. Bringen Sie Ihren Körper wieder in die Ausgangsposition, ohne mit den Füßen abzustützen. Strecken Sie aber die Ellbogen nicht vollständig durch. Verharren Sie kurz in dieser Position. Wiederholen Sie.

Negativ-Variante: Führen Sie lediglich den ersten Teil der Übung aus, das Herunterlassen Ihres Körpers in die gedehnte Position. Diese Bewegung sollte etwa zehn Sekunden dauern. Steigen Sie danach wieder hoch und wiederholen Sie.

## Beanspruchte Muskeln:

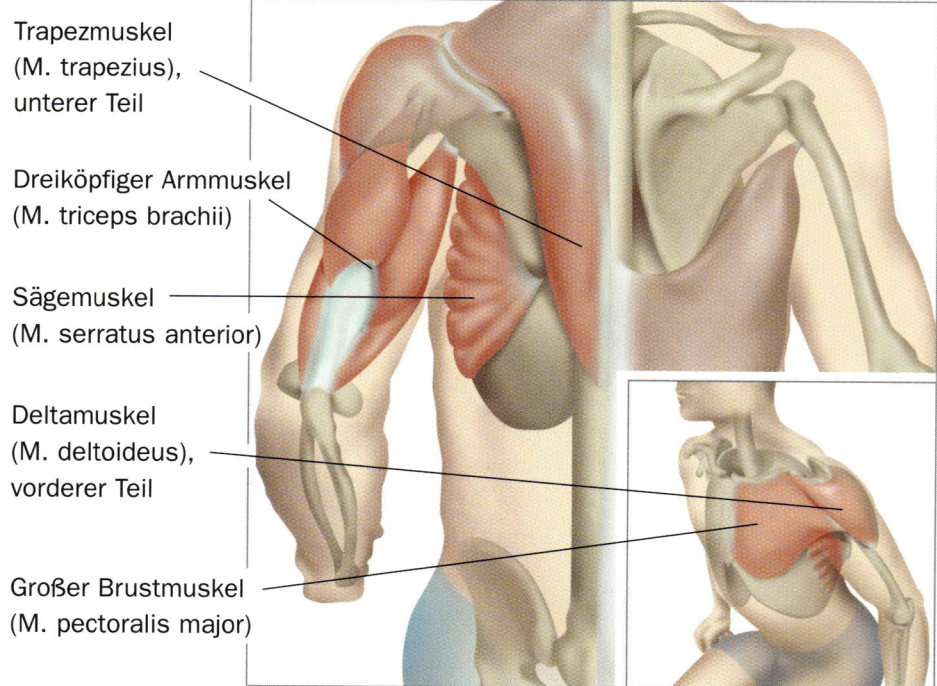

Trapezmuskel
(M. trapezius),
unterer Teil

Dreiköpfiger Armmuskel
(M. triceps brachii)

Sägemuskel
(M. serratus anterior)

Deltamuskel
(M. deltoideus),
vorderer Teil

Großer Brustmuskel
(M. pectoralis major)

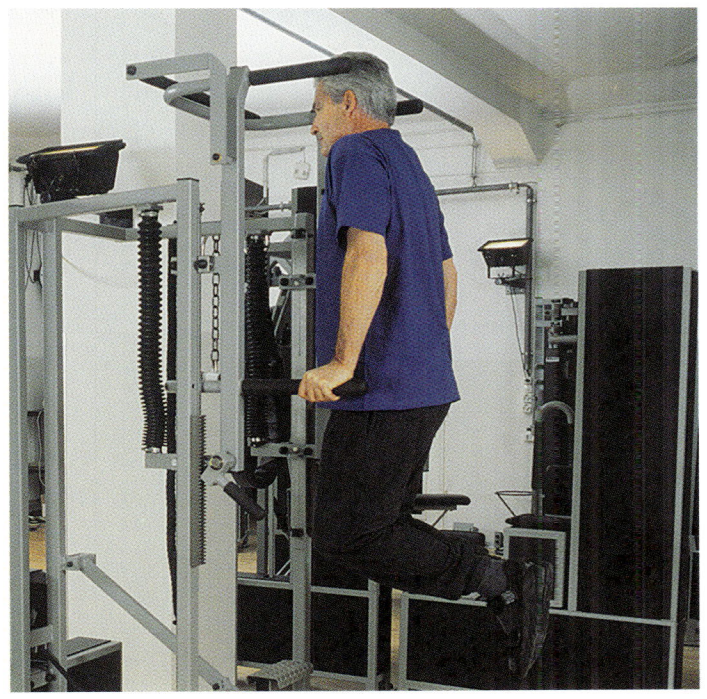

**Wichtig:**
Achten Sie darauf,
dass die Ellbogen
nicht nach hinten
ausweichen.

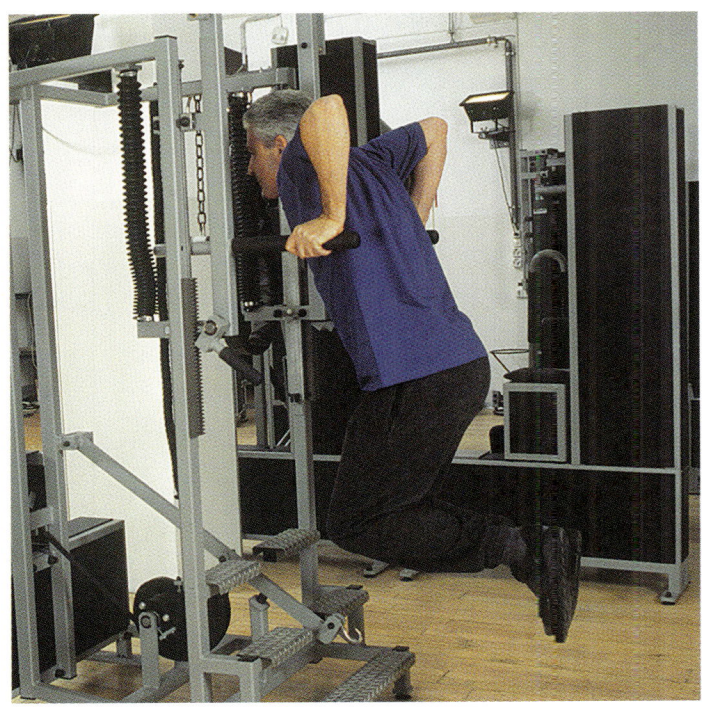

# Nackendrücken
## (Neck press)

Wählen Sie Ihr Gewicht. Stellen Sie die den Sitz möglichst hoch, jedoch so, dass Sie die quer stehenden Griffe noch fassen können. Gurten Sie sich an. Drücken Sie nach oben, ohne die Ellbogen ganz durchzudrücken. Verharren Sie kurz in dieser Position. Gehen Sie langsam in die Ausgangsposition zurück. Wiederholen Sie.

## Beanspruchte Muskeln:

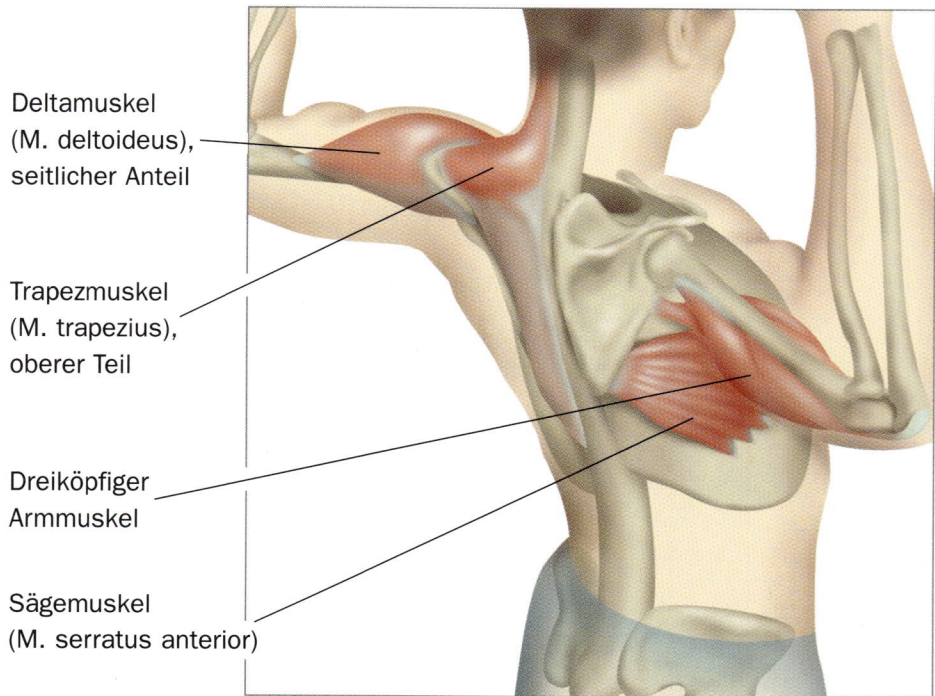

Deltamuskel
(M. deltoideus),
seitlicher Anteil

Trapezmuskel
(M. trapezius),
oberer Teil

Dreiköpfiger
Armmuskel

Sägemuskel
(M. serratus anterior)

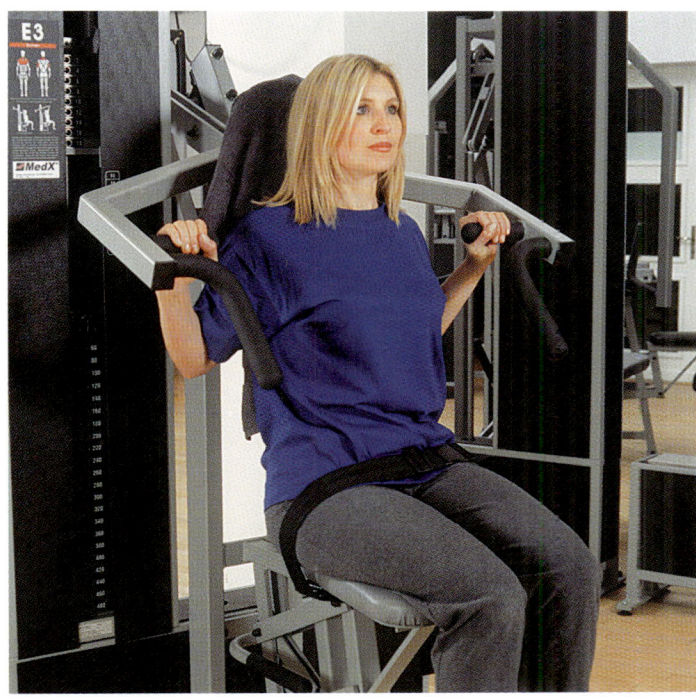

**Wichtig:**
Halten Sie den
Rücken gerade.

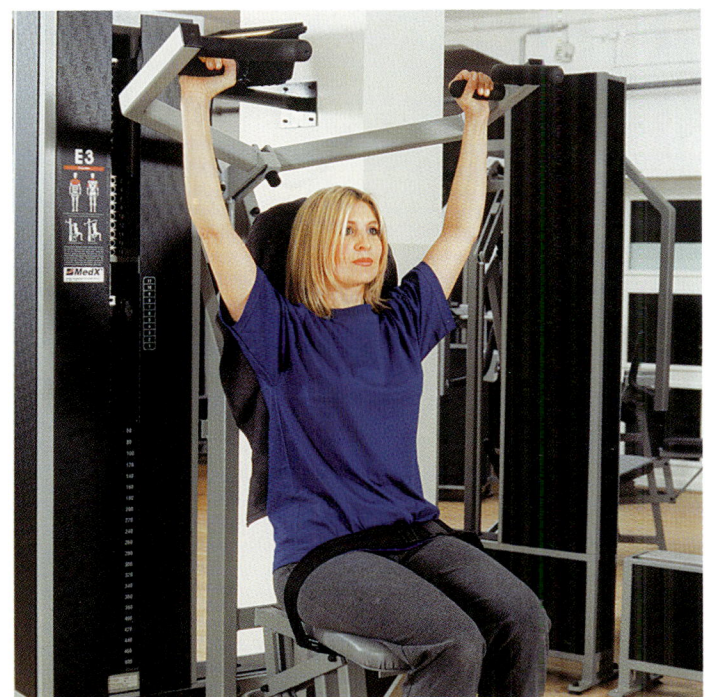

# Seitheben
## (Lateral raise)

Wählen Sie Ihr Gewicht. Stellen Sie die Sitzhöhe so ein, dass sich das Schultergelenk 3 cm unter dem Drehpunkt der Maschine befindet. Kleinere Personen können das Rückenpolster in die vordere Position bringen. Fassen Sie die Handgriffe so, dass Ihre Ellbogen auf den Polstern aufliegen. Drücken Sie mit den Ellbogen die Polster seitlich nach oben. Verharren Sie kurz in dieser Position. Gehen Sie langsam in die Ausgangsposition zurück. Wiederholen Sie. Die Winkelstellung der Bewegungsarme kann variiert werden. Je weiter die Winkelstellung geöffnet ist, umso geringer ist die Belastung auf das Schultergelenk und umso größer ist die Bewegungsamplitude. Bei engster Winkelstellung sollten die Oberarme die Horizontale nicht überschreiten.

**Beanspruchte Muskeln:**

Trapezmuskel
(M. trapezius), oberer Teil

Deltamuskel
(M. deltoideus)

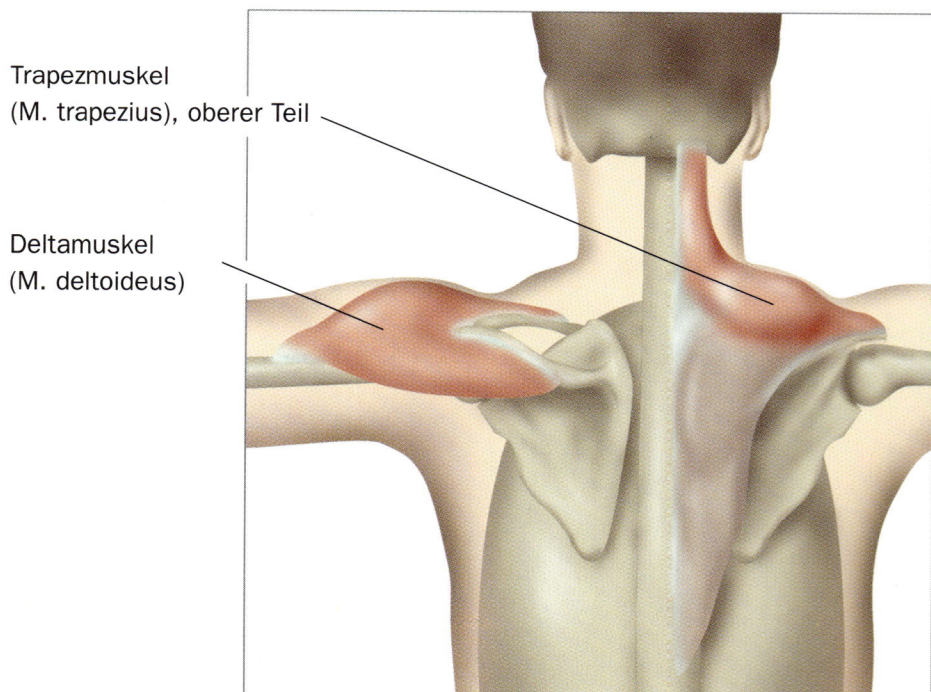

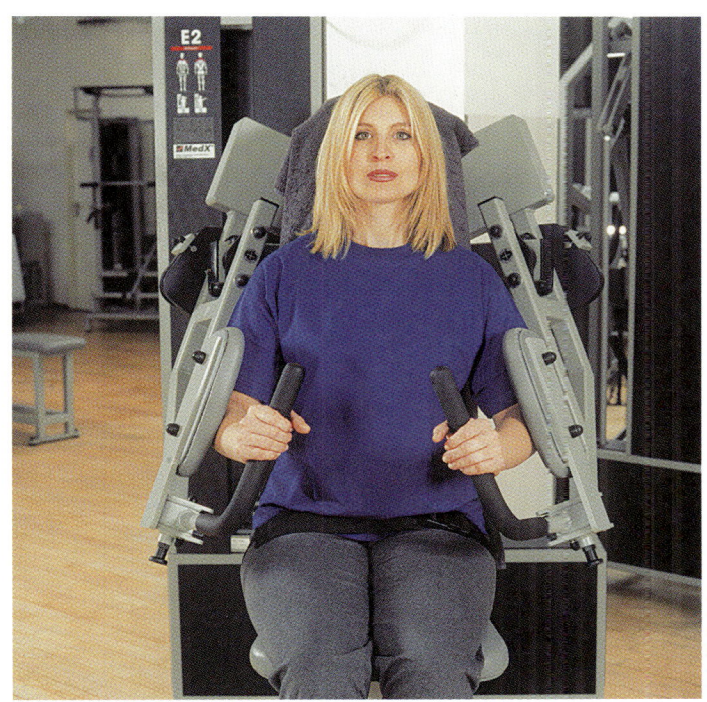

**Wichtig:**

Gehen Sie nur
so weit in die
Ausgangsposition
zurück, dass das
Gewicht nicht
aufsetzt und die
Spannung auf dem
Muskel bleibt.

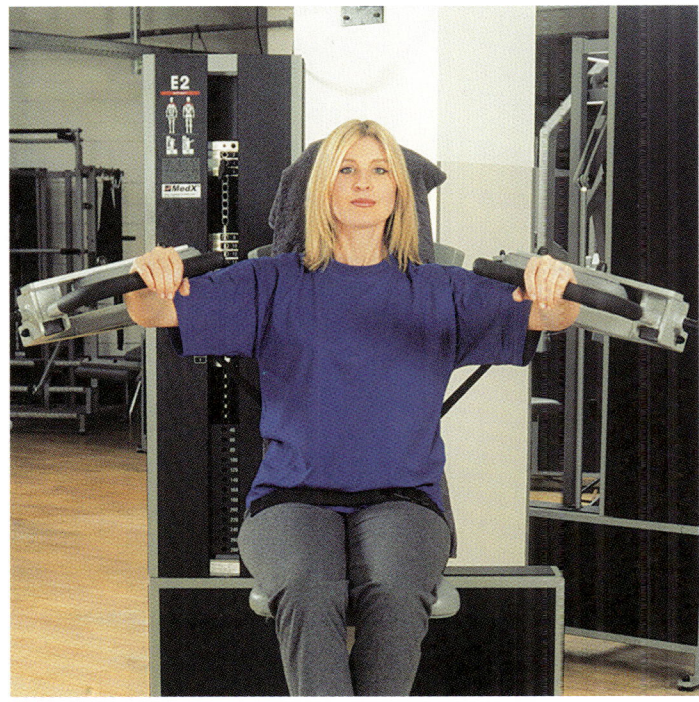

# Drücken
## (Overhead press)

Wählen Sie Ihr Gewicht. Stellen Sie die den Sitz möglichst hoch, jedoch so, dass Sie die Griffe noch fassen können. Gurten Sie sich an. Drücken Sie nach oben, ohne die Arme ganz durchzudrücken. Verharren Sie kurz in dieser Position. Gehen Sie langsam in die Ausgangsposition zurück. Wiederholen Sie.

## Beanspruchte Muskeln:

Trapezmuskel
(M. trapezius),
oberer Teil

Sägemuskel
(M. serratus anterior)

Deltamuskel
(M. deltoideus),
vorderer Anteil

Brustmuskel
(M. pectoralis major)

Dreiköpfiger Armmuskel
(M. triceps brachii)

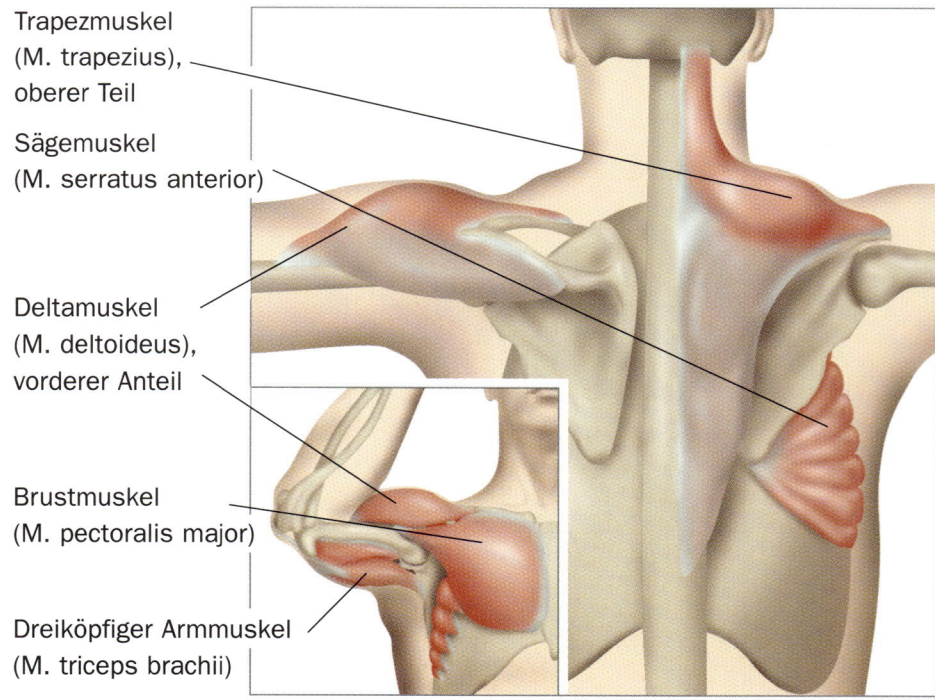

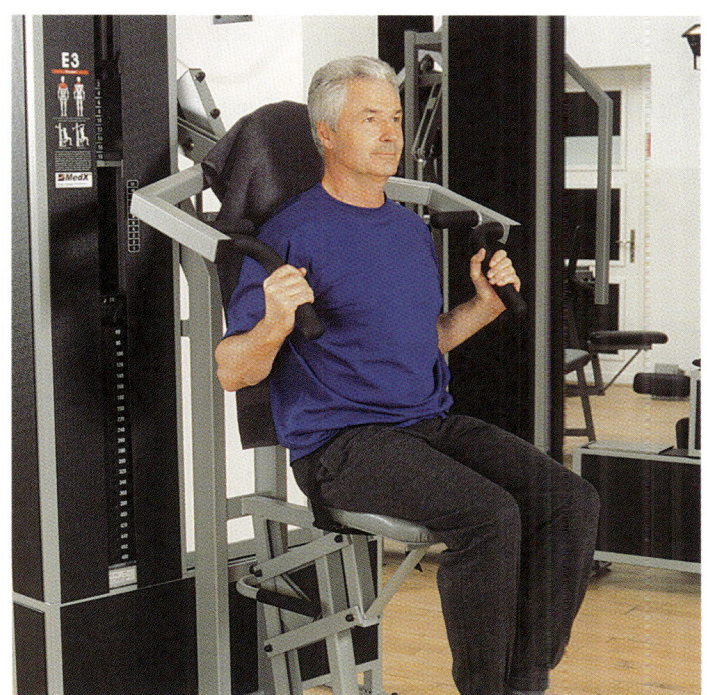

**Wichtig:**
Halten Sie den
Rücken gerade.

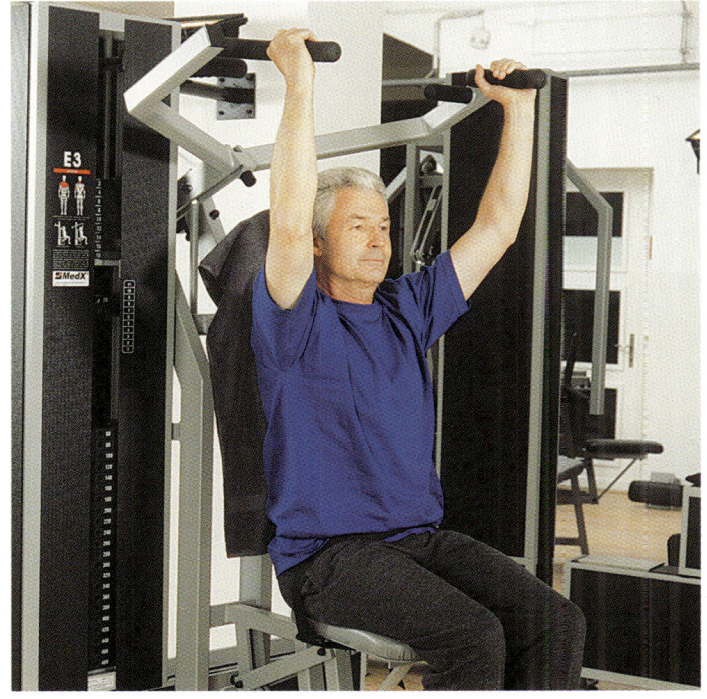

# Schulterdrehung nach innen
## (Internal rotation)

Stellen Sie die Sitzhöhe so ein, dass Sie Ihren Oberarm horizontal in das Polster legen können. Drehen Sie den Griffbügel so, dass er zum Polster zeigt. Fassen Sie den Handgriff. Ihr Unterarm sollte in einem rechten Winkel zum Oberarm stehen. Der Handrücken befindet sich etwas weiter hinten als Ihre Ohren. Fassen Sie mit der anderen Hand den unteren Handgriff. Drehen Sie nun den Arm nach vorne unten. Verharren Sie kurz in der tiefsten Position. Drehen Sie den Arm zurück in die Ausgangsposition. Wiederholen Sie.

**Beanspruchte Muskeln:**

Schulterblattmuskel
(M. subscapularis)

Großer Rundmuskel
(M. teres major)

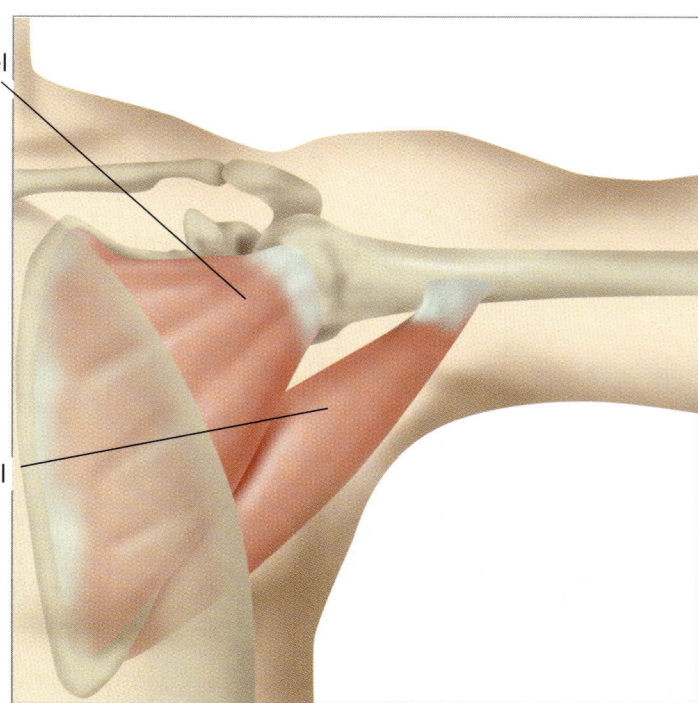

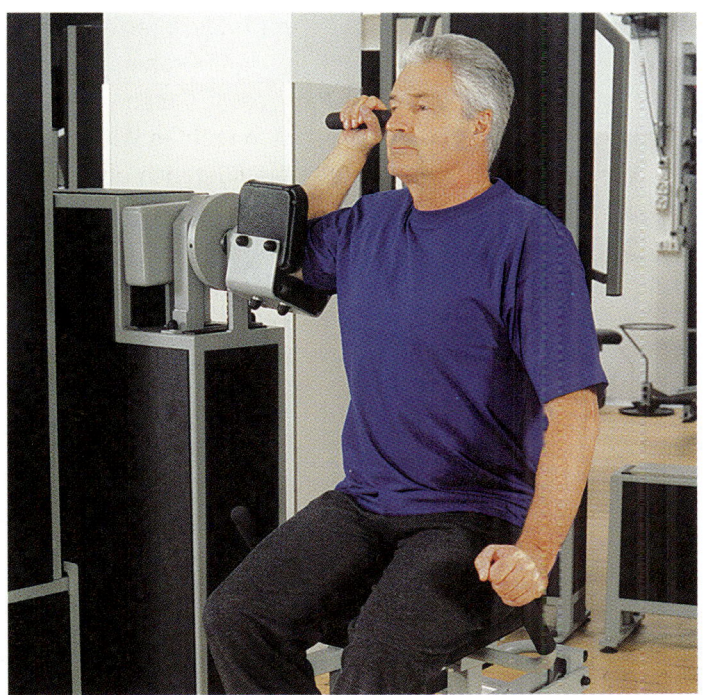

**Wichtig:**
Heben Sie die
Schulter während
der Übung nicht an
und bleiben Sie
mit beiden
Schultern am
Rückenpolster.

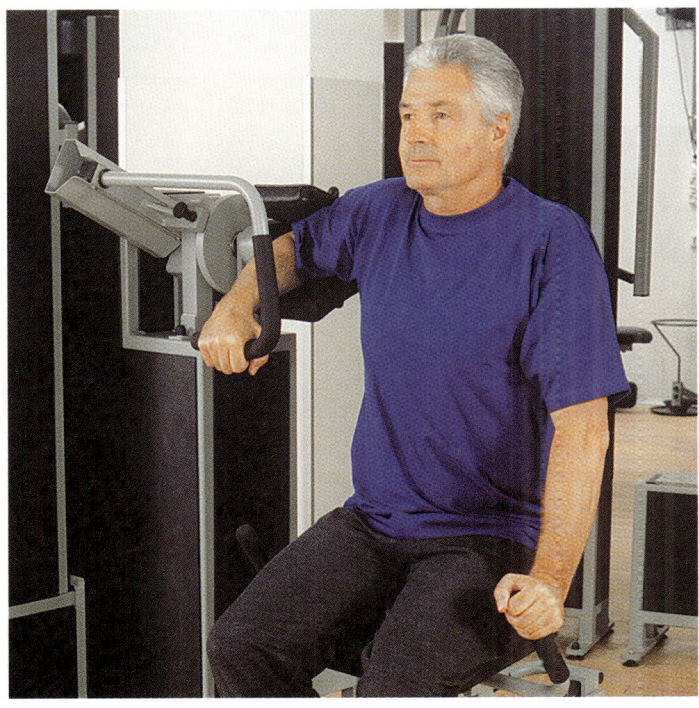

# Schulterdrehung nach außen
## (External rotation)

Stellen Sie die Sitzhöhe so ein, dass Sie Ihren Oberarm horizontal in das Polster legen können. Drehen Sie den Griffbügel so, dass er zum Polster zeigt. Fassen Sie den Handgriff. Ihr Unterarm sollte in einem rechten Winkel zum Oberarm stehen. Ihre Hand sollte sich etwas unterhalb Ihrer Brust befinden, mit dem Handrücken nach oben. Mit der freien Hand fassen Sie den unteren Handgriff. Drehen Sie nun den Arm nach oben rückwärts. Verharren Sie in der höchsten Position. Drehen Sie den Arm langsam in die Ausgangsposition zurück. Wiederholen Sie.

**Beanspruchte Muskeln:**

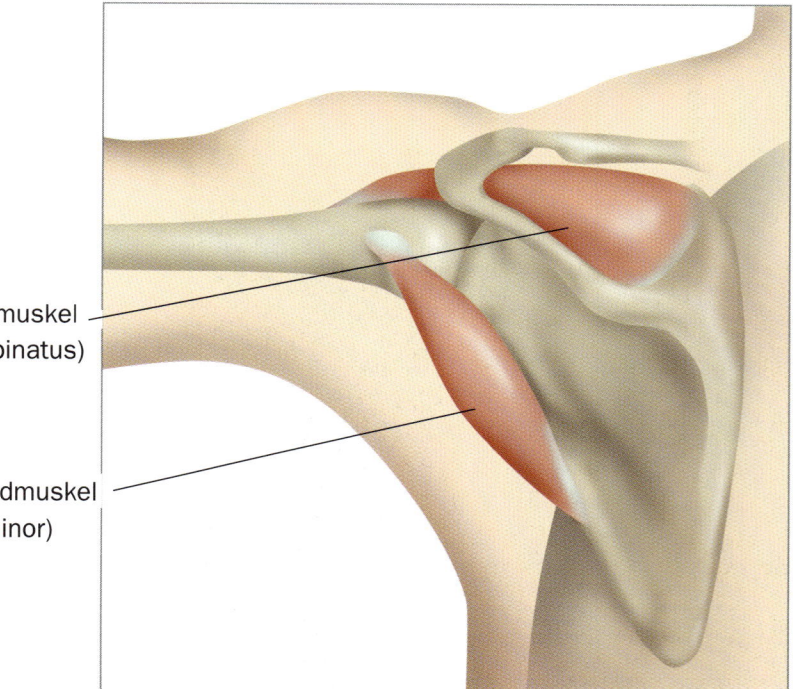

Obergrätenmuskel
(M. supraspinatus)

Kleiner Rundmuskel
(M. teres minor)

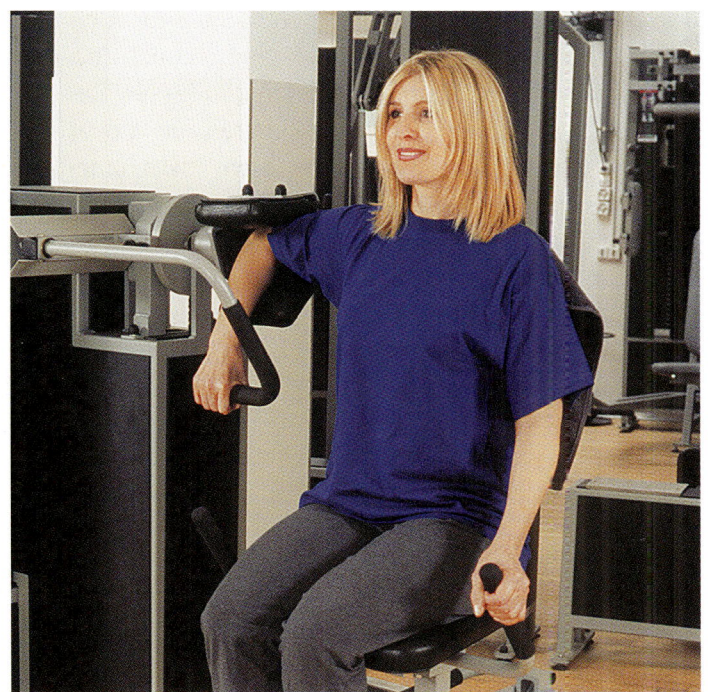

**Wichtig:**
Achten Sie auf
einen sanften
Start aus der
Ausgangsposition
und auf eine sehr
sorgfältige, langsa-
me Ausführung.

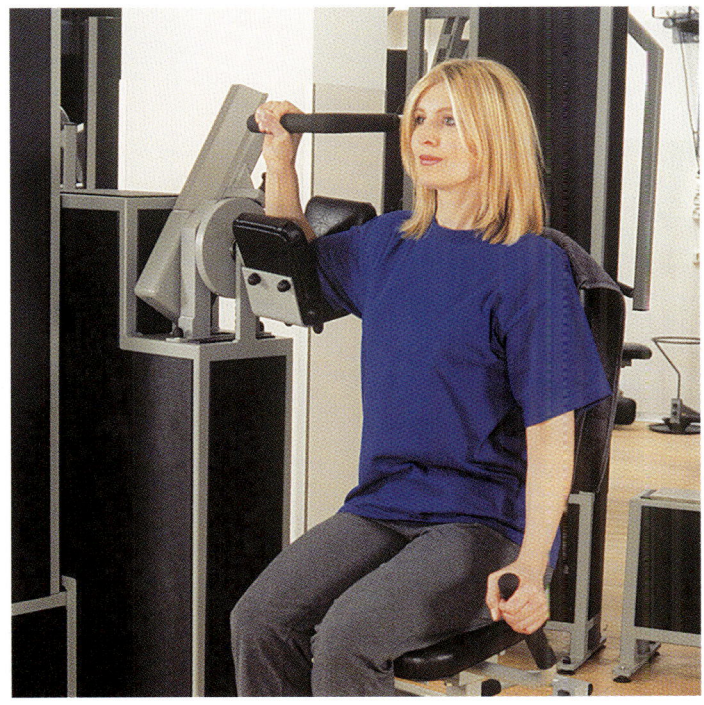

# Rumpfdrehung
## (Rotary torso)

Setzen Sie sich in die Maschine. Stellen Sie Ihr Gewicht ein. Stellen Sie mit der linken Hand die Fußposition ein, indem Sie mit dem rechten Fuß die Verankerung lösen und, nachdem Sie die richtige Einstellung gefunden haben, wieder einrasten. Positionieren Sie Ihre Füße so auf dem Fußbrett, dass die Unterschenkel satt auf dem Polster aufliegen. Haken Sie den rechten Ellbogen hinter die Polsterrolle, heben Sie mit der linken Hand den Fixierhebel über Ihren Kopf. Drehen Sie Ihren Oberkörper so weit wie möglich nach links und lassen Sie den Fixierhebel wieder einrasten. Haken Sie den linken Ellbogen ebenfalls hinter der Polsterrolle ein. Drehen Sie den Oberkörper langsam nach rechts. Verharren Sie in der Endposition. Bewegen Sie den Oberkörper wieder in die Ausgangsposition zurück. Wiederholen Sie.

Zum Training der Antagonisten drehen Sie den Oberkörper in die Ausgangsstellung, bis das Gewicht aufsetzt. Lösen Sie den Fixierhebel und drehen Sie den Oberkörper im Leerlauf auf die entgegengesetzte Seite, wo Sie den Fixierhebel einrasten lassen.

**Beanspruchte Muskeln:**

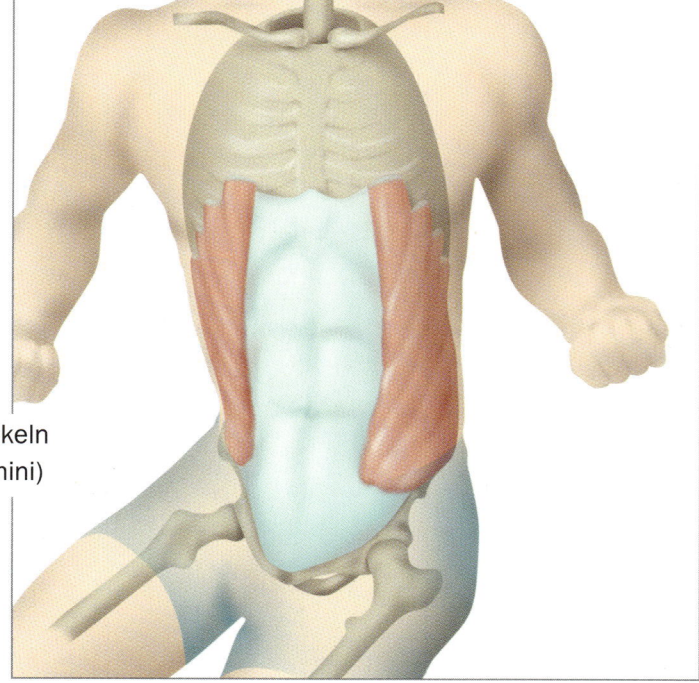

Schräge Bauchmuskeln
(Mm. obliqui abdomini)

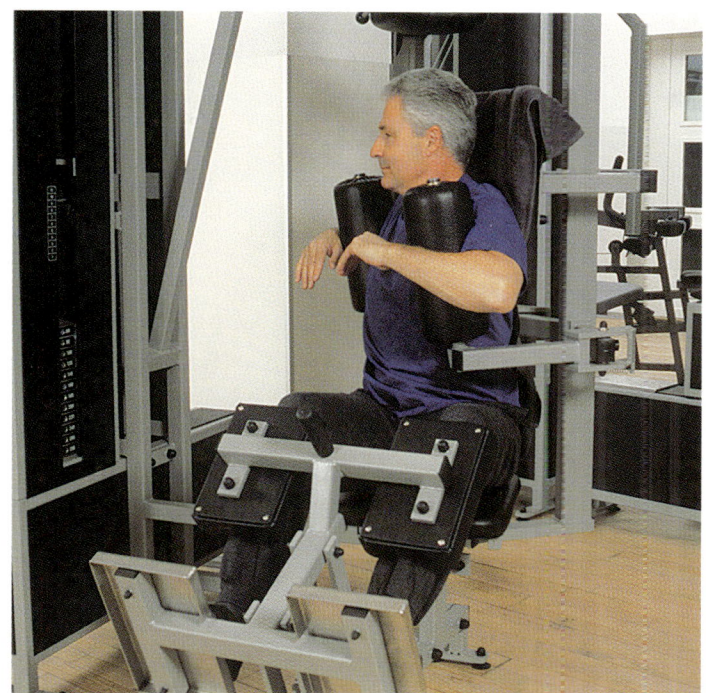

**Wichtig:**
Halten Sie den
Oberkörper
während der
ganzen Übung
gerade und die
Fußstellung
unverändert.

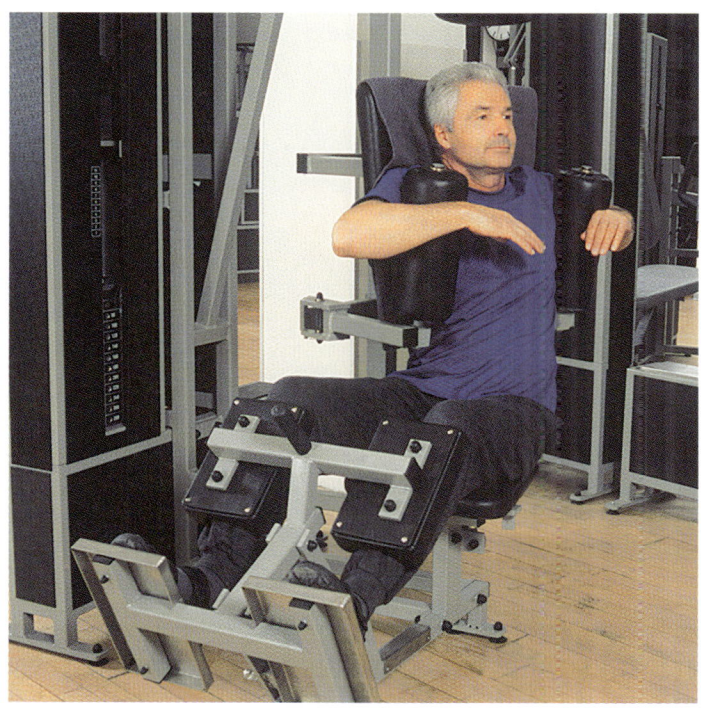

# Bauchflexion
## (Abdominal)

Setzen Sie sich in die Maschine. Wählen Sie Ihr Gewicht. Stellen Sie die Mechanik zum Spreizen der Beine so weit wie möglich ein. Fassen Sie die Polsterrolle über Ihrem Kopf und ziehen Sie sie vor die Brust. Legen Sie die Oberarme darauf, die Hände seitlich von Ihrem Kopf. Krümmen Sie den Oberkörper auf der Höhe des Bauchnabels nach vorne. Achten Sie darauf, dass Sie sich nicht im Hüftgelenk beugen. Verharren Sie kurz in der gekrümmten Position. Lassen Sie den Oberkörper in die Ausgangsposition zurück, jedoch nur so weit, dass die Gewichtsplatten nicht aufsetzen. Wiederholen Sie.

**Beanspruchte Muskeln:**

Gerader Bauchmuskel
(M. rectus abdominis)

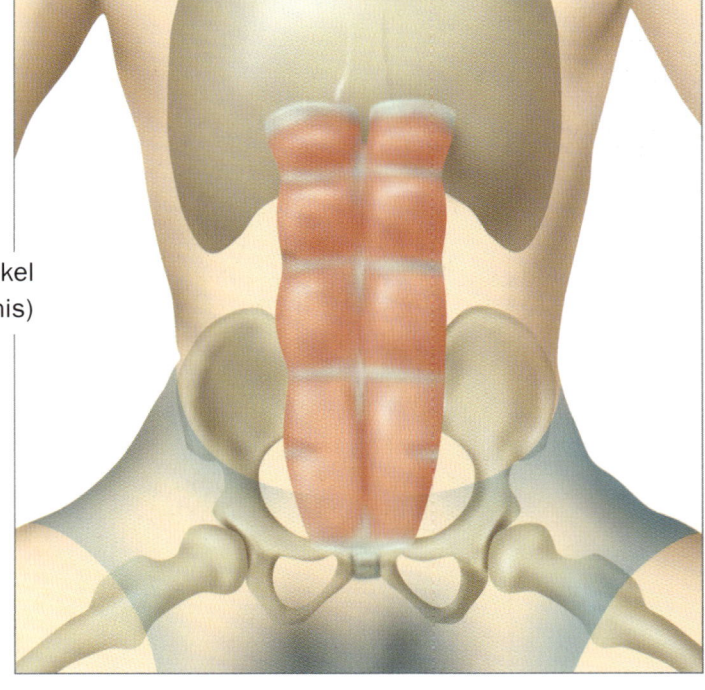

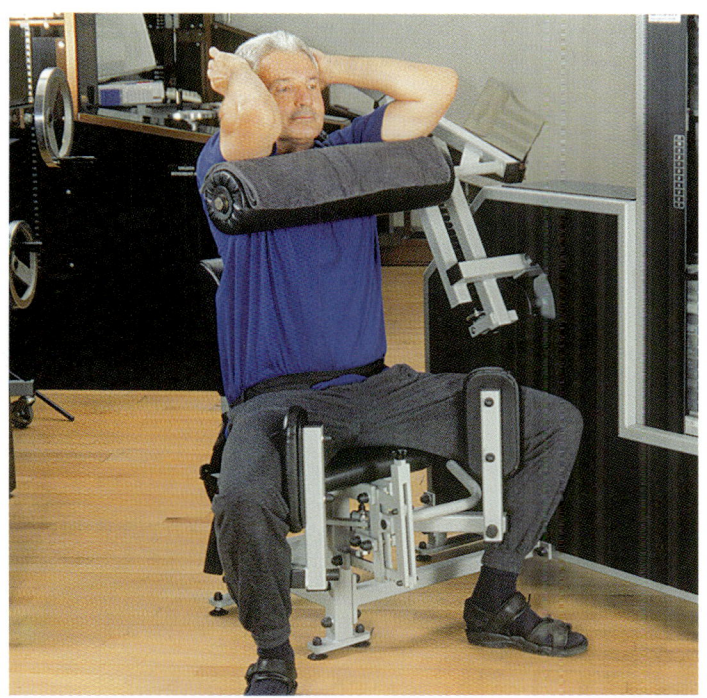

**Wichtig:**
Die Bewegung
muss aus der
Lendenwirbelsäule,
nicht aus dem
Hüftgelenk
erfolgen.

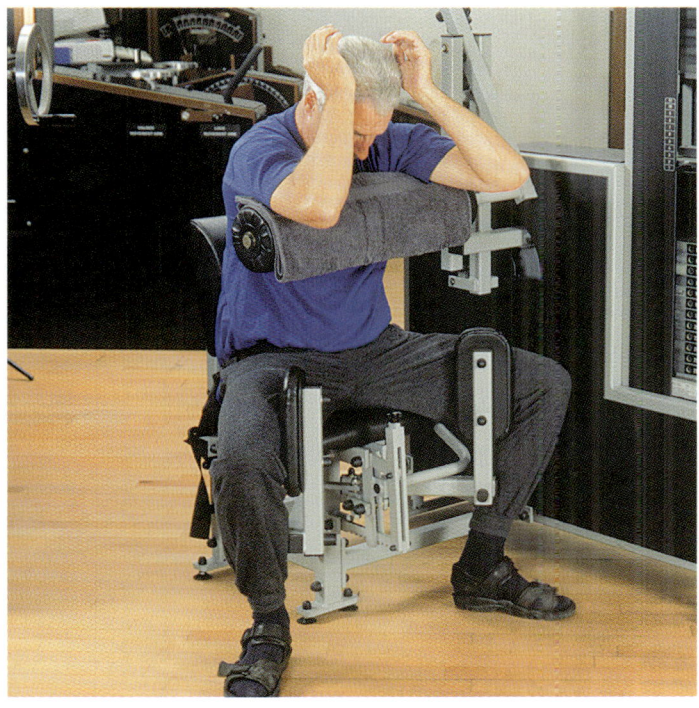

# Rückenstreckung
## (Lower back)

Stellen Sie das Fußbrett und Ihr Gewicht ein. Setzen Sie sich in die Maschine. Fassen Sie die Griffe seitlich der Sitzflächen und stemmen Sie sich aus dem Sitz hoch, indem Sie die Beine strecken. Stellen Sie das Kniepolster ein. Senken Sie sich in den Sitz. Beugen Sie sich nach vorne und fassen Sie die beiden Handgriffe unterhalb der Sitzfläche. Drücken Sie mit dem Daumen den Druckknopf am rechten Handgriff und ziehen Sie beide Handgriffe nach oben. Sobald das Polster Ihren Rücken berührt, lassen Sie den Druckknopf los und der Hebelarm mit dem Rückenpolster rastet ein. Richten Sie Ihren Oberkörper langsam auf bis in die Hohlkreuz-Position. Achten Sie darauf, dass Ihr Gesäß nicht vom Sitz abhebt. Verharren Sie einen Moment und neigen Sie den Oberkörper langsam in die Ausgangsposition zurück. Wiederholen Sie.

Beenden Sie die Übung, indem Sie in der ganz nach vorne gebeugten Position beide Handgriffe fassen und mit dem Druckknopf den Hebelarm des Rückenpolsters lösen.

## Beanspruchte Muskeln:

Streckmuskel der Wirbelsäule
(M. erector spinae),
Autochthone Rückenmuskulatur

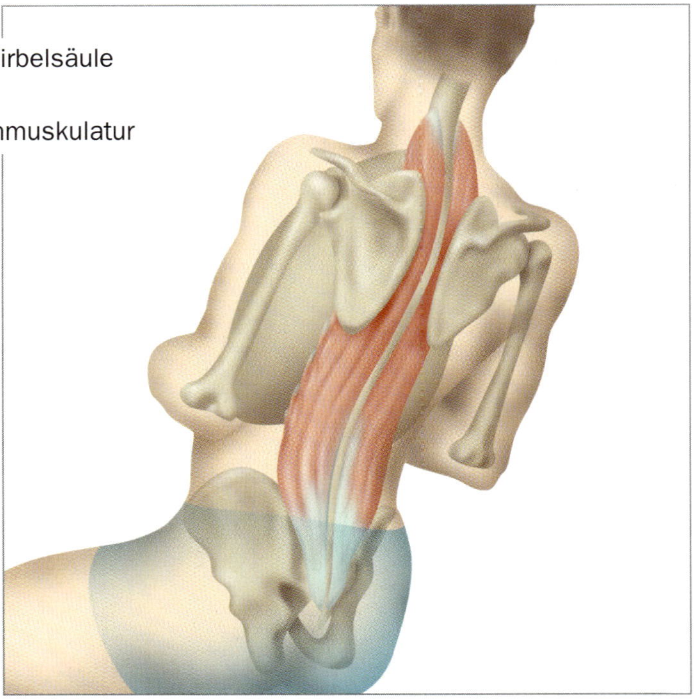

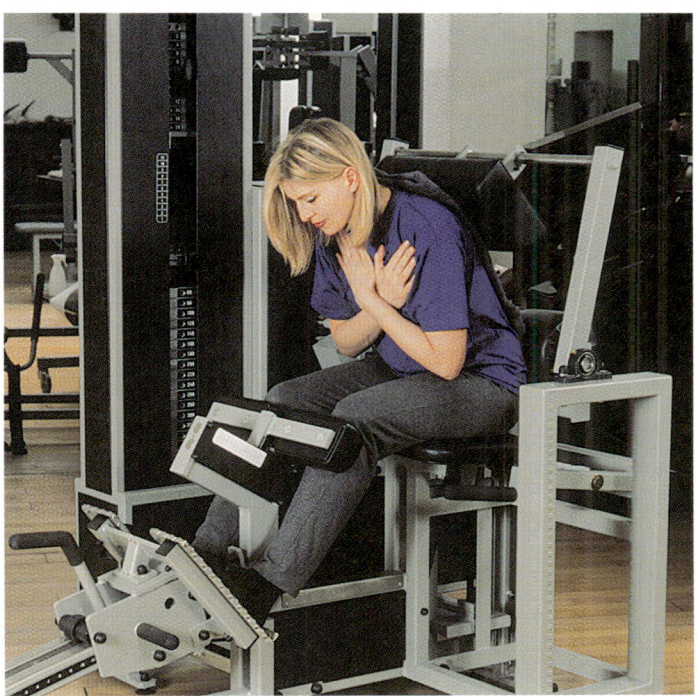

**Wichtig:**
Achten Sie darauf,
dass Ihr Gesäß
nicht vom Sitz
abhebt.

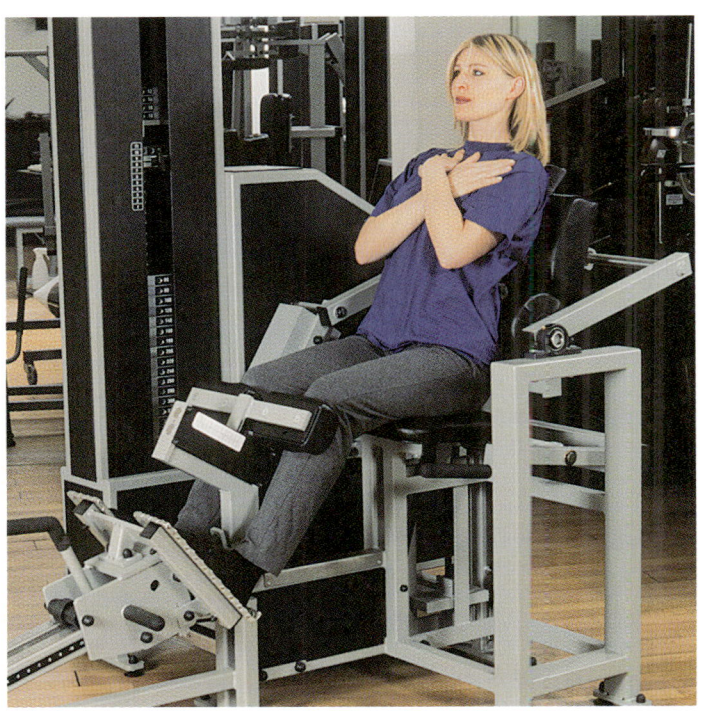

# Seitbeuge
## (Side bend)

Befestigen Sie den Handgriff am Hebelarm der Maschine. Stellen Sie sich mit der rechten Seite zur Maschine und fassen Sie den Griff mit der rechten Hand. Stehen Sie gerade. Legen Sie die linke Hand an Ihren Kopf. Beugen Sie sich zur linken Seite. Kehren Sie langsam in die Ausgangsposition zurück. Wiederholen Sie.

**Beanspruchte Muskeln:**

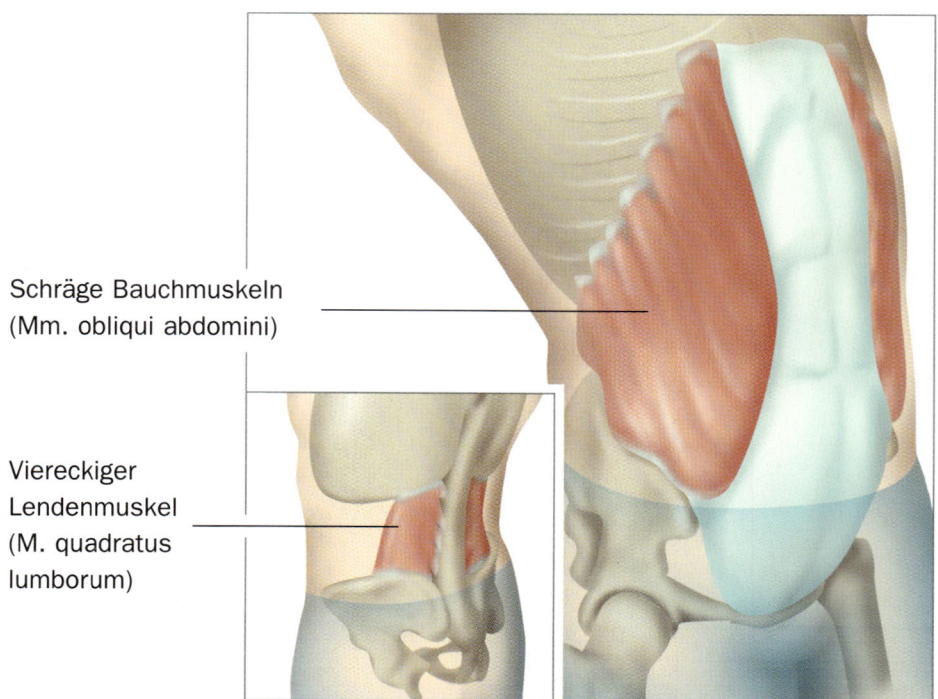

Schräge Bauchmuskeln
(Mm. obliqui abdomini)

Viereckiger
Lendenmuskel
(M. quadratus
lumborum)

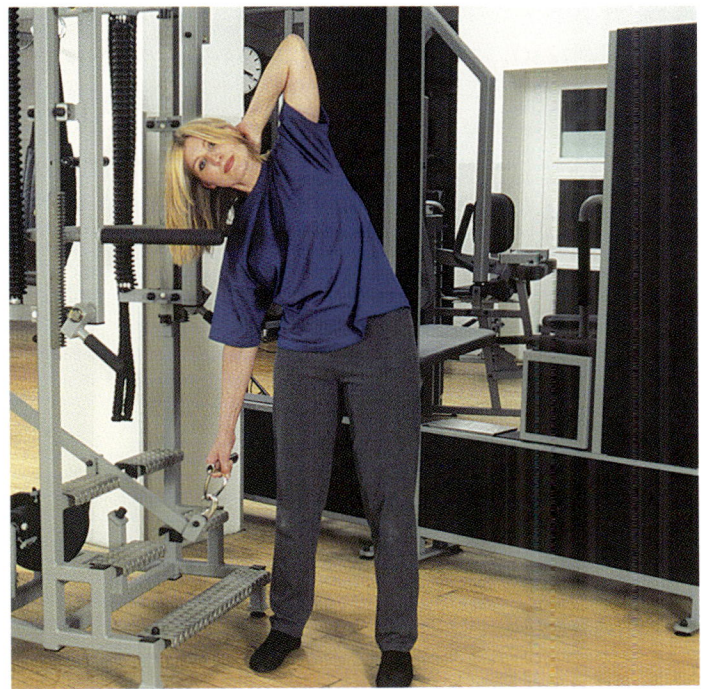

**Wichtig:**
Beugen Sie sich
seitlich, nicht nach
vorne oder nach
hinten. Pendeln
Sie nicht hin und
her. Der Drehpunkt
muss sich ober-
halb des Beckens
befinden.

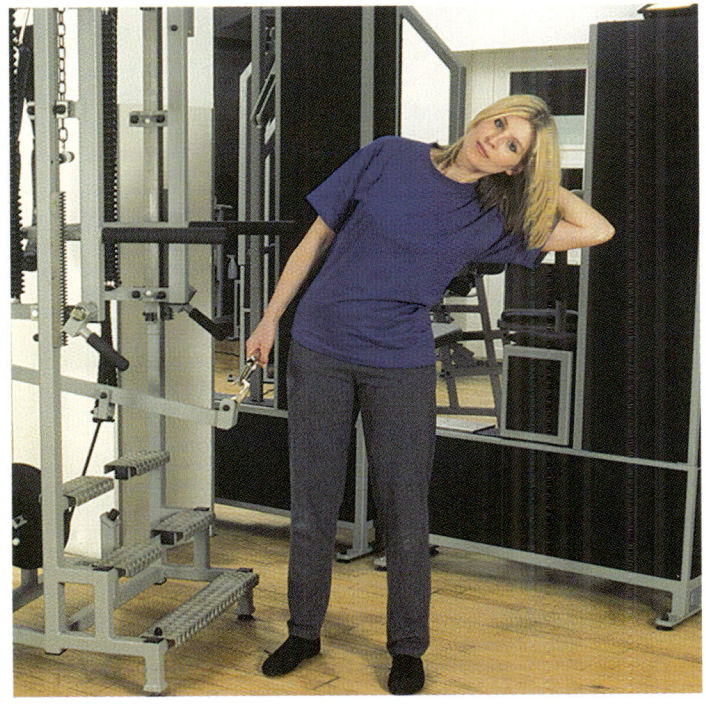

# Schulterheben
## (Neck & shoulder)

Wählen Sie Ihr Gewicht. Stellen Sie Ihre Sitzposition ein. Setzen Sie sich hin und legen Sie die Unterarme zwischen die Polster, die Handflächen nach oben. Mit dem Handrücken drücken Sie leicht gegen das untere Polster und stabilisieren so den Unterarm. Heben Sie die Schultern langsam an, bis Sie die höchste Position erreicht haben. Verharren Sie kurz und senken Sie die Schultern langsam in die Ausgangsposition.

**Beanspruchte Muskeln:**

Trapezmuskel
(M. trapezius),
oberer Teil

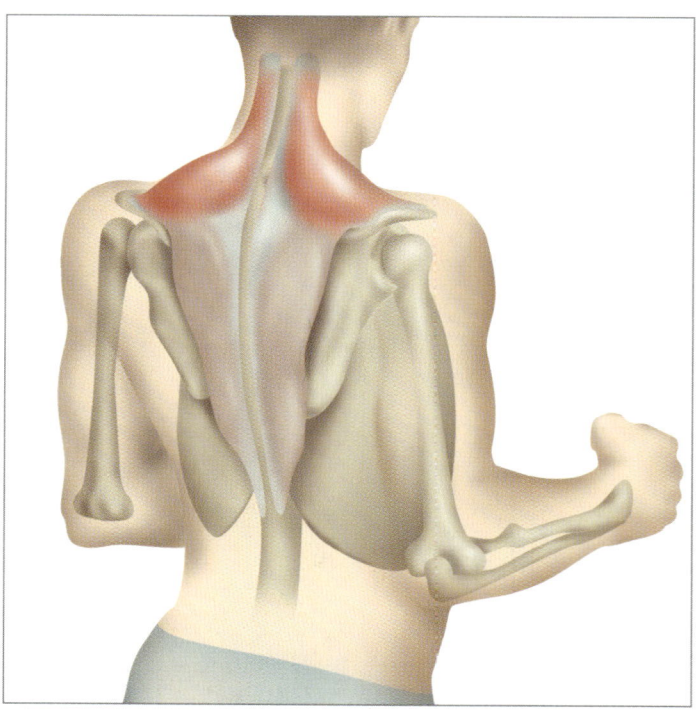

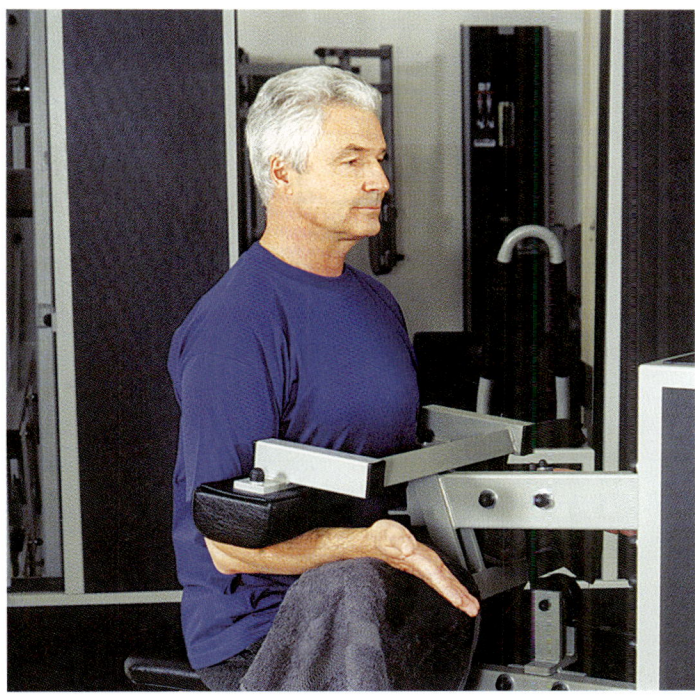

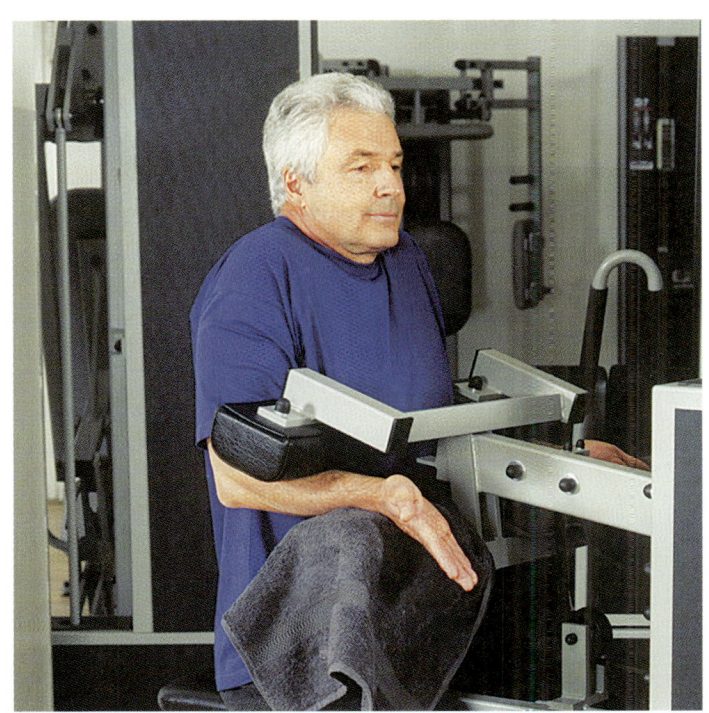

**Wichtig:**
Achten Sie
während der
ganzen Übung
darauf, dass alle
Muskeln, mit
Ausnahme des
oberen Teils des
Trapezmuskels,
entspannt bleiben.

# G3 Halsbeugung seitwärts
## (4-way neck – side)

Stellen Sie Ihre Sitzhöhe so ein, dass Ihre Nase sich auf gleicher Höhe befindet wie der Hebelarm des Polsters. Diese Einstellung ist für alle Übungen an dieser Maschine richtig. Stellen Sie das Brustpolster ein. Setzen Sie sich so in die Maschine, dass die Mitte des Ohres sich in der Mitte des Kopfpolsters befindet. Umfassen Sie die Handgriffe zur Stabilisierung Ihrer Position. Bewegen Sie Ihren Kopf gegen das Polster, in die Richtung der Schultern. Halten Sie die Schultern während der ganzen Übung entspannt. Bleiben Sie kurz in der gebeugten Position und lassen Sie dann den Kopf langsam in die Ausgangsposition zurück. Wiederholen Sie, bis Sie keine vollständige Bewegung mehr ausführen können. Dann wechseln Sie Ihre Sitzposition und trainieren die andere Seite.

**Beanspruchte Muskeln:**

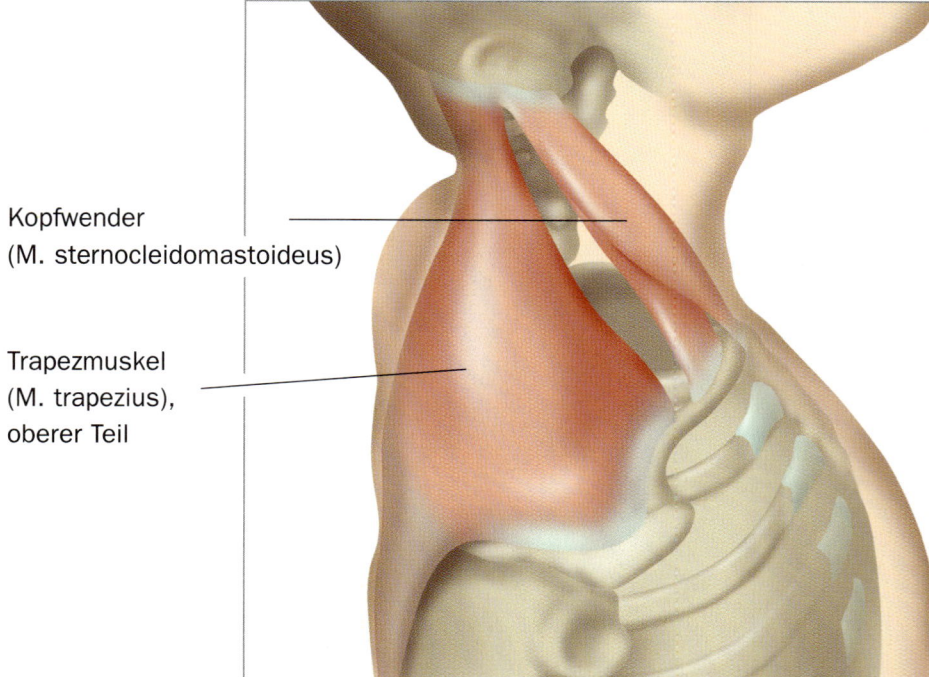

Kopfwender
(M. sternocleidomastoideus)

Trapezmuskel
(M. trapezius),
oberer Teil

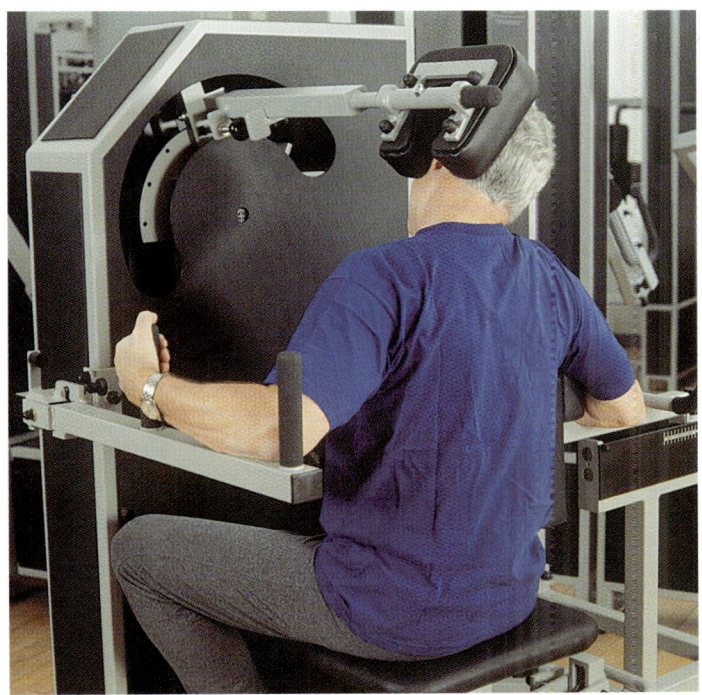

**Wichtig:**
Halten Sie die
Schultern während
der ganzen Übung
entspannt und pen-
deln Sie nicht mit
dem Oberkörper
hin und her.

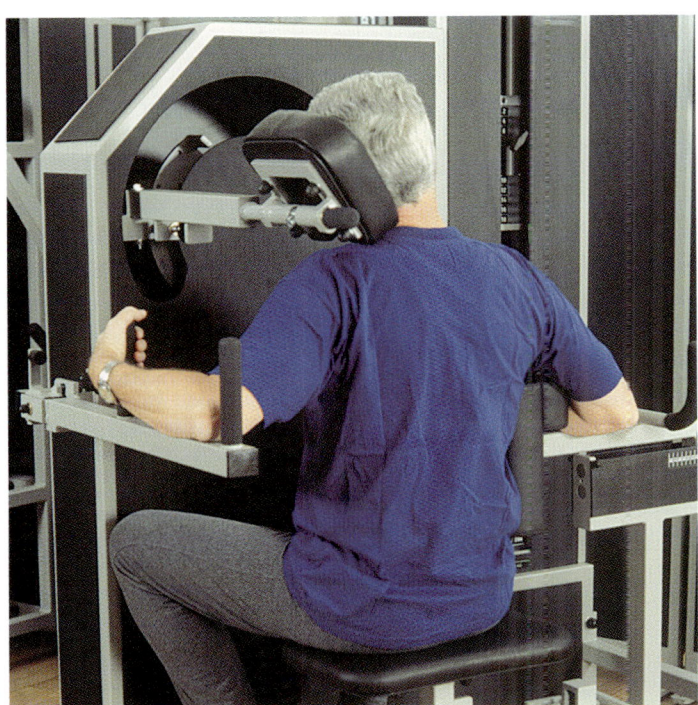

# Halsbeugung nach vorne
## (4-way neck – front)

Setzen Sie sich so in die Maschine, dass Ihr Gesicht satt in der Mitte des Polsters aufliegt. Halten Sie die Handgriffe leicht umschlossen. Beginnen Sie die Beugung nach vorne aus der gedehnten Position. Drücken Sie mit dem Kopf vorsichtig und langsam nach vorne. Halten Sie einen Moment inne und lassen Sie dann den Kopf langsam zurück in die Ausgangsposition. Wiederholen Sie.

**Beanspruchte Muskeln:**

Kopfwender
(M. sternocleidomastoideus)

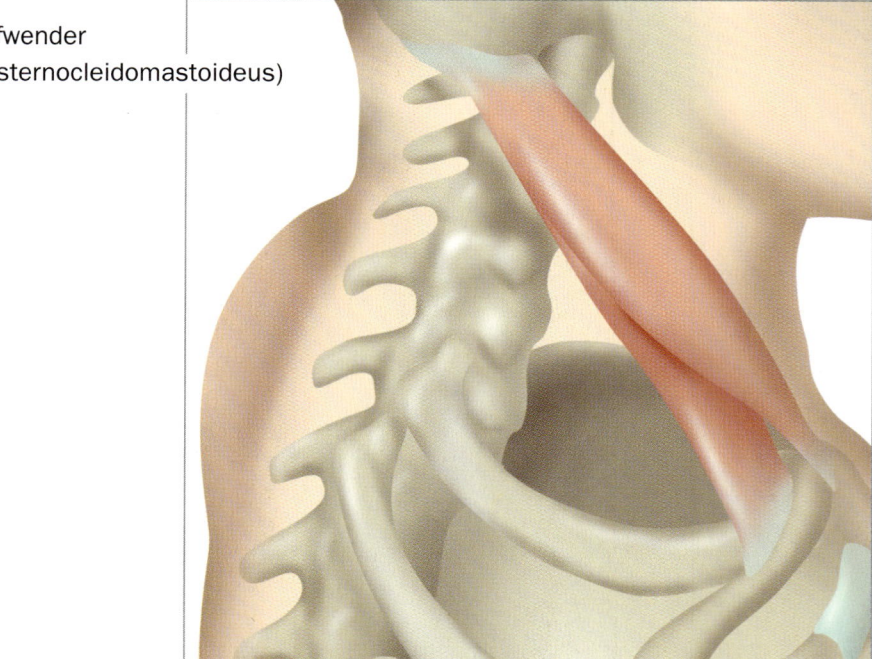

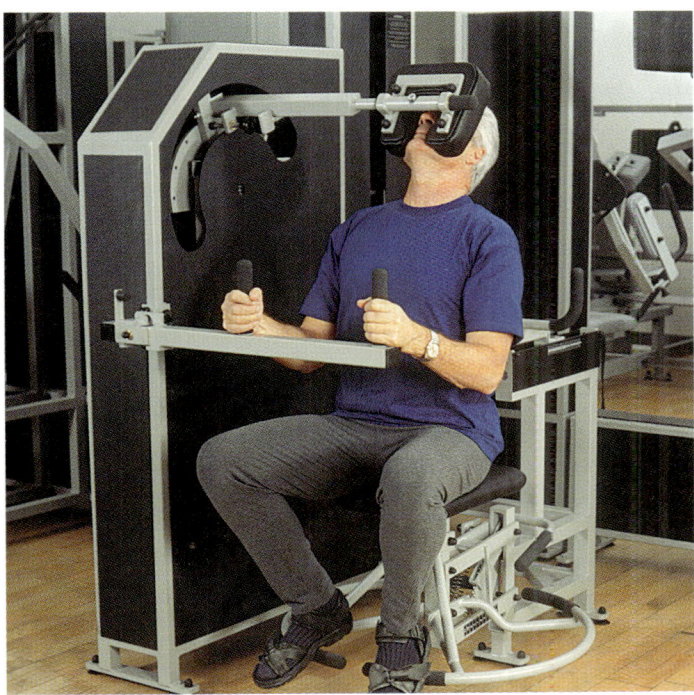

**Wichtig:**
Senken Sie das
Gewicht in der
Dehnungsphase
sorgfältig.

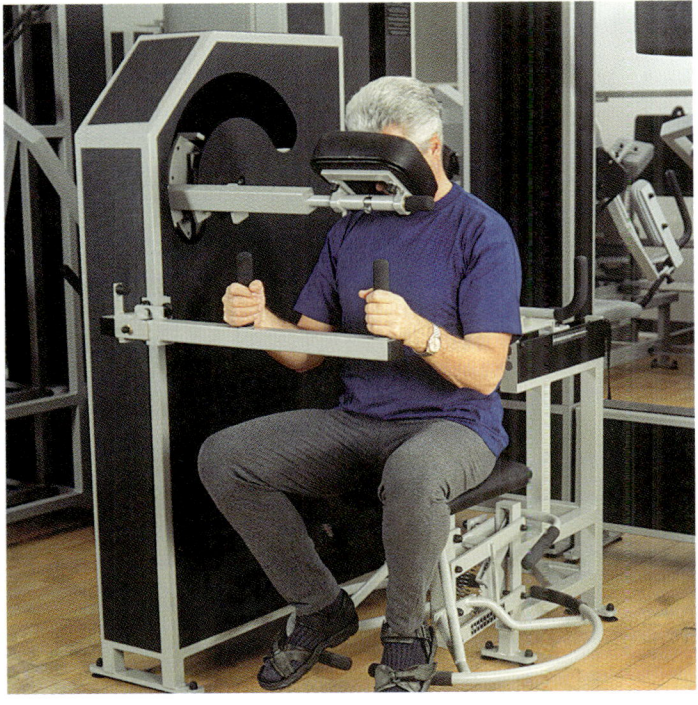

141

# Nackenstreckung
## (4-way neck – rear)

Setzen Sie sich so, dass Ihr Hinterkopf auf dem Kopfpolster zu liegen kommt. Fassen Sie die Handgriffe. Beginnen Sie die Bewegung aus der gebeugten Position. Während Sie den Kopf nach hinten bewegen, beugen Sie die Schultern leicht nach vorne. Gehen Sie nicht weiter in die Streckung, als Ihnen verträglich ist. Wiederholen Sie, bis keine vollständige Bewegung mehr möglich ist.

**Beanspruchte Muskeln:**

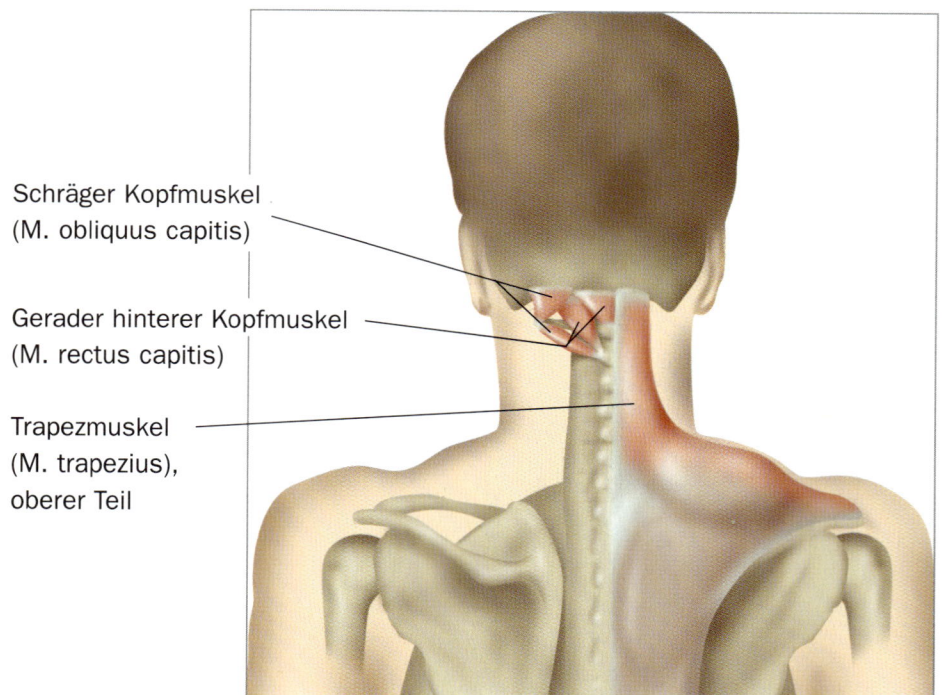

Schräger Kopfmuskel
(M. obliquus capitis)

Gerader hinterer Kopfmuskel
(M. rectus capitis)

Trapezmuskel
(M. trapezius),
oberer Teil

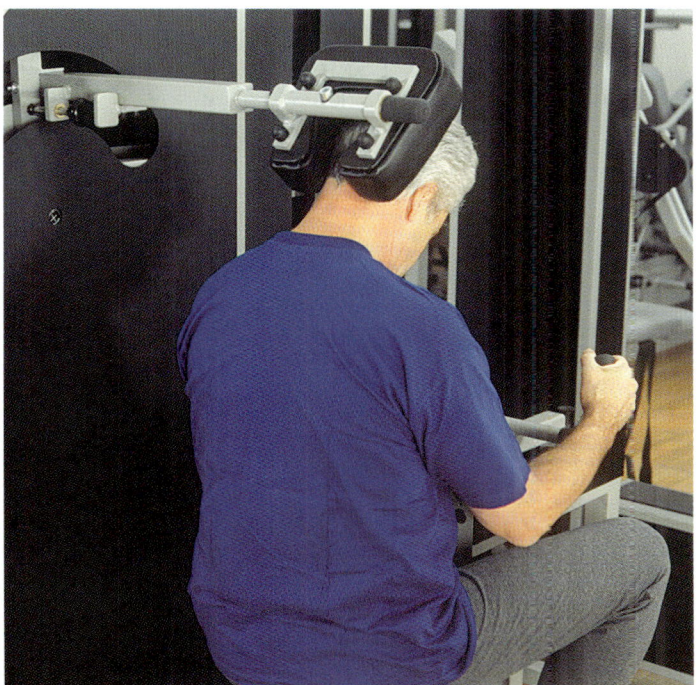

**Wichtig:**
Arbeiten Sie mit
den Nacken-
muskeln, nicht
mit dem Rücken.

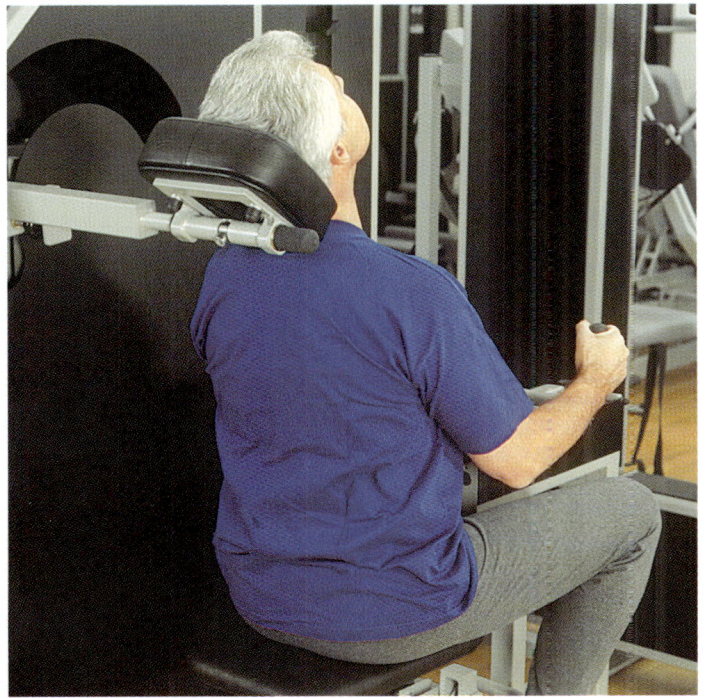

Wählen Sie Ihr Gewicht. Stellen Sie die Sitzhöhe so ein, dass die Arme in der Ausgangsposition gestreckt sind und die Schultern etwas höher als die Ellbogen liegen. Die Ellbogen befinden sich zwischen den beiden Polstern. Stellen Sie Ihre Füße gerade auf den Boden, nicht unter den Sitz.

Beugen Sie Ihre Arme so weit wie möglich. Verharren Sie kurz in dieser Position. Gehen Sie langsam in die Ausgangsposition zurück. Wiederholen Sie.

**Beanspruchte Muskeln:**

Zweiköpfiger Armmuskel
(M. biceps brachii)

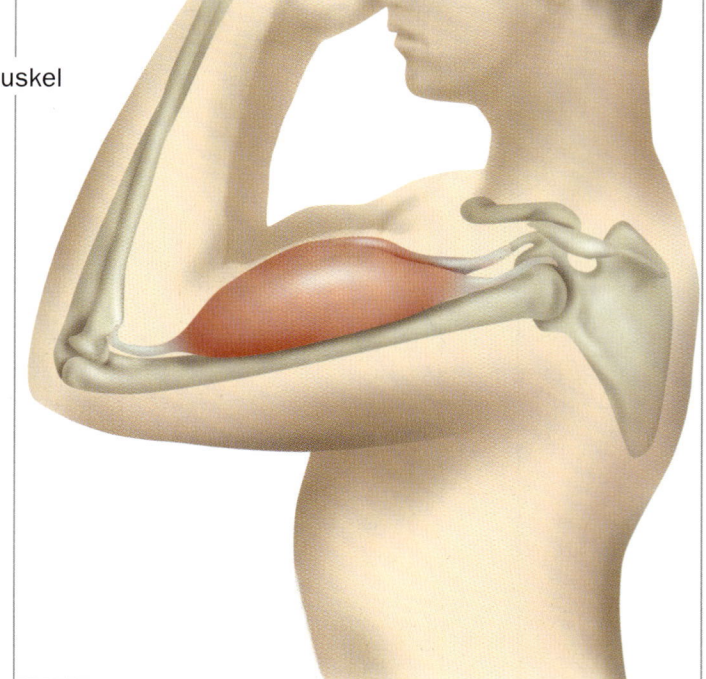

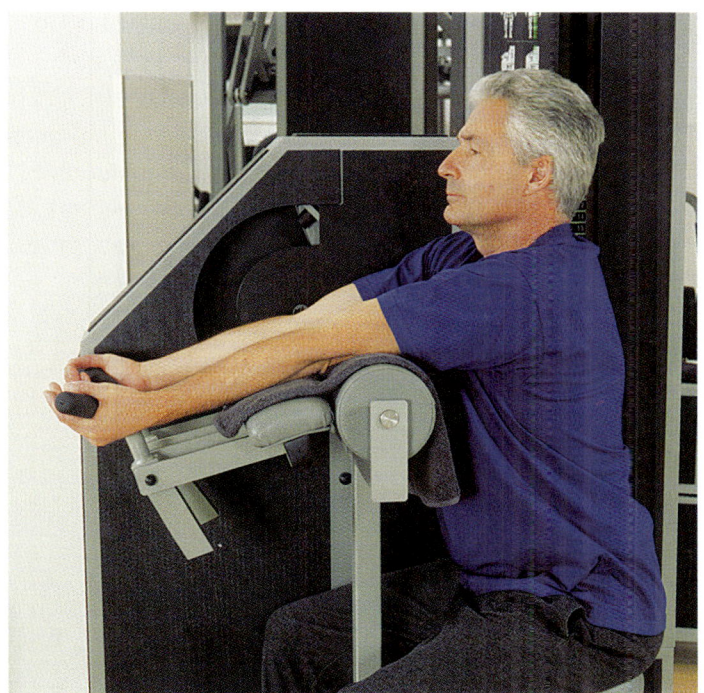

**Wichtig:**
Während der
ganzen Übung
müssen Ober- und
Unterarme auf den
Polstern aufliegen.

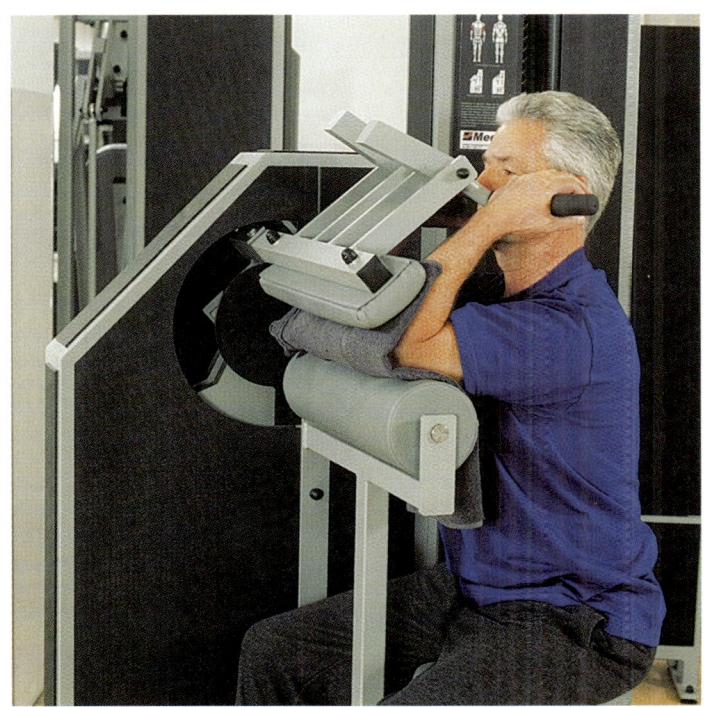

## H2 Armstreckung
### (Triceps)

Wählen Sie Ihr Gewicht. Die Achse des Cams muss mit der Achse des Ellbogengelenks übereinstimmen. Dies wird über die Sitzeinstellung und die Handgriffposition erreicht. Fixieren Sie Ihre Schultern so stark wie möglich mit dem Schulterpolster. Strecken Sie Ihre Arme bis zum Anschlag. Gehen Sie langsam in die Ausgangsposition zurück, jedoch nur so weit, dass das Gewicht nicht aufsetzt. Wiederholen Sie.

**Beanspruchte Muskeln:**

Dreiköpfiger Armmuskel
(M. triceps brachii)

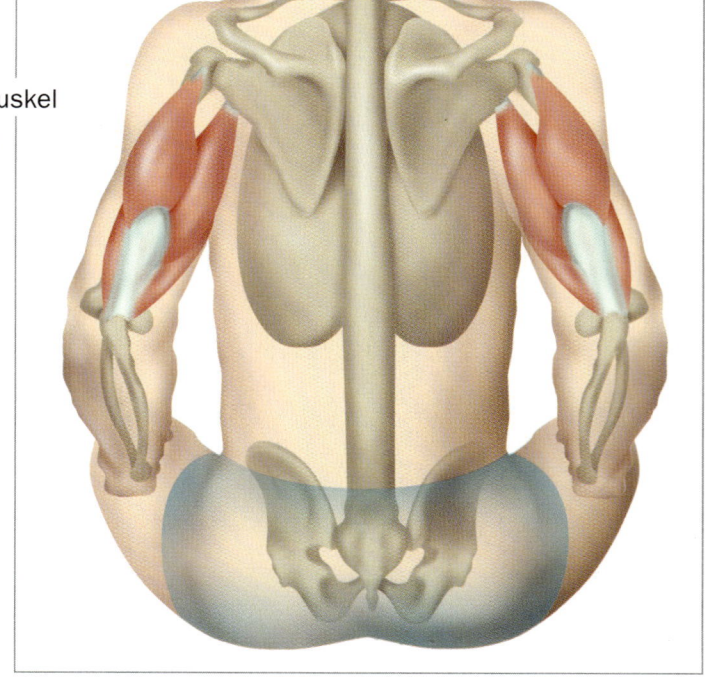

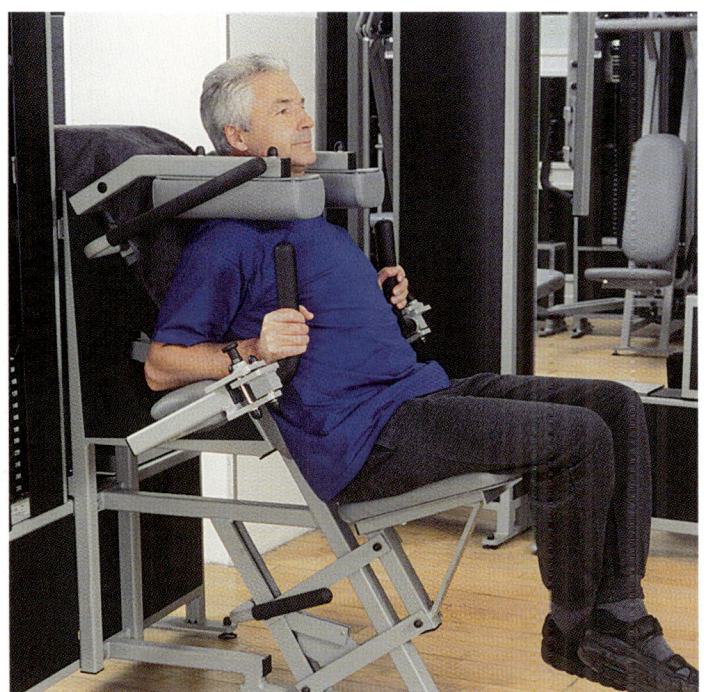

**Wichtig:**
Die Oberarme
bleiben während
der ganzen Übung
unbewegt.

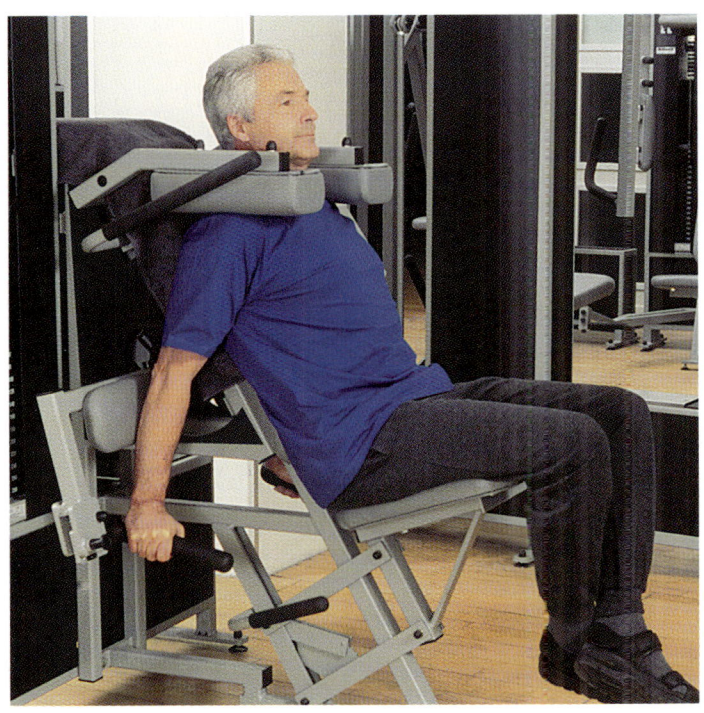

# Armstreckung stehend
## (Triceps extension)

Ziehen Sie ein Handtuch durch den Gewichtsgürtel. Fassen Sie mit jeder Hand ein Ende des Handtuches und stellen Sie sich mit dem Rücken zur Maschine. Neigen Sie sich leicht nach vorne, damit sich die Gewichtsplatten etwas abheben. Strecken Sie die Arme in einer gleitenden Bewegung. Halten Sie in der fast gestreckten Position kurz inne. Senken Sie langsam das Gewicht. Wiederholen Sie.

**Beanspruchte Muskeln:**

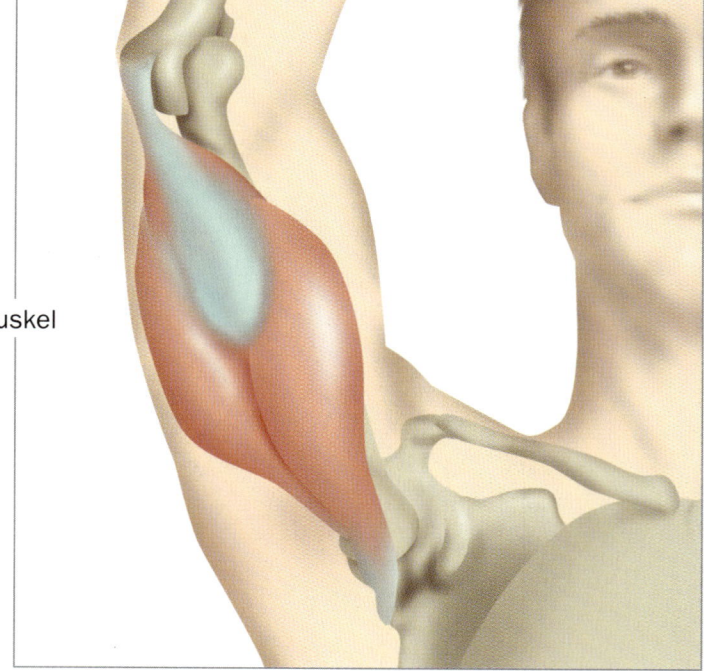

Dreiköpfiger Armmuskel
(M. triceps brachii)

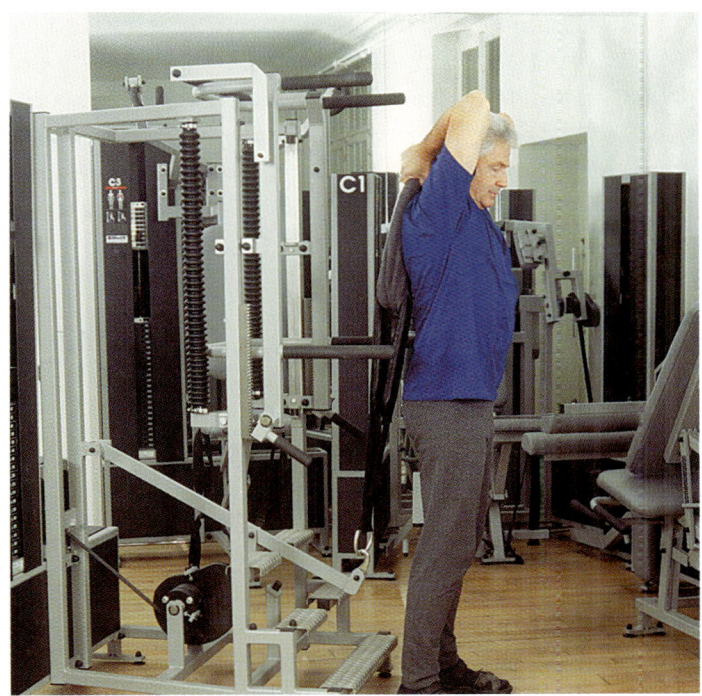

**Wichtig:**
Achten Sie auf
einen sicheren
Stand.

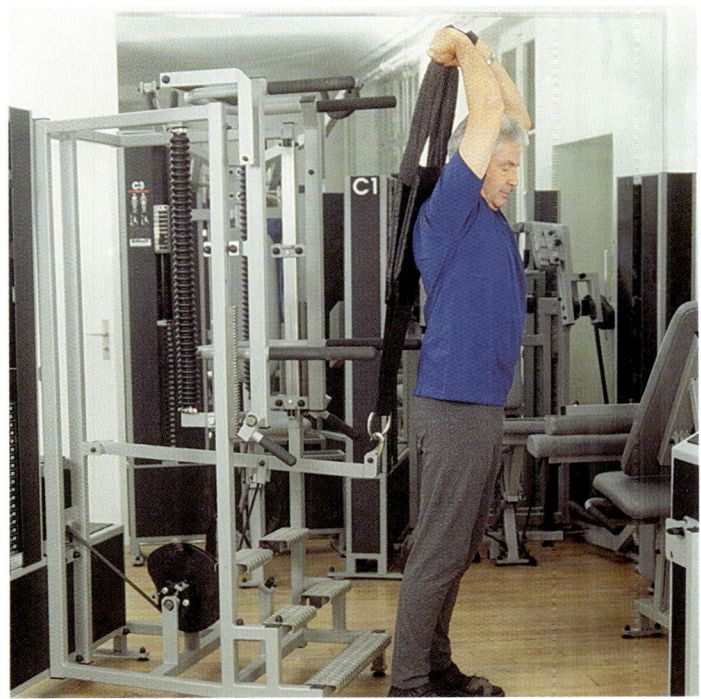

# Handdrehung nach innen
## (Wrist pronation)

Stellen Sie den Sitz so ein, dass Ihre Unterarme parallel zum Boden auf den Polstern aufliegen. Drehen Sie die Handgriffe zur Mitte der Maschine, bis sie anstehen. Fassen Sie nun die Griffe, mit dem Handrücken nach unten. Drehen Sie beide Griffe so weit wie möglich nach innen. Halten Sie kurz diese Position. Lassen Sie die Hände in die Ausgangsposition zurück. Wiederholen Sie.

## Beanspruchte Muskeln:

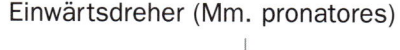

Einwärtsdreher (Mm. pronatores)

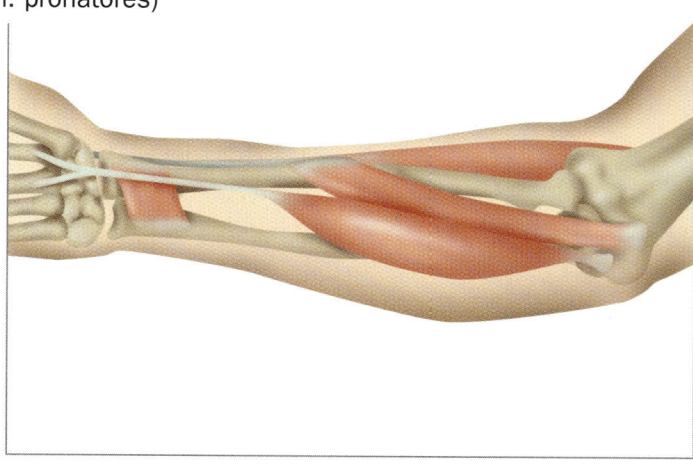

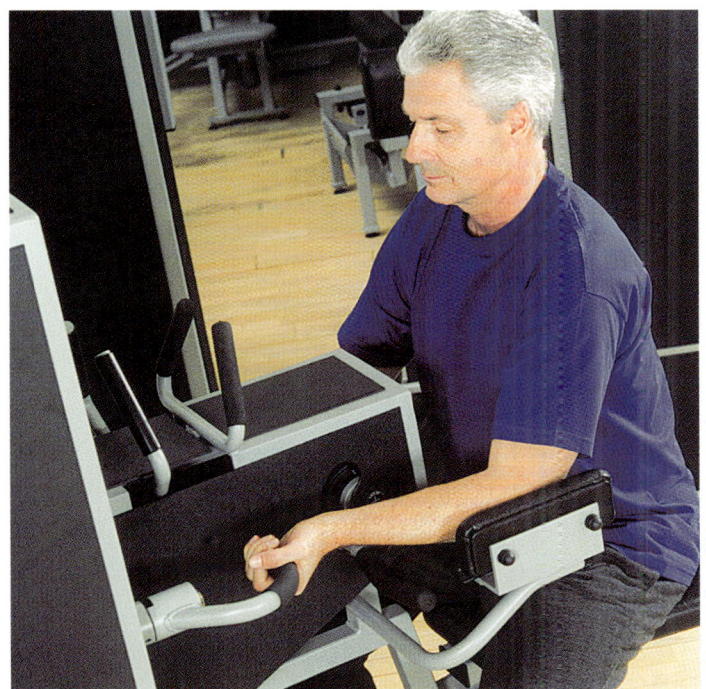

**Wichtig:**
Die Unterarme
müssen auf dem
Polster aufliegen.

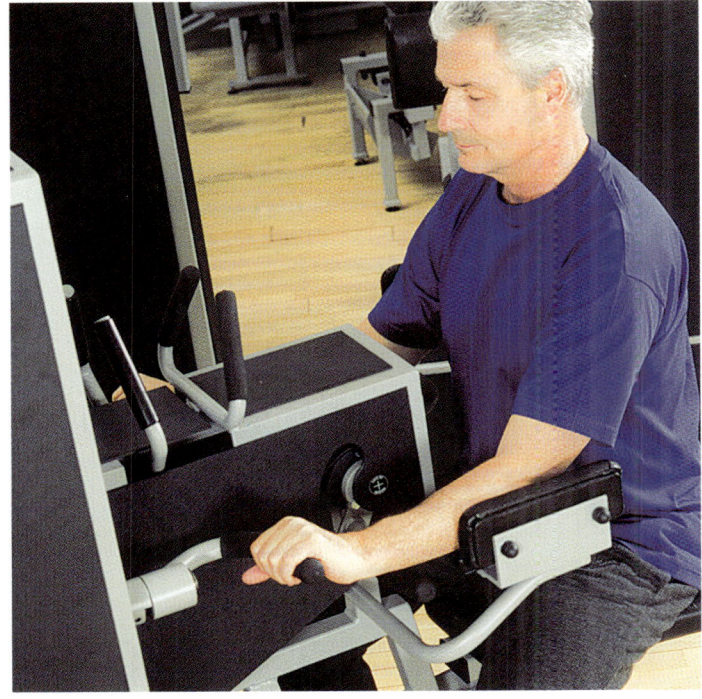

# Handdrehung nach außen
## (Wrist supination)

Drehen Sie die Handgriffe nach außen, bis sie anstehen. Fassen Sie die Griffe mit dem Handrücken nach oben. Drehen Sie soweit wie möglich nach außen. Verbleiben Sie kurz in dieser Position und lassen Sie die Hände in die Ausgangsposition zurück. Wiederholen Sie.

**Beanspruchte Muskeln:**

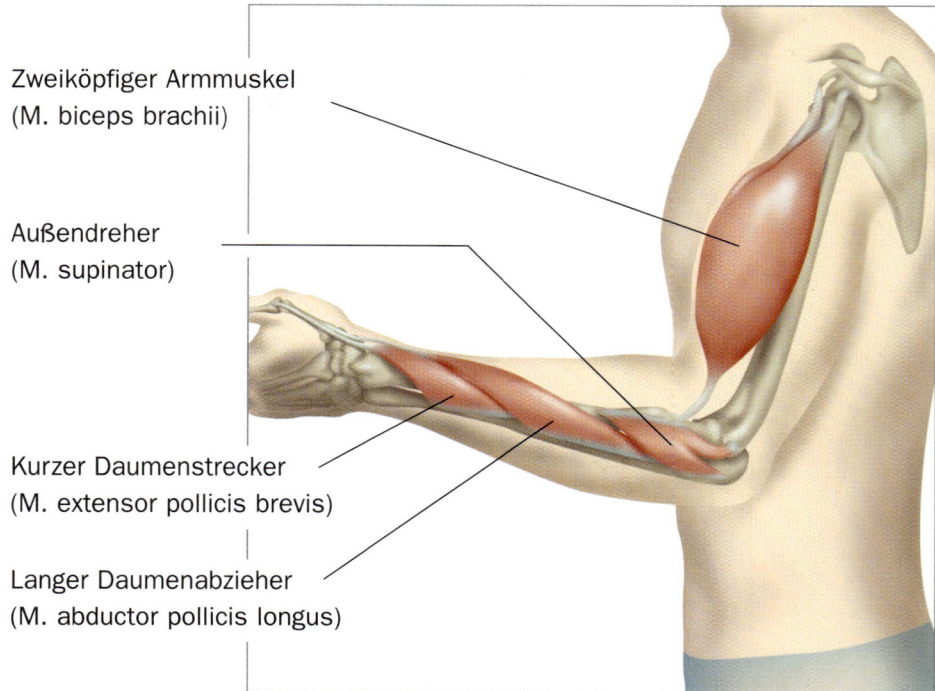

Zweiköpfiger Armmuskel
(M. biceps brachii)

Außendreher
(M. supinator)

Kurzer Daumenstrecker
(M. extensor pollicis brevis)

Langer Daumenabzieher
(M. abductor pollicis longus)

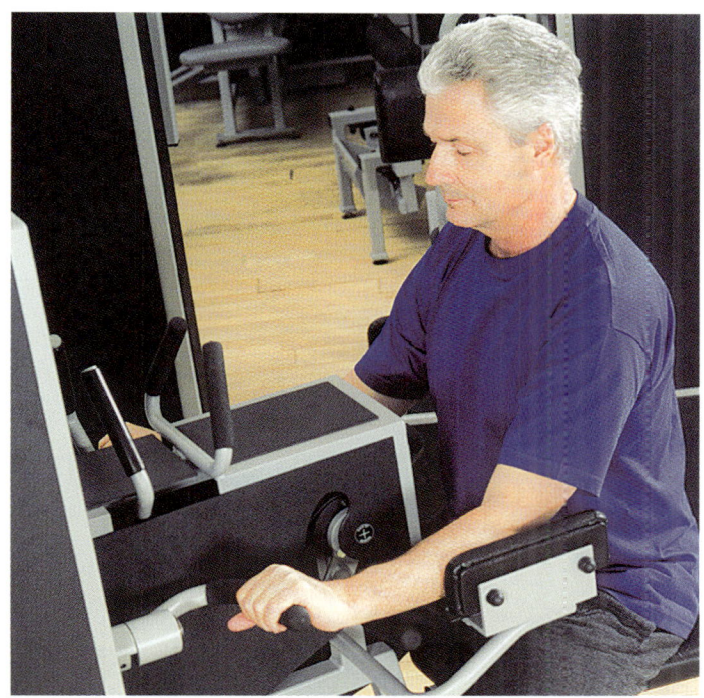

**Wichtig:**
Die Unterarme
müssen auf dem
Polster aufliegen.

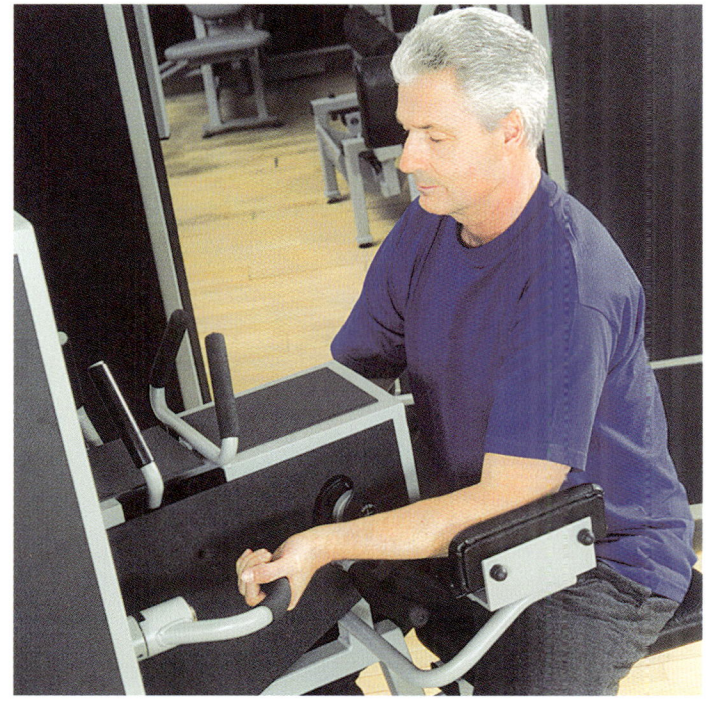

# Beugung im Handgelenk
## (Wrist curl)

Fassen Sie den Hebelarm, Handrücken nach unten. Achten Sie darauf, dass Ihr Handgelenk sich auf einer Linie mit dem Drehpunkt des Hebelarmes befindet. Lehnen Sie sich leicht nach vorne und beugen Sie den Unterarm im Handgelenk nach oben. Halten Sie die höchste Position. Senken Sie die Hände in die Ausgansposition und wiederholen Sie.

**Beanspruchte Muskeln:**

Hand- und Fingerbeuger
(Mm. flexores)

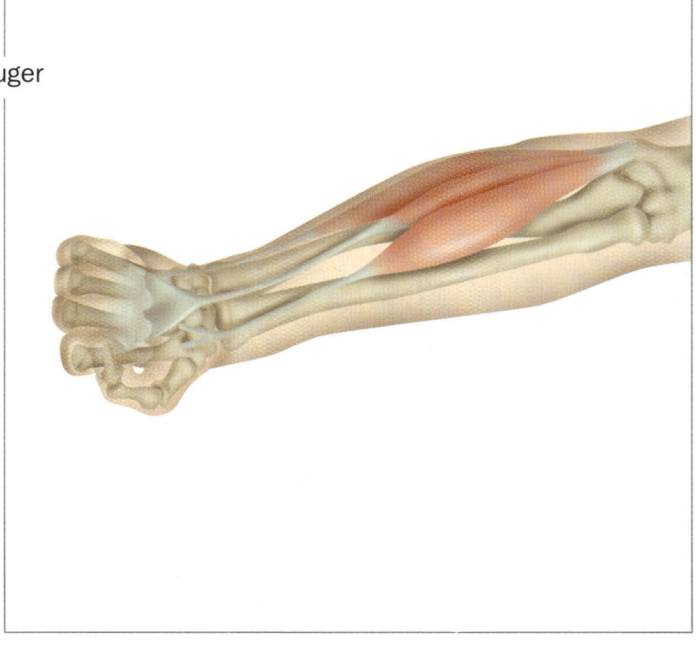

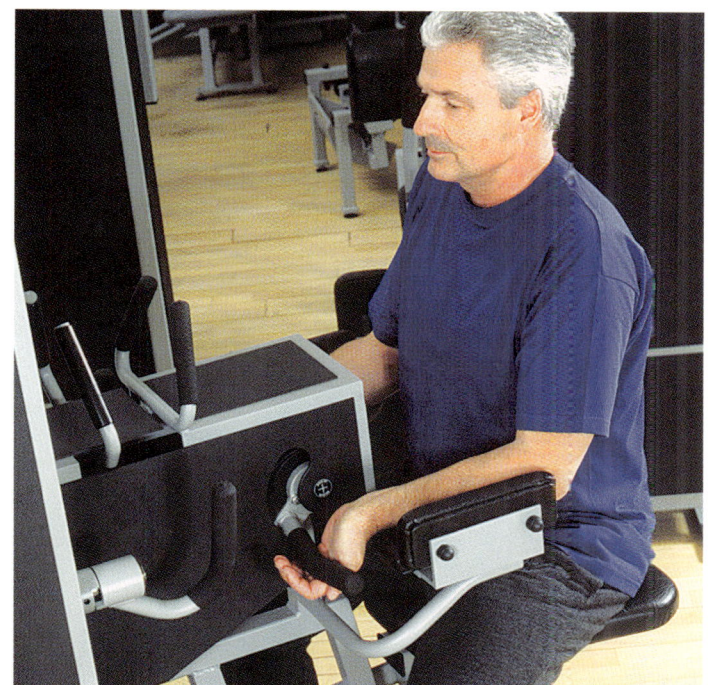

**Wichtig:**
Halten Sie den
Bizeps entspannt.

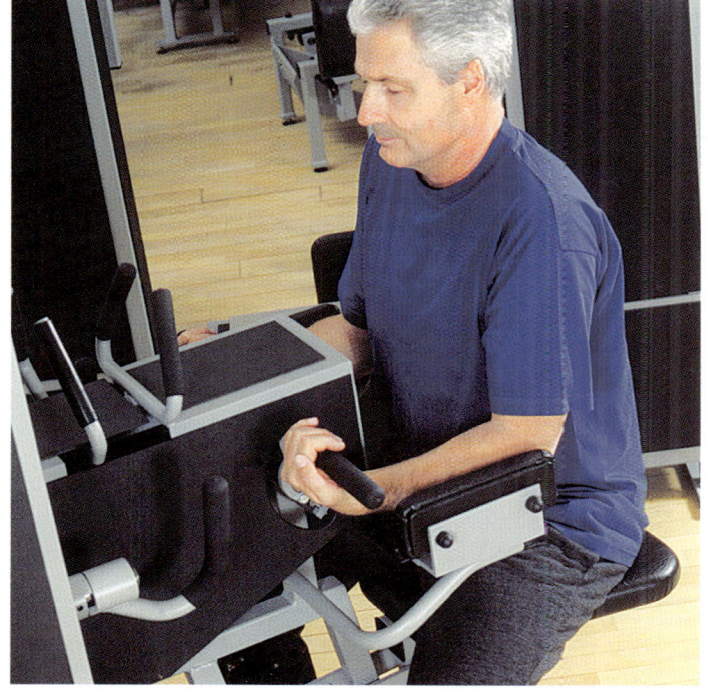

# Streckung im Handgelenk
## (Reverse wrist curl)

Fassen Sie den Hebelarm, Handrücken nach oben. Drehen Sie die Hand im Handgelenk zum Körper hin. Bleiben Sie kurz in der Endposition. Senken Sie die Hand in die Ausgangsposition. Wiederholen Sie.

**Beanspruchte Muskeln:**

Hand- und Fingerstrecker
(Mm. extensores)

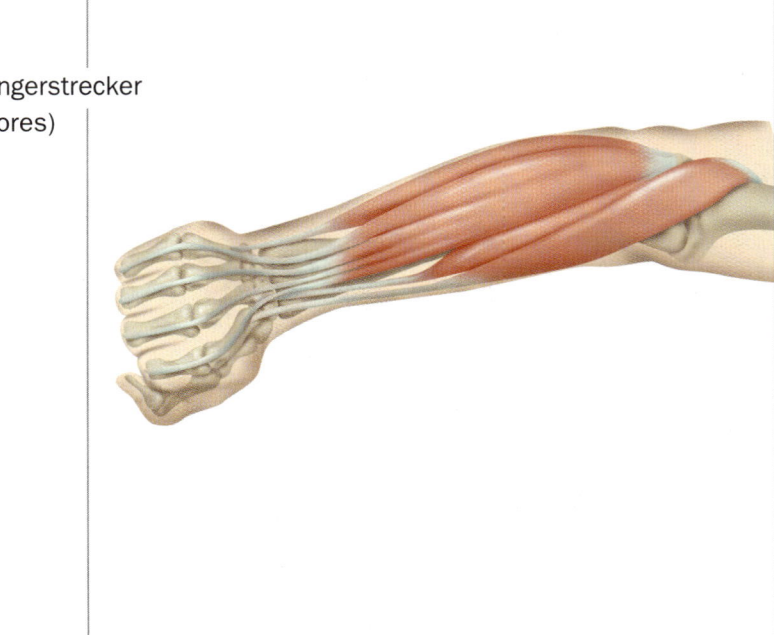

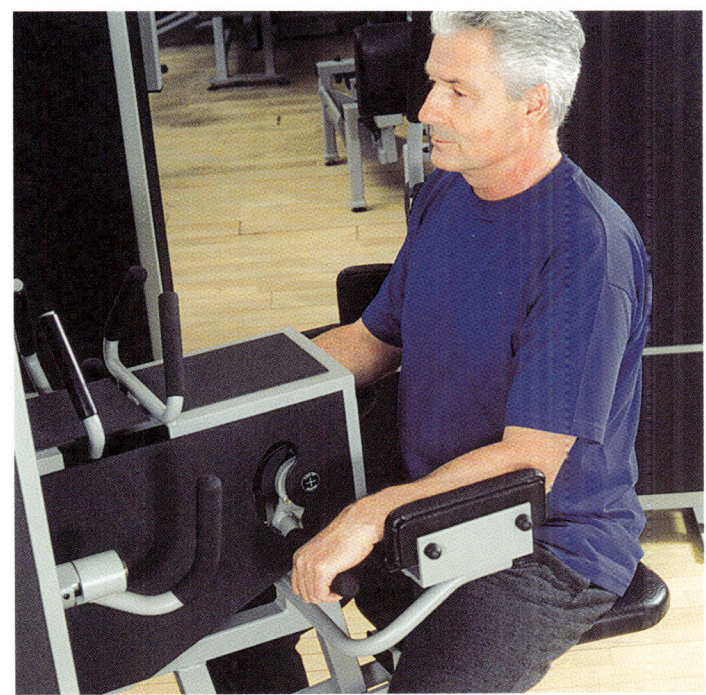

**Wichtig:**
Bleiben Sie mit
dem Unterarm
auf dem Polster.

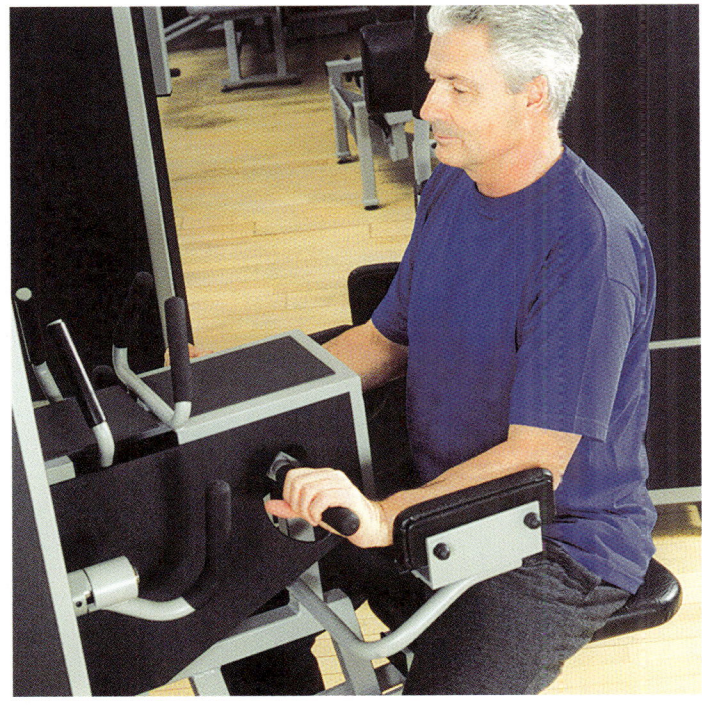

# H7 Fingerbeugung
## (Hand grip)

Ziehen Sie die Handgriffe oben an der Maschine so weit zurück, dass Sie mit den Daumen die näher liegenden Griffe umfassen können. Drücken Sie die beiden Griffe gegeneinander. Bleiben Sie kurz in der kontrahierten Position. Gehen Sie langsam in die Ausgangsposition zurück. Wiederholen Sie.

**Beanspruchte Muskeln:**

Fingerbeuger
(Mm. flexores digitorum)

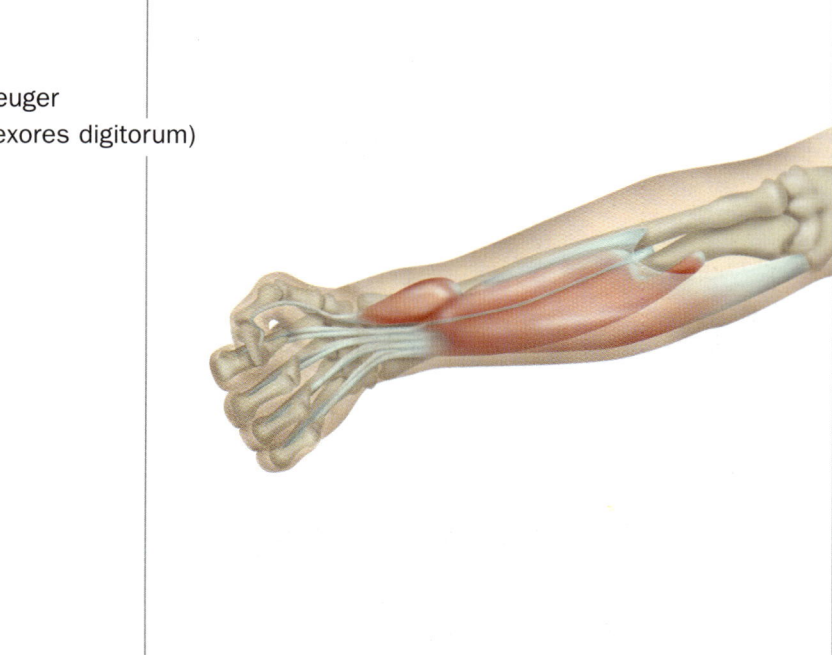

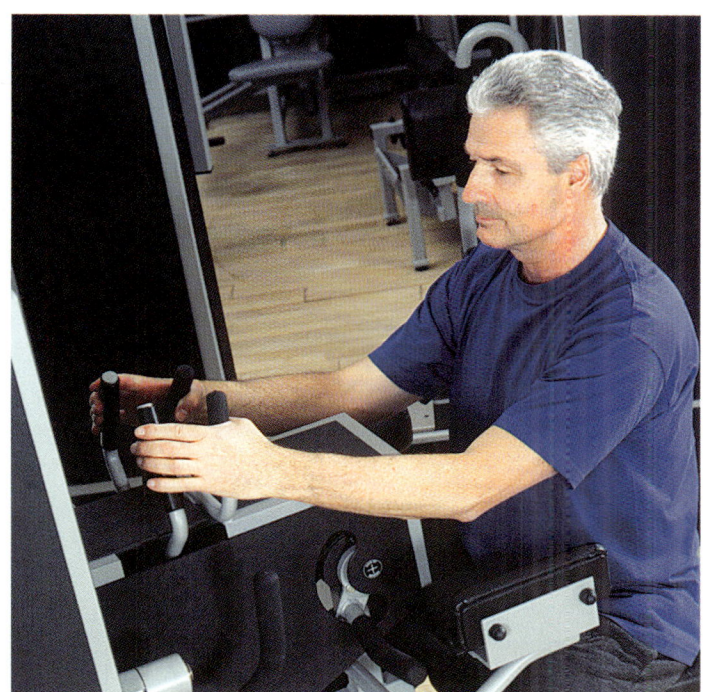

**Wichtig:**
Achten Sie auf
trockene Hände.

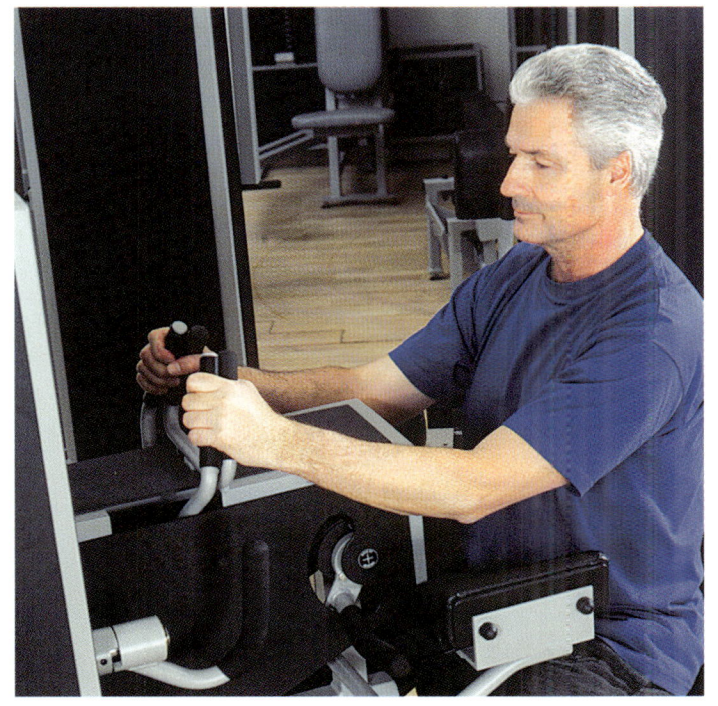

# Programme und Methoden

Ein Programm für das Krafttraining sollte von einem eigens dafür ausgebildeten Instruktor erstellt werden. Individuelle Besonderheiten müssen berücksichtigt sowie die Zielvorstellungen des Trainierenden in die Programmgestaltung mit einbezogen werden. Welch unterschiedlichen Zwecken ein Programm dienen mag, zeigen die zwei nachfolgend beschriebenen Kurzprogramme.

## Korrekturprogramm

Das Korrektur-
programm kann
aus acht bis zehn
Übungen bestehen

Die Übungen des Korrekturprogrammes sind besonders am Anfang wichtig. Sie bereinigen intramuskuläre Dysbalancen. Das Korrekturprogramm darf ohne weiteres acht bis zehn Übungen umfassen. Diese fünf sollten darin in jedem Fall enthalten sein.

**1. Streckung im
Hüftgelenk
(Hip extension)**

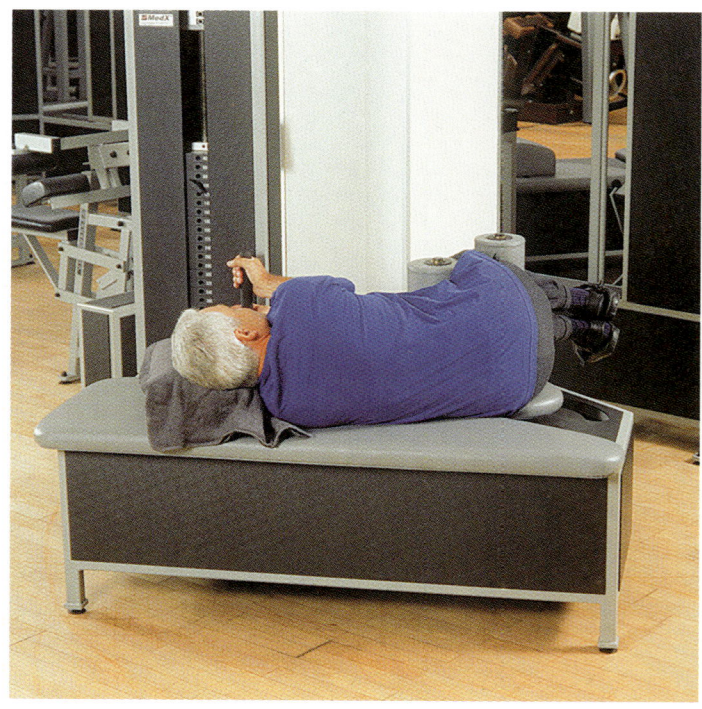

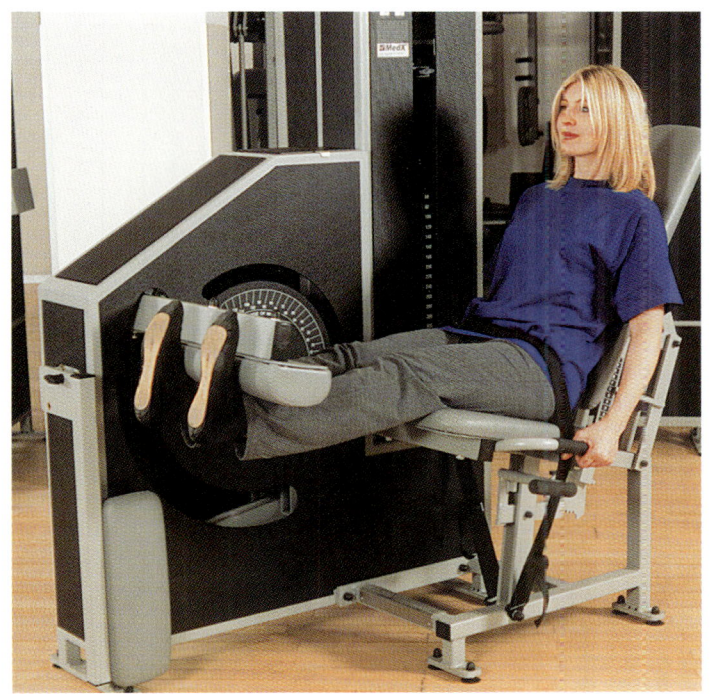

**2. Streckung im Kniegelenk (Leg extension)**

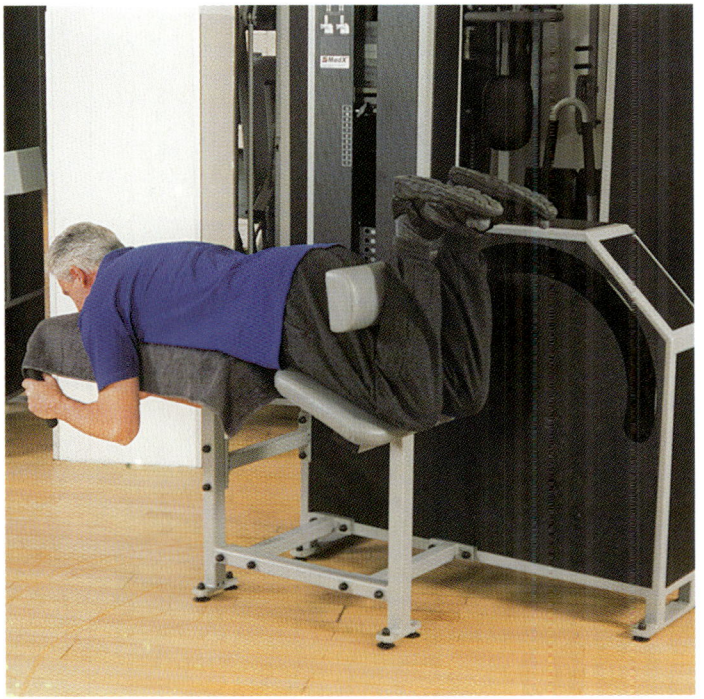

**3. Beugung im Kniegelenk (Leg curl)**

**4. Rumpfdrehung
(Rotary torso)**

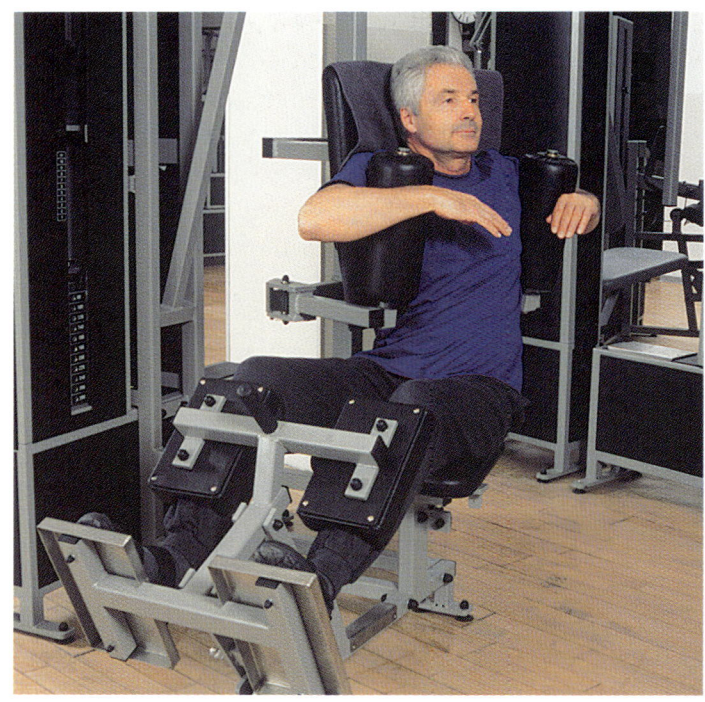

**5. Überzug
(Pullover)**

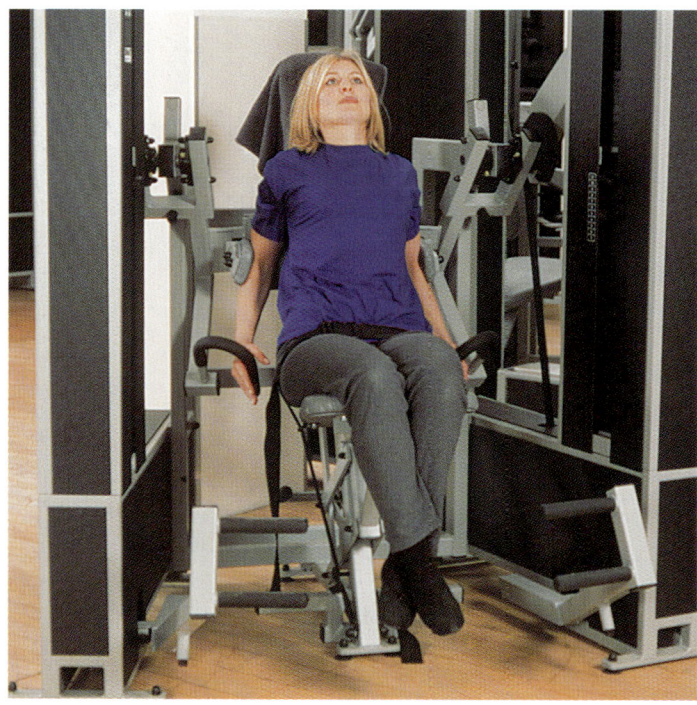

**162**

Diese Übungen sind die fünf „Korrektoren". Sie bringen die Kraftkurven Ihrer wichtigsten Muskeln in Ordnung und erhöhen Ihre Beweglichkeit im Hüftgelenk, in den Kniegelenken, an der Lendenwirbelsäule und im Schultergelenk. Verwenden Sie diese Übungen jeweils auch beim „Wiedereinstieg" nach längerer Absenz für die ersten drei bis fünf Mal. Danach können Sie Ihr normales Trainingsprogramm wieder aufnehmen.

Die fünf Korrektoren beheben intramuskuläre Dysbalancen

## Erhaltungsprogramm

Irgendwann – im Normalfall nach etwa 18 bis 24 Monaten regelmäßigen Trainings – haben Sie Ihr genetisches Potential ausgeschöpft. Dann gilt es, die erworbene Kraft mit dem geringsten Aufwand zu erhalten. Das Erhaltungsprogramm ist so angelegt, dass mit möglichst wenig Übungen

Wenn das genetische Potential ausgeschöpft ist, muss die Kraft erhalten werden

**1. Beinpressen (Leg press)**

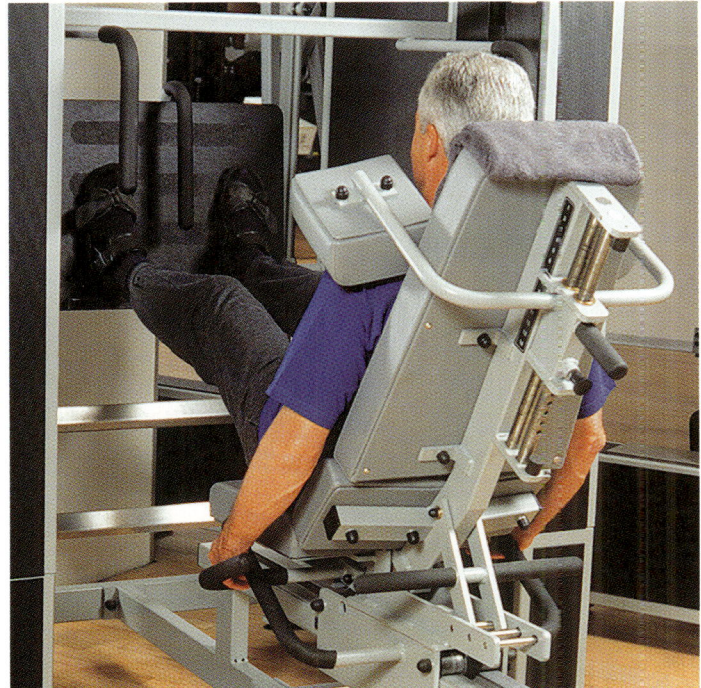

**2. Drücken
(Overhead press)**

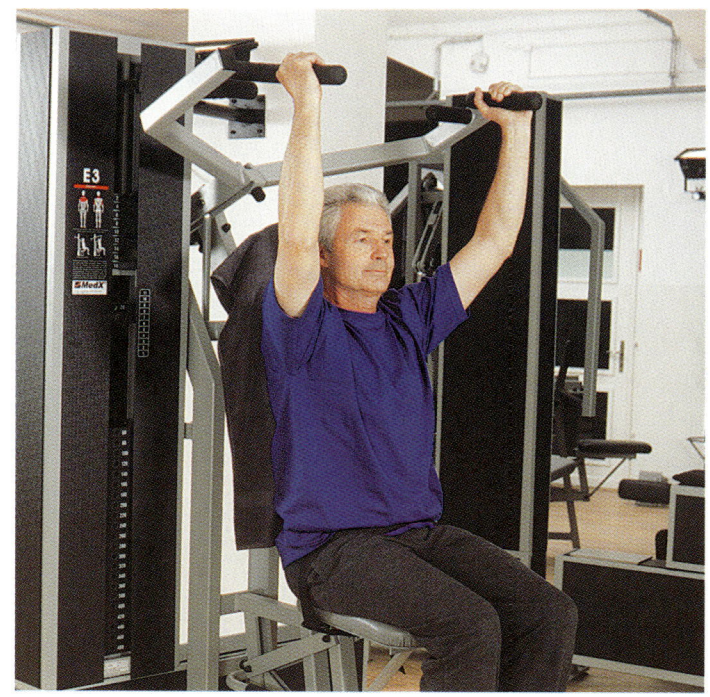

**3. Armzug
(Torsoarm)**

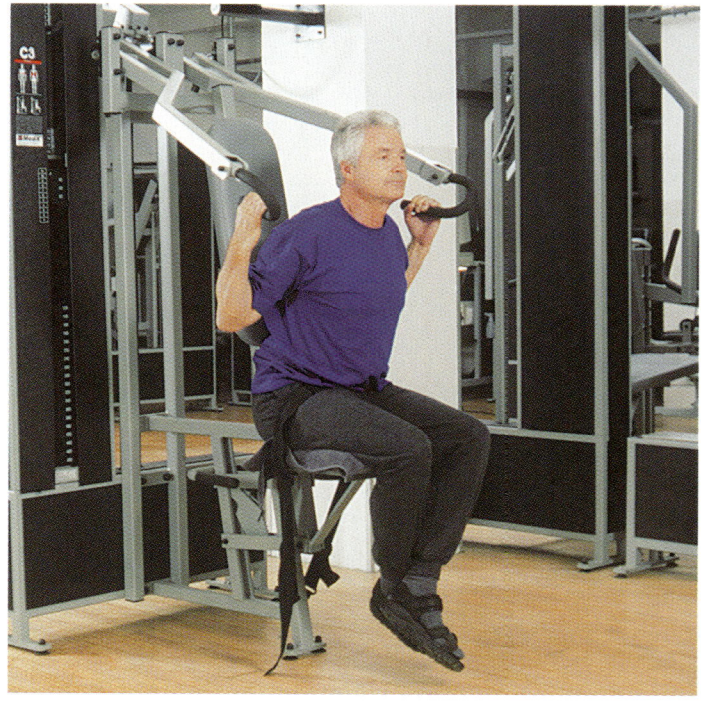

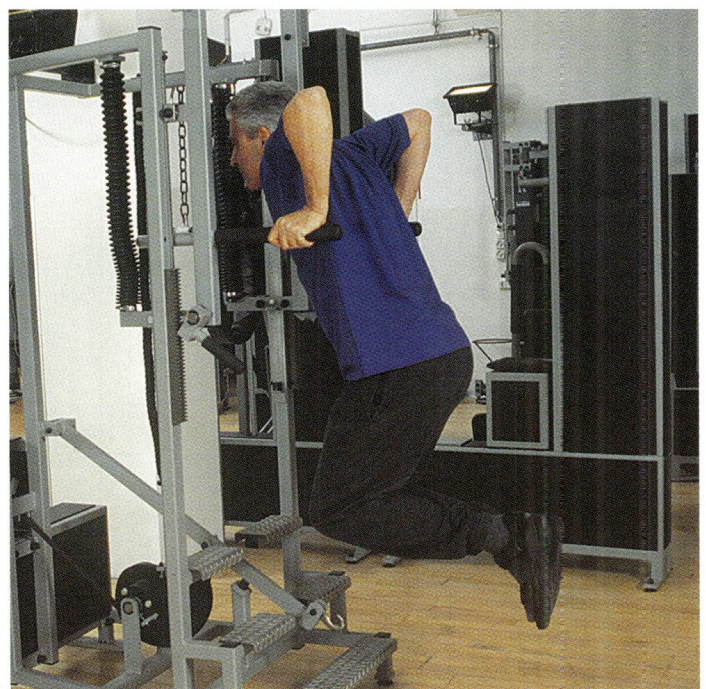

**4. Barrenstütz
(Dip)**

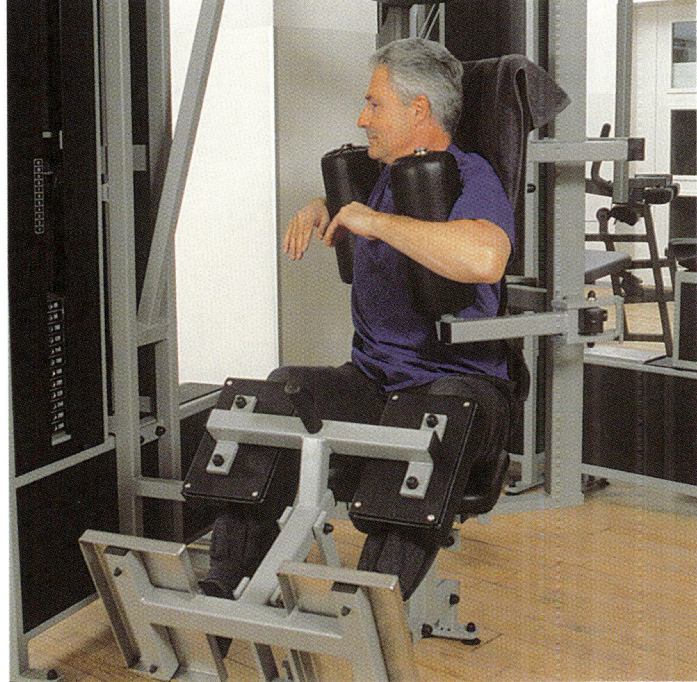

**5. Rumpfdrehung
(Rotary torso)**

der ganze Bewegungsapparat abgedeckt wird. Wie beim Korrekturprogramm, so gilt auch hier: Das Programm kann bis zehn Übungen umfassen; die hier genannten sollten jedoch auf jeden Fall dabei sein.

## Programm-Variationen

Nicht das Programm bringt den Trainingseffekt, sondern die letzten Sekunden der einzelnen Übung

„Welches ist das beste Trainingsprogramm?", oder „Machen Sie mir bitte ein neues Trainingsprogramm, das alte haut nicht mehr hin". Solche Sätze hört der Instruktor oft. Es lebt der Glaube, dass ein Programmwechsel an sich dem Fortschritt förderlich sei.

Es ist dies eines der allzu menschlichen Ausweichmanöver nach dem Muster „Ich suche meinen verlorenen Schlüssel dort, wo Licht ist, und nicht dort, wo ich ihn verloren habe." Es ist nicht das Programm, das Resultate zeitigt, sondern die einzelne Übung, genauer deren letzte Sekunden.

Die Reihenfolge der Übungen ist wichtig

Es gibt unzählige „gute" Trainingsprogramme. Das Programm dient lediglich dazu, die Übungen in eine zweckmäßige Reihenfolge zu stellen und die Ausgewogenheit zu gewährleisten, damit nicht einzelne Muskeln überfordert werden, während andere zu kurz kommen. Das ist alles. Statt dauernd das Programm zu wechseln, ist es manchmal vielversprechender, die Methode der Belastung zu variieren.

# Vorermüdungsmethode

Hier handelt es sich um eine Intensivierung des Trainings, indem zwei Übungen zu einer zusammengezogen werden. Vier Beispiele eines Vorermüdungsprogrammes sind im Folgenden dargestellt.

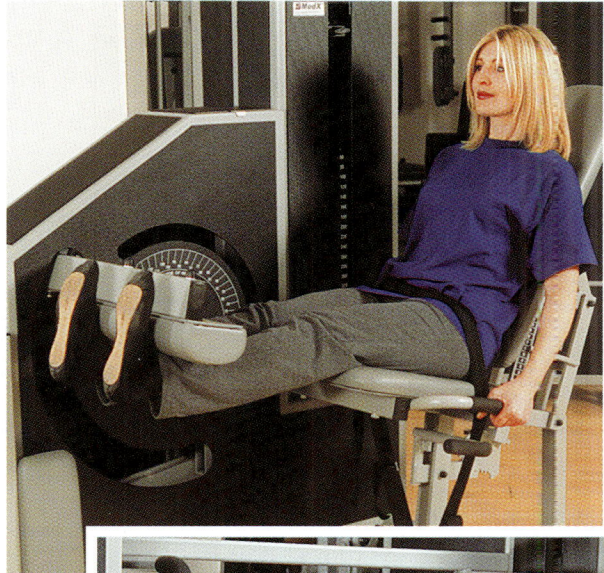

**1. Streckung im Kniegelenk (Leg extension) unmittelbar gefolgt von ...**

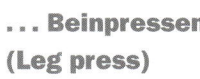

**... Beinpressen (Leg press)**

Das Vorermüdungs-
prinzip funktioniert
nur, wenn zwischen
den beiden Übungen
keine Pause ein-
geschaltet wird

Muskeln arbeiten in Schlingen. In einer solchen Schlinge
gibt es stärkere und schwächere Muskeln. Wenn Sie beispielsweise Klimmzüge ausführen, werden Sie im Bizeps
müde, weil er die Schwachstelle dieser Schlinge ist. Den
Großen Rückenmuskel, der stärkste Muskel in dieser
Schlinge, erreichen Sie damit nicht. Um die Übung Klimm-

**2. Überzug
(Pullover)
unmittelbar
gefolgt von ...**

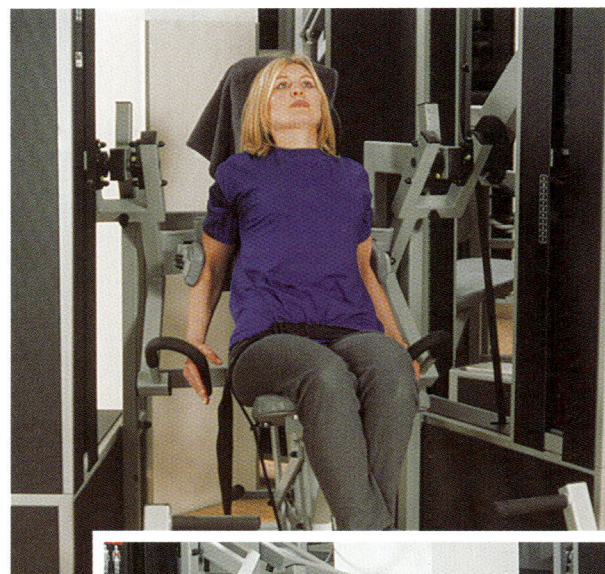

**... Armzug
(Torsoarm)**

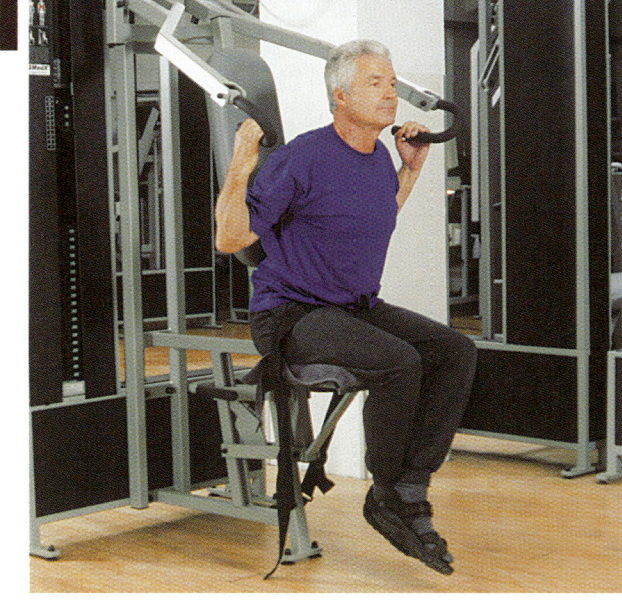

zug wirkungsvoller zu gestalten, erschöpfen Sie unmittelbar vorher den „zu starken" Großen Rückenmuskel mit der Übung Pullover. Die Methode funktioniert allerdings nur, wenn Sie zwischen den beiden Übungen keine Pause einschalten. Das Prinzip lässt sich auch auf andere Muskelgruppen übertragen.

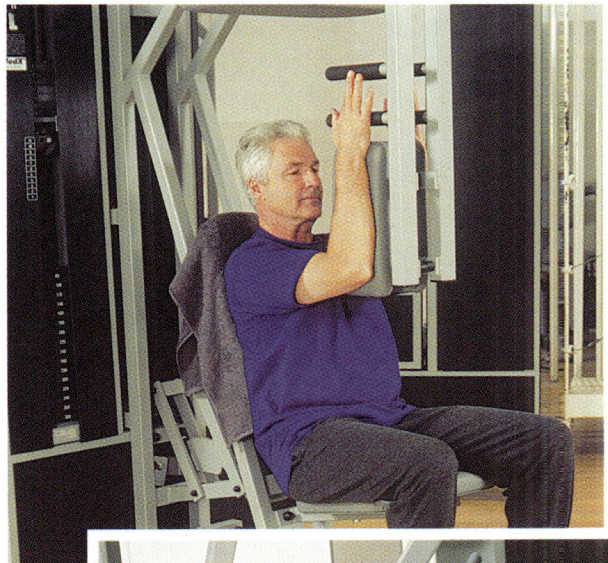

**3. Arme kreuzen (Arm cross) unmittelbar gefolgt von ...**

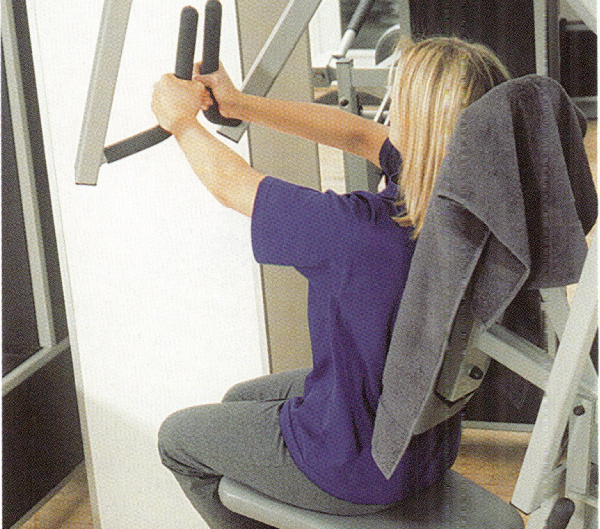

**... Brustdrücken (Chest press)**

Diese Trainingsweise ist äußerst anstrengend und kann leicht in Übertraining umschlagen. Statt ein ganzes Programm nach dieser Methode durchzuführen, ist es sinnvoller, nur eine oder zwei dieser Kombinationen in das „normale" Programm einzubauen.

**4. Seitheben (Lateral raise) unmittelbar gefolgt von ...**

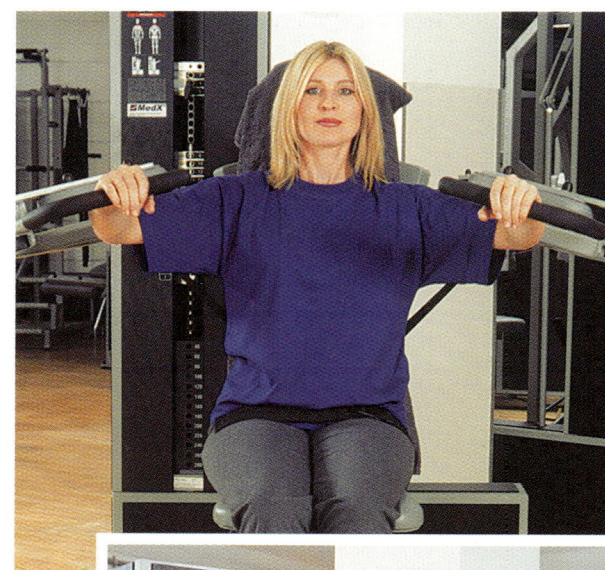

**... Nackendrücken (Neck press)**

# Negativmethode

„Negativ" nennt man die Bewegung, die das Gewicht senkt, „positiv" jene, die das Gewicht hebt. Der Energieverbrauch bei der Negativ-Bewegung beträgt nur etwa 16 Prozent dessen, was bei der Positiv-Bewegung benötigt wird. Mehreren Studien zufolge scheint diese Übungsausführung besonders wirksam zu sein. Das Training an Maschinen bietet vorzügliche Möglichkeiten, diese Tatsache zu nutzen, indem jene Übungen bevorzugt werden, die eine „rein-negative" oder eine „halb-negative" Ausführung zulassen.

Reine Negativ-Übungen sind möglich bei den Übungen Klimmzug und Barrenstütz (Dips). Bei dieser Ausführungsweise leisten Sie keine Positiv-Arbeit mit dem Oberkörper, da Sie sich über die Treppe in die Ausgangsposition begeben. Die Übung besteht somit nur im langsamen Senken des Körpers (ca. zehn Sekunden).

Die halb-negative Ausführung ist bei all jenen Maschinen möglich, die keine getrennten Hebelarme aufweisen. Die Vorgehensweise lässt sich an der Leg-Extension-Maschine aufzeigen.

Stellen Sie die Maschine auf etwa drei Viertel des Gewichts ein, das Sie bei dieser Übung (mit beiden Beinen) üblicherweise verwenden. Beginnen Sie die Übung normal, indem Sie beide Beine im Kniegelenk strecken. In der gestreckten Position überlassen Sie nun die ganze Last dem linken Bein, das andere senken Sie leicht. Der negative Teil – das Senken – wird vom linken Bein vollzogen. Führen Sie die Übung in dieser Weise zum Schluss: mit beiden Beinen hoch, senken mit dem linken Bein. Nachdem Sie das linke Bein erschöpft haben, wiederholen Sie die Übung für das rechte Bein.

Der Energieverbrauch bei der Negativmethode ist viel geringer als beim normalen Training, die Spannung höher und die Dehnung vollständiger

**171**

## Super-slow

Der Unterschied zwischen Super-slow-Training und normalem Training besteht in der Bewegungsgeschwindigkeit: statt 4–2–4 Sekunden lautet die Formel 10–1–4 Sekunden. Lediglich die positive Phase wird verlängert. Für die negative Phase bleibt es bei den üblichen vier Sekunden. Am Anfang brauchen Sie entweder einen Helfer, der die Sekunden bei jeder Wiederholung laut mitzählt, oder Sie arbeiten mit der Uhr.

Beim Super-slow-Training dauert die positive Phase zehn statt vier Sekunden

Eine Übung besteht aus vier bis sechs Wiederholungen und dauert dementsprechend 60 bis 90 Sekunden. Ein weiterer Unterschied zum normalen Training liegt darin, dass weniger Übungen möglich sind: fünf bis acht bei hundertprozentiger Intensität.

Wenn Sie von der normalen 4–2–4-Methode auf Super-slow umsteigen wollen, müssen Sie einen Widerstand wählen, der zehn bis 20 Prozent unterhalb jenem liegt, den Sie bisher verwendeten.

Bewegen Sie das Gewicht so langsam nach oben, dass Sie innerhalb von zehn Sekunden den Muskel voll kontrahieren. Versuchen Sie, nicht weniger als acht Sekunden und nicht mehr als zwölf Sekunden für die positive Ausführung zu verwenden. Halten Sie die Stellung der Kontraktion bewusst eine Sekunde und kehren Sie innerhalb der nächsten vier Sekunden so weit zur Ausgangsstellung zurück, bis Sie fühlen, wie das Gewicht den Gewichtsstock ganz leicht berührt. Wiederholen Sie den Vorgang. Wenn es Ihnen nicht mehr möglich ist, das Gewicht weiter nach oben zu bringen, ohne die Bewegung zu verfälschen, ist die Erschöpfung im Muskel erreicht! Die Gewichtserhöhung muss sorgfältig dosiert werden: jeweils ungefähr fünf Prozent. Die Super-slow-Methode verlangt und fördert Disziplin und bringt in vielen Fällen erstaunliche Resultate. Dies ist mit größter Wahrscheinlichkeit darauf zurückzuführen, dass die Isolation der arbeitenden Muskeln verbessert ist.

Die Super-slow-Methode zwingt zur korrekten Ausführung

**Die Vorteile der Super-slow-Methode:**

- korrigiert schlechte Trainingsgewohnheiten

- nutzt die volle Bewegungsreichweite

- schont Gelenke, Sehnen und Bänder, da keine Belastungsspitzen auftreten

**Die zwei Anwendungsmöglichkeiten des Super-slow-Trainings:**

**1** Benutzen Sie diese Trainingsmethode für einige Wochen bei allen Übungen als Alternative zu Ihrer konventionellen Ausführung. Viele, die diese Methode versuchten, haben sie beibehalten.

**2** Benutzen Sie die Super-slow-Methode an denjenigen Geräten, bei denen Sie sich seit längerer Zeit nicht mehr steigern konnten. Trainieren Sie mit 20 Prozent weniger Gewicht während drei aufeinanderfolgenden Trainingseinheiten. Versuchen Sie danach wieder mit Ihrer normalen Ausführungsweise das Gewicht zu steigern.

# Trainingsbuchhaltung

Es genügt nicht, das Programm „im Kopf" zu haben; man muss es auf einem geeigneten Formular aufschreiben. Es gilt jedesmal festzuhalten: das Datum und zu jeder Übung die Höhe des Widerstandes bzw. das Trainingsgewicht. Die Anzahl der Wiederholungen oder die Zeit unter Belastung aufzuschreiben, ist für klinische Zwecke sinnvoll, beim präventiven Training jedoch nicht nötig. Eine solche Buchhaltung ist auch die Grundlage für Besprechungen mit Ihrem Instruktor. Ohne sie ist er auf Vermutungen angewiesen und kann Sie nicht kompetent anleiten.

Der Trainingsplan umfasst die ausgeführten Übungen und die Gewichtshöhe von jeder Übung

## Übertraining

Zu viel Training
macht schwach

Wenn Sie dem Körper nicht ausreichend Zeit lassen, sich nach dem Training zu regenerieren, baut er ab statt auf. Zu viel Training hat denselben Effekt wie zu wenig: die Kräfte schwinden.

**Übertrainingssymptome sind:**

- Leistungsabfall

- Gewichtsverlust

- Gefühl des „Erschlagenseins" beim Aufwachen am Morgen

- Verdauungsstörungen

- Abneigung gegen eiweißhaltige Speisen wie Fleisch und Milchprodukte

- Nervosität

- Trainingsunlust

- Erkältungsanfälligkeit (Immunsystem!)

Hier hilft nur eine sofortige Trainingspause von mindestens zehn Tagen. Wenn Sie danach eine signifikante Leistungsverbesserung feststellen, wissen Sie eindeutig, dass Sie vorher zu viel trainiert hatten.

# Therapie

Die Anwendung des Krafttrainings als Therapie zeitigt ihre größten Erfolge bei Patienten mit chronischen Rückenbeschwerden, bei beginnendem Knochendichteschwund (Osteoporose) und generell bei muskulärem Ungleichgewicht (Dysbalancen).

## Chronischer Kreuzschmerz

Nach Aussage international führender Orthopäden liegt die Ursache von etwa 80 Prozent aller Rückenbeschwerden in der Schwäche der Rückenmuskulatur, genauer: der Lumbal-Extensoren. Die Universität von Florida hat bei der Erforschung der muskulären Ursachen des Rückenproblems Pionierarbeit geleistet, weil hier erstmals die Hypothese, dass die Schwäche der Rückenmuskulatur Ursache der chronischen Kreuzschmerzen sein könnte, überprüft und verifiziert wurde. Dies wurde möglich durch die Erfindung der Lumbar-Extension-Maschine durch Arthur Jones. Die Messungen der Kräfte der unteren Rückenmuskeln an Tausenden von Personen gaben ein überraschendes Bild. Die meisten Probanden – es befanden sich auch hochtrainierte Athleten darunter – verfügten über zu schwache Lumbal-Extensoren. Erstaunlich war das Ausmaß der Schwäche. Beim Training dieser Muskeln wurden Kraftsteigerungen von mehreren 100 Prozent erzielt! Die Höhe des Trainingsgewinnes ist der direkte Hinweis auf die vorangegangene Schwäche: Je untrainierter ein Muskel ist, umso trainierbarer ist er und umso größer ist sein möglicher Kraftzuwachs.

Aufgrund der umfangreichen Tests entwickelten die Wissenschaftler der Universität von Florida ein therapeutisches Konzept, das bei Patienten mit chronischen Rückenproblemen spektakuläre Resultate erzielte.

Diese Therapie dauert zwölf bis 18 Wochen bis zur Schmerzfreiheit, je einmal 20 Minuten pro Woche. Um schmerzfrei zu bleiben reicht es, wenn alle vier Wochen einmal fünf Minuten trainiert wird. Das Verfahren hat unter

*Eine zu schwache Rückenmuskulatur führt zu chronischen Kreuzschmerzen*

*Je untrainierter der Muskel, umso größer und schneller ist der mögliche Kraftzuwachs*

Für den Therapieerfolg ist die Abstimmung mit dem Patienten notwendig. Patientin und Ärztin besprechen hier die Übung in der Lumbar-Extension-Maschine.

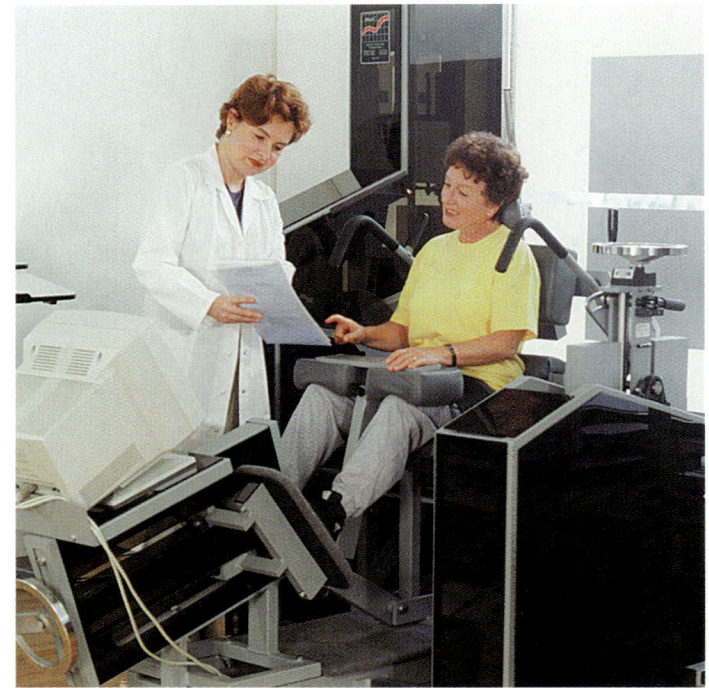

Die Rotary-Torso-Maschine wurde ebenfalls für die Behandlung von Rückenschmerzen entwickelt.

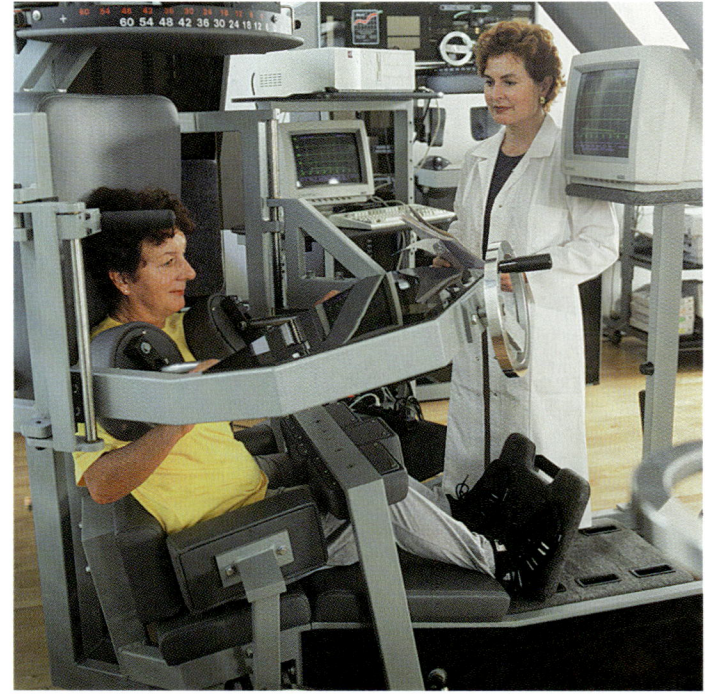

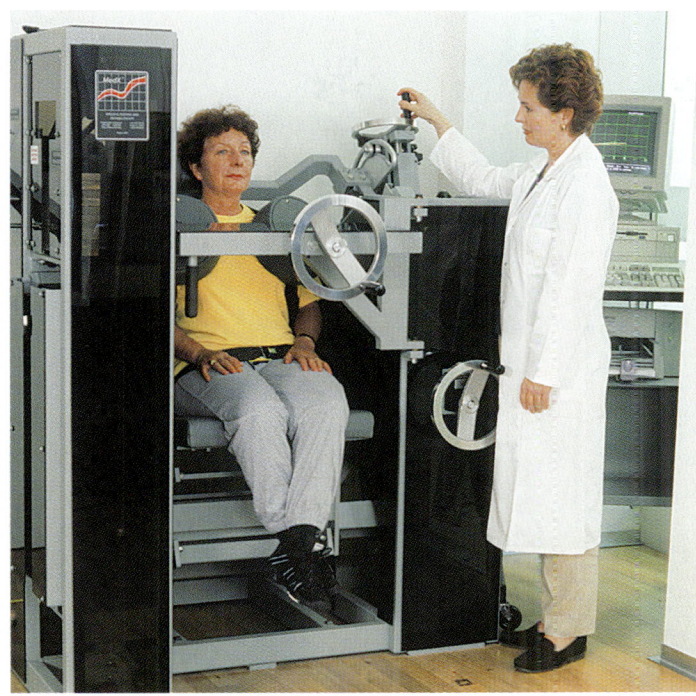

An der
Cervical-
Extension-
Maschine werden
Beschwerden der
Halswirbelsäule
behandelt.

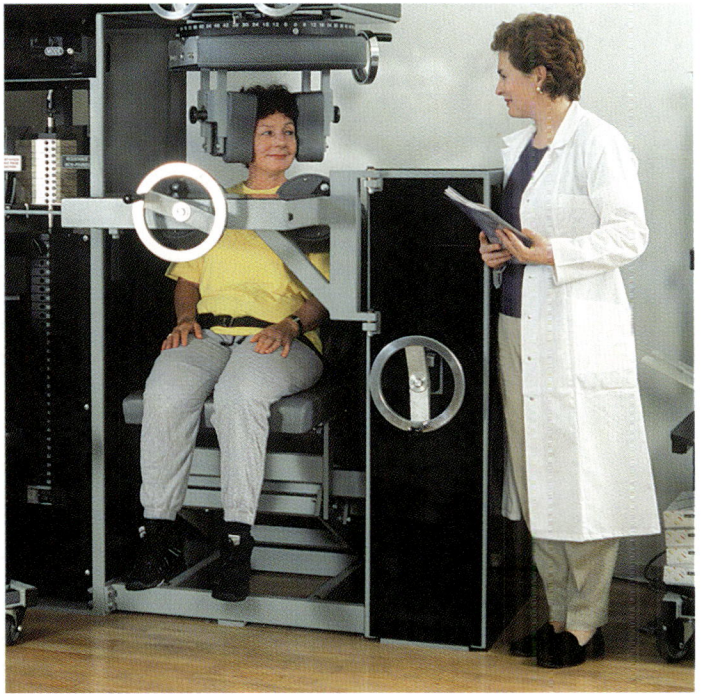

Die Rotary-Neck-
Maschine ermög-
licht Übungen zur
Stärkung der
Kopfmuskulatur.

Eine Medizinische
Kräftigungstherapie
dauert
zwölf Wochen

dem Namen Medizinische Kräftigungstherapie (MKT) in Europa Fuß gefasst. In Europa arbeiten mittlerweile über 100 Arztpraxen und Kliniken mit dieser Technik. Angesichts der Tatsache, dass jeder zweite im Alter zwischen 30 und 50 an Rückenbeschwerden leidet, sollte man annehmen, dass sich diese Therapie schnell etabliert. Dem ist nicht so. Die Stärke der Therapie – ihre Wirksamkeit – ist gleichzeitig auch ihre Schwäche, zumindest was die Geschwindigkeit ihrer Verbreitung angeht. Wie kommt das?

Die Therapie ist bei
chronischen
Rückenleiden
außerordentlich
erfolgreich

Rückenpatienten sind normalerweise Dauerpatienten. Alle Jahre zweimal – meist im Frühling und im Herbst – suchen sie ihren Arzt auf. Eine wiederkehrende, budgetierbare und deshalb beliebte Einnahmequelle für den Arzt. Spritzen, Fango-Packungen, Bäder, Massagen und andere langfristig unwirksame Maßnahmen spenden dem Patienten vorübergehend Linderung und bringen dem Arzt Geld.

Der mit MKT therapierte Patient hat aber diesen Teufelskreis verlassen. Er verschwindet vom „Rückenmarkt" und kommt nicht mehr. Seine Schmerzen sind weg, er braucht weder Arzt noch Physiotherapeut.

## Knochenschwund (Osteoporose)

Die Wirkung des Krafttrainings beschränkt sich nicht nur auf die Muskulatur. Es baut auch Knochen neu auf. Es ist – neben medikamentösen und diätetischen Maßnahmen – das Gegenmittel zu einer Krankheit, unter der jede dritte Frau nach der Menopause leidet: der Osteoporose (Knochenschwund).

Jede dritte Frau
leidet nach der
Menopause unter
Osteoporose

Bei der Osteoporose lässt die Knochendichte nach, es kommt leichter zu Knochenbrüchen. In den USA sterben mehr Frauen an den Folgen von Oberschenkelhalsbrüchen als an Brust- und Gebärmutterkrebs zusammen. In unseren Breitengraden zeigen etwa zwölf Prozent der Menschen im Röntgenbild Knochenschwund. Etwa bei einem Viertel aller Frauen über 60 Jahren ist die Osteoporose schon derart fortgeschritten, dass sich die Wirbel verformt haben.

**gesunder Wirbel**

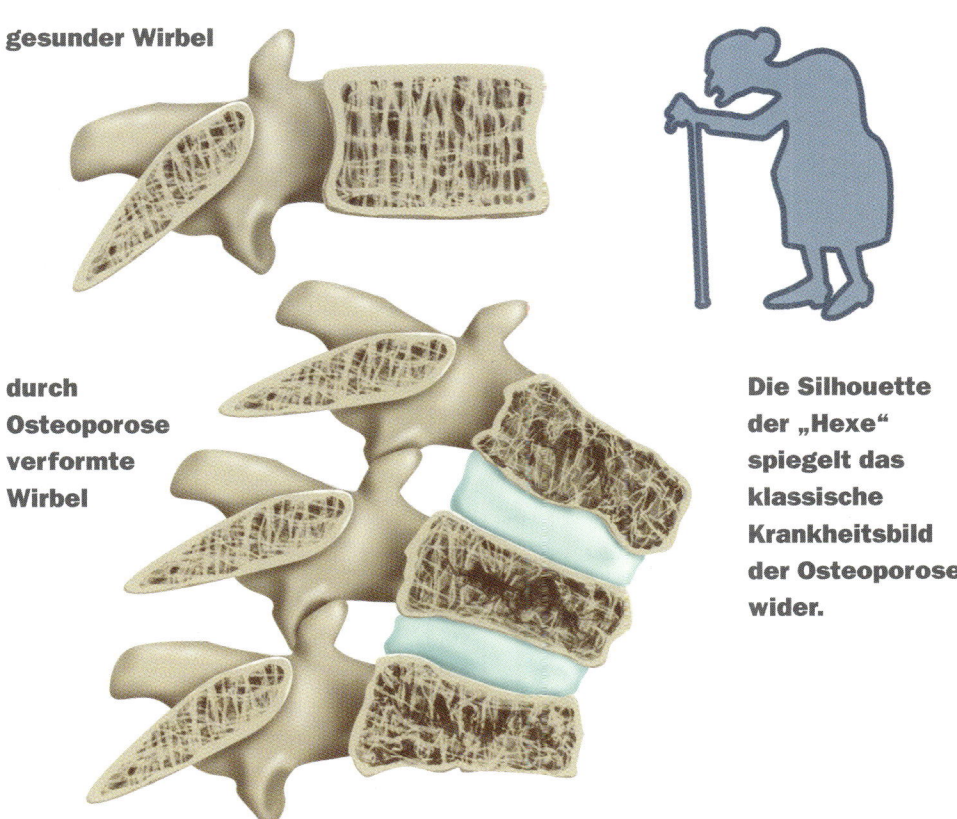

**durch Osteoporose verformte Wirbel**

Die Silhouette der „Hexe" spiegelt das klassische Krankheitsbild der Osteoporose wider.

Im Durchschnitt erkranken zwar weniger Männer an Osteoporose, aber ihre Zahl nimmt ebenfalls zu. Neben hormonellen Faktoren und Ernährungsgewohnheiten spielt der Mangel an muskulärem Widerstand eine wichtige Rolle bei ihrer Entstehung.

Krafttraining wirkt der Erkrankung entgegen, da es nicht nur die Muskeln und Sehnen entwickelt, sondern genauso die Knochen aufbaut. Am Beispiel der Osteoporose ist es am augenfälligsten, dass es uns nicht primär an Bewegung fehlt, sondern an Widerstand.

Studien zufolge hält Ausdauertraining die Osteoporose keineswegs auf. Einzig Krafttraining kann diesen Zerfall ins Gegenteil kehren.

Krafttraining ist das einzige wirksame, nicht-pharmazeutische Mittel gegen Osteoporose

## Muskuläre Dysbalancen

Unsere gesamte Muskulatur ist ein System von Abhängigkeiten. Verändert sich die Kraft eines Muskels, wirkt sich dies auf das gesamte System aus. Es gibt somit für jeden Menschen ein individuelles Gleichgewicht der Kräfte, das man als ideal bezeichnen könnte. Der Grad der Abweichung von diesem Ideal ist unterschiedlich, die Ursache ist jedoch überall dieselbe: Jene Muskeln, die durch Beruf und/oder Sport überschwellig belastet („trainiert") sind, entlasten die nunmehr relativ schwächeren Muskeln, wodurch diese noch schwächer werden. Ein Teufelskreis. Dysbalancen bilden sich allmählich und zunächst unmerklich heraus. Hand in Hand damit verändert sich die Haltung. Eine schlechte Haltung ist nicht eine schlechte Angewohnheit, sondern das Resultat unausgeglichener Muskelkräfte.

*Durch Beruf und Sport entstehen muskuläre Dysbalancen*

### Antagonistische Dsybalancen

Die Mechanik unseres Bewegungsapparates funktioniert nach demselben Prinzip, nach dem Flugzeuge gesteuert werden: Zug und Gegenzug. Was beim Flugzeug die Höhen- bzw. Seitenruder (Flügel und Schwanz) ausmachen, sind bei uns die Knochen; die Drahtseile entsprechen den Sehnen. Trotz seiner Einfachheit ist der Bewegungsapparat störungsanfällig. Muskeln haben auch im Ruhezustand einen bestimmten Spannungsgrad (Tonus). Wenn Agonist und Antagonist sich in ihrem Spannungsgrad nicht entsprechen, kommt es zur sogenannten Dysbalance, einem Ungleichgewicht der Kräfte, und damit früher oder später zu Beschwerden.

*Ein Ungleichgewicht der Muskeln untereinander führt zu Beschwerden*

Mit Krafttraining wird das Gleichgewicht wieder hergestellt, indem Agonist und Antagonist trainiert werden. Falsch wäre es, ausschließlich den „verkürzten" Muskel zu „stretchen", bis er gleich schwach ist wie sein Gegenspieler. So etwas ist Nivellierung, also Korrektur nach unten. Richtig ist es, beide Muskeln zu kräftigen, bis sich die Kraft nicht mehr steigern lässt. Der schwache Muskel holt schnell auf; der starke hat ohnehin ein geringeres Zuwachspotential. Je näher beide ihrer genetischen Grenze kommen, desto ausgeglichener wird ihr Kraftverhältnis.

## Intermuskuläre Dysbalancen

Eine weitere Form des Ungleichgewichts ist die Dysbalance in der Muskelschlinge. Eine Bewegung ist im Normalfall das Resultat der Zusammenarbeit mehrerer Muskeln, sogenannter Muskelschlingen. Die Arbeitsteilung bei der Lösung von Bewegungsaufgaben bedingt ein ausgewogenes Kräfteverhältnis der beteiligten Muskeln untereinander. Ist dieses Verhältnis gestört, spricht man von einer intermuskulären Dysbalance. Um sie zu korrigieren, gilt es, den schwachen Muskel möglichst isoliert aufzutrainieren, so dass er eben keine „Hilfe" durch die stärkeren Muskeln seiner Umgebung erhält. Hat er seine Idealkraft erreicht, ist das Ungleichgewicht behoben. Die Erfahrung zeigt, dass in den meisten Fällen das Gleichgewicht auch ohne weiteres Training erhalten bleibt, weil sich mit dem neuen Kräfteverhältnis auch die Haltung und der Bewegungsmodus in der Weise verändert, dass dieser Muskel nun eben gebraucht wird.

> Arbeiten die Muskeln bei einer Bewegung nicht mehr reibungslos zusammen, spricht man von intermuskulären Dysbalancen

Bei chronischen Kreuzschmerzen liegt meistens eine intermuskuläre Dysbalance vor. Das Aufrichten des Rumpfes wird im wesentlichen von zwei Muskelgruppen bewerkstelligt: dem Großen Gesäßmuskel und den Rückenstreckern. Zu letzteren gehören auch die sogenannten autochthonen Rückenmuskeln an der Wirbelsäule. In den meisten Fällen liegt eine Schwäche der Rückenstrecker im Verhältnis zu den Kräften des Großen Gesäßmuskels vor. Unglücklicherweise verändern wir unbewusst unsere Haltung und unsere Bewegungsweise so, dass der Gesäßmuskel zunehmend die Aufgaben der Rückenstrecker übernimmt, wodurch letztere mangels Spannungsreizen immer schwächer werden. Ein Teufelskreis, den aufzubrechen allein mit der isolierten Kräftigung der Rückenstrecker (unter völliger Ausschaltung der Gesäßmuskeln) möglich ist.

> Wir neigen dazu, die schwachen Muskeln auf Kosten der starken zu entlasten

## Intramuskuläre Dysbalancen

Die verbreitetste Dysbalance ist jene im Muskel selbst: die intramuskuläre Dysbalance. Sie ist in der Fachwelt noch weitgehend unbekannt, weil es die Werkzeuge, um sie zu diagnostizieren, noch nicht lange gibt. Diese Form des Ungleichgewichts findet sich im Muskel selbst, also nicht, wie bei den beiden anderen Dysbalancen, im Verhältnis bestimmter Muskeln zueinander. Intramuskuläre Dysbalancen sind das Ergebnis unserer Alltagsbelastungen durch Beruf und Sport, die stets nur einen Bruchteil unseres Bewegungsspektrums erfassen, das heißt „trainieren".

Mittlerweile liegen zumindest für die Lenden- und Halswirbelsäule normative Daten darüber vor, welche Kräfte die Muskeln in welchen Bewegungswinkeln aufweisen sollten.

## Patientenbeispiel

Aus den USA wird von der erfolgreichen Anwendung der Medizinischen Kräftigungstherapie für die Halsmuskulatur zur Behandlung bestimmter Kiefererkrankungen berichtet. Mit fortschreitender Forschung weitet sich offensichtlich das Wirkungsspektrum des Krafttrainings. Dies ist nicht verwunderlich. Wir wachsen am Widerstand. Bleibt er aus, verkümmern wir. Schmerzen stellen sich ein, wir weichen Anstrengungen aus und werden noch schwächer.

So erholt sich beispielsweise eine verletzte Schulter, die nicht stillgelegt wird, innerhalb von 18 Tagen; wird sie für sieben Tage stillgelegt, benötigt die Heilung 52 Tage. Wenn sie 14 Tage stillgelegt wird, dauert die Erholung 121 Tage und bei einer Stillegung von 21 Tagen erholt sie sich erst nach 300 Tagen (Journal of Bone and Joint Surgery, 35B:521–539, 1953).

Ist- und Sollkraftkurven bei Beginn der Therapie. Die Patientin ist Ärztin, 49 Jahre alt, Wasserskifahrerin, hatte jahrelang chronische Rückenschmerzen mit Ausstrahlungen in die Beine. Es wurden 18 Behandlungen an der Lumbar-Extension-Maschine von MedX durchgeführt. Die

Patientin ist heute schmerzfrei. Interessant an diesem Beispiel ist der S-förmige Kraftkurvenverlauf beim ersten Test. Er ist geradezu ein Hinweis auf die Sportart der

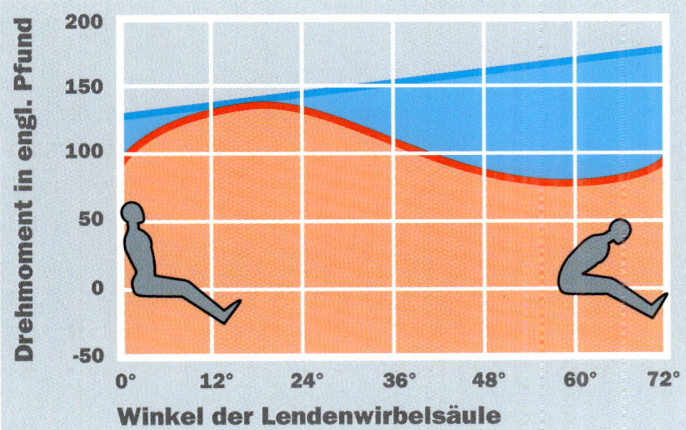

Patientin. Wasserskifahren belastet und trainiert die unteren Rückenmuskeln in eben der Position, in der die Patientin die größte Kraft aufweist. Die gerade Linie darüber zeigt den Soll-Verlauf auf diesem Kraftniveau.

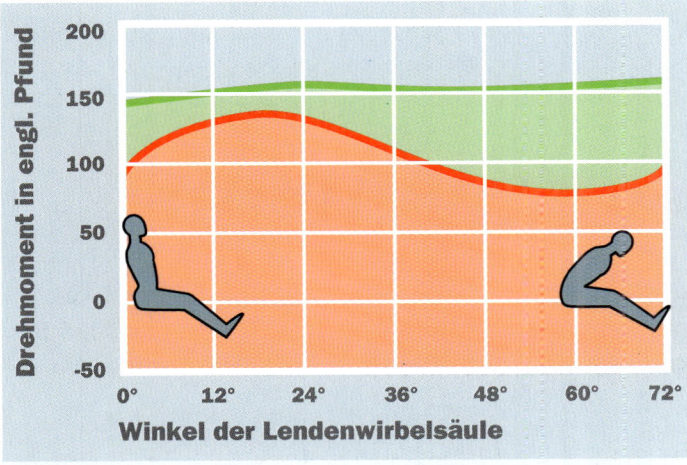

Kraftkurven bei Beginn (unten) und am Schluss der Therapie (oben). Die Kraft ist insgesamt beträchtlich gestiegen, die intramuskuläre Dysbalance ist weitgehend korrigiert, die Schmerzen sind weg.

# Flankierende Maßnahmen

„Was kann ich sonst noch tun?", lautet eine stets wiederkehrende Frage von Menschen, die den Trainingsfortschritt beschleunigen möchten. Was immer wieder erstaunt, ist die schnelle, zumindest verbale, Bereitschaft, Veränderungen im Lebensstil vorzunehmen, als da sind: Umstellung der Ernährung, Änderungen der Schlafgewohnheiten, Erlernen und Ausüben von Sportarten oder anderen neuen Aktivitäten als Ergänzung zum Krafttraining. Hinter dieser manchmal etwas plötzlichen Unruhe steht der Wunsch, nunmehr ein ganz anderer Mensch zu werden, sozusagen das Ideal seiner selbst. Und dies ganz schnell.

Biologische Prozesse lassen sich kaum beschleunigen, jedoch verzögern

So geht es nicht. Biologische Prozesse brauchen Zeit. Mit Ihrem genetischen Rüstzeug, Ihren Stärken und Schwächen haben Sie bis heute gelebt und damit werden Sie weiter leben. Sie sind, der/die Sie sind. Aber Sie können – wie wir gesehen haben – einen wesentlichen Faktor Ihrer Lebensqualität beeinflussen: die Kraft. Dazu ist Training und etwas Beharrlichkeit erforderlich. Mehr nicht. Natürlich benötigen Sie eine sogenannte ausgeglichene Ernährung, genügend Schlaf, ein psychosoziales Umfeld, in dem Sie sich wohl fühlen. Aber Sie brauchen nichts umzustellen außer Ihren Zeitplan, indem Sie pro Woche zwei Trainingsstunden einplanen.

Auf einige Punkte lohnt es sich jedoch, genauer einzugehen. Nicht um Möglichkeiten zu finden, Ihren Trainingsfortschritt zu beschleunigen, sondern um zu verhindern, dass er durch Defizite irgendwelcher Art verzögert wird.

## Ernährung

Der trainierte Muskel ist wasserreicher als der untrainierte

Zu diesem Thema gibt es umfangreiche Literatur. Das Wissen, wie viel wir an Eiweiß, Fett, Kohlehydraten, Vitaminen, Mineralstoffen und Spurenelementen benötigen, ist heute beinahe schon Allgemeingut. Wenn Sie an genauen Angaben interessiert sind, kaufen Sie sich am besten die Broschüre „Empfehlungen für die Nährstoffzufuhr" der Deutschen Gesellschaft für Ernährung. Krafttraining erfordert jedoch keine Spezialernährung, weder quantitativ noch qualitativ.

Besondere Aufmerksamkeit im Zusammenhang mit dem Krafttraining verdient jedoch das Wasser. Muskeln bestehen zu 70 bis 80 Prozent aus Wasser. Je trainierter, desto wasserreicher. Während des Trainings besteht ein erhöhter Wasserbedarf an der Peripherie, vornehmlich in den Muskeln. Es ist sinnvoll, vor, während und nach dem Training Wasser etwas „über den Durst" zu trinken, da unser Durstgefühl nicht immer zuverlässig reagiert. Vorzugsweise sollte das Wasser kalt sein. Insbesondere dann, wenn Sie Fett abnehmen möchten. Kaltes Wasser entzieht dem Körper Kalorien. Natürlich richtet sich der Wasserbedarf nach der Lufttemperatur. Bei den durchschnittlichen Bedingungen in Mitteleuropa liegt der Wasserbedarf für einen Erwachsenen bei etwa 30 ml/kg und Tag. Zu viel Wasser schadet nicht, zu wenig jedoch führt schnell zu schwerwiegenden Schäden.

*Kaltes Wasser entzieht dem Körper Kalorien*

Für Rotwein trifft das Gegenteil zu. Trotzdem ist er zu empfehlen: ein (1!) Glas täglich. Tatsächlich hat die neuere Forschung eindeutig erwiesen, dass damit das Risiko für Kreislauferkrankungen gesenkt werden kann.

Wenn Sie abnehmen möchten, reduzieren Sie einfach den Kohlehydratanteil Ihrer Mahlzeiten zugunsten des Eiweißanteils. Wichtig ist, dass Sie während der Gewichtsabnahme Ihr Training weiterführen, da Sie sonst vor allem Muskeln statt Fett verlieren.

*Zum Abnehmen sollte die Kohlehydrataufnahme eingeschränkt werden*

# UV-Strahlung

UV-Strahlung scheint die Kraftentwicklung positiv zu beeinflussen. Im doppelten Blindversuch konnte die im Winter verringerte Trainierbarkeit der Muskeln auf das Niveau der Sommertrainierbarkeit angehoben werden, wenn die Probanden regelmäßiger Höhensonnebestrahlung ausgesetzt wurden. Dieser Effekt wird jedoch nur dann erzielt, wenn die Bestrahlung erythemwirksam ist, d. h. es zu einer

Richtig dosiertes
Sonnenlicht kann
das Training positiv
beeinflussen

leichten Hautrötung kommt, allerdings nicht zu einem Sonnenbrand. Die Bräunungsanlagen in den kommerziellen Sonnenstudios sind dazu nicht geeignet, da deren Strahlenspektrum die Bräunung, nicht aber die Rötung bewirkt.

## Trainingsbekleidung

Zweck der Bekleidung ist der Schutz vor Kälte und vor übermäßiger UV-Strahlung. Bei der Trainingsbekleidung sollten Sie besonders darauf achten, dass Sie sich darin uneingeschränkt bewegen können. Eng anliegende Kleider beeinträchtigen die Luftzirkulation auf der Hautoberfläche.

Hohe Sportschuhe schränken die Beweglichkeit im Fußgelenk ein. Sie leihen dem Gelenk jene Stabilität, die ihm eigentlich seine Muskeln geben sollten. Wer öfters solche Schuhe trägt, schwächt jene Muskeln, die das Fußgelenk betätigen. Turnschuhe sind unzweckmäßig. Sie verhindern den Abfluss von Körperwärme. Ideal sind dünne Gymnastik- oder Geräteschuhe sowie Sandalen („Clarks", „Birkenstock"). Das Gelenk ist frei bewegbar und der Fuß kann unbehindert Körperwärme abgeben.

Eng anliegende
Trainingsanzüge
sind ungeeignet

Je leichter die Trainingsbekleidung, desto besser. Ziehen Sie dünnes Material vor, am besten Baumwolle oder Seide. Meiden Sie die dicken Jogging-Anzüge oder hautenge Bodys. Sie sollen die Wärme nicht speichern, sondern loswerden. Gummizüge behindern die Luftzirkulation zwischen Körperoberfläche und Kleidung; auch empfindet man ihren Druck unangenehm. Damit die Hose nicht rutscht, ist lediglich eine eingelassene Schnur im Bund notwendig. Die Hose soll auf den Beckenknochen aufliegen und nicht den Bauch zusammenschnüren und die Atmung behindern. Farben haben eine psychologische Wirkung. Helle Farben stimmen heiter, dunkle machen ernst. Die Wärmeverteilung des Körpers gerät bei körperlichen Anstrengungen etwas durcheinander. Bestimmte Körperstellen können vorübergehend unterversorgt werden zugunsten anderer. Halten Sie zwei kritische Stellen stets bedeckt: die Schulterregion und die Nierengegend. Beide reagieren empfindlich auf Luftzug und Unterkühlung. Bei den Schultern äußert sich dies in einer verstärkten Bereitschaft zu rheumatischen Beschwerden, bei den Nieren in einem erhöhten Entzündungsrisiko. Das zweckmäßige Oberteil sollte am Rücken ausreichend lang sein, einen weiten Halsausschnitt haben und die Oberarme bis an die Ellbogen bedecken.

Die Wärmeverteilung gerät beim Training etwas durcheinander

## Selbstwahrnehmung

Gemeint sind Therapiemethoden wie z. B. jene von Feldenkrais oder Alexander. Beide Methoden führen zu einem bewussten Umgang mit dem Körper und damit zu einer Erhöhung der Selbstwahrnehmung („awareness"). Wenn Sie beim Training Schwierigkeiten haben, bestimmte Muskeln zu isolieren, kann ein solcher Kurs hilfreich sein. In allen größeren Städten gibt es Therapeuten, die solche Kurse anbieten.

Eine bessere Selbstwahrnehmung hilft beim Training

# Der Beruf des Krafttrainers

Trainer in Sportstudios haben meistens eine sportliche Vergangenheit, sowohl theoretischer wie auch praktischer Natur. Sport und Krafttraining haben jedoch grundsätzlich verschiedene Ziele: Sport ist Gebrauch und Verbrauch der Kräfte zum Zweck des Sieges. Gesundheitliche Überlegungen stehen an zweiter Stelle oder spielen im höheren Leistungssegment überhaupt keine Rolle mehr. Dort dient das Krafttraining ausschließlich der Sportvorbereitung.

Leistungsorientierung führt zu schlechteren Ergebnissen

Gesundheitsorientiertes Krafttraining zielt jedoch nicht auf Leistung, sondern auf Optimierung der physikalischen Daseinsbedingungen. Dieser Unterschied muss in der Ausbildung zum Krafttrainer herausgearbeitet und thematisiert werden. Wird die für den Sport typische Leistungsorientierung beibehalten, führt dies unweigerlich zu einer Verschlechterung des Trainingsstils und damit zu einer Verminderung des Trainingseffektes.

Auch beschränkt sich das gesundheitsorientierte Krafttraining nicht auf den relativ engen Kreis von Sportlern, sondern zielt auf eine sehr viel größere Gruppe: „normale" Menschen, die ihrem Beruf nachgehen und kaum sportliche Ambitionen hegen. Menschen, deren Interessenschwerpunkte nicht beim Körpertraining liegen, sondern die lediglich ihren Körper gesund halten wollen.

Bei der Ausbildung im therapeutischen Bereich spielt Krafttraining keine Rolle

Es gibt aber auch Krafttrainer, die als Arzt, Krankengymnast oder Heilpraktiker ausgebildet sind oder aus einem anderen therapeutischen Beruf kommen. Dadurch ergibt sich häufig ein Problem. Obwohl die Ausbildung dieser Berufsangehörigen – wie übrigens auch das Medizinstudium – kaum etwas zum Thema Kraftentwicklung beinhaltet, besteht hier eine seltsame Voreingenommenheit im Sinne von „ich weiß schon". „Ich sollte eigentlich wissen", wäre angemessener. Denn Krafttraining als Therapeutikum bedeutet auf dem Gebiet der Heilkunde einen Paradigmenwechsel. Allzu gerne möchte der therapeutisch Geschulte im Krafttraining lediglich eine Ergänzung zu bestehenden Verfahren sehen. Einige von diesen Verfahren sind in Wirklichkeit durch das Krafttraining obsolet geworden, werden aber aus arbeitspolitischen Gründen nicht aufgegeben. Der permanente Umgang mit kranken Menschen verleitet dazu, das Prinzip der Schonung auch dort anzuwenden, wo es nicht mehr angebracht ist, z. B. bei chronischen Rückenleiden. Schmerzen sind eine äußerst subjektive Angelegenheit. Was der eine als Muskelschmerz interpretiert, ist für den anderen ein leichter Muskelkater, verbunden mit dem angenehmen Gefühl „etwas getan zu haben". Der therapeutisch arbeitende Krafttrainer muss eigene Trainingserfahrung aufweisen. Nur so ist er fähig, bei seinen Patienten zwischen „gutem" und „bösem" Schmerz zu unterscheiden. Dass jeder Therapeut selbst trainiert, darf wohl als selbstverständlich vorausgesetzt werden.

Der therapeutisch arbeitende Krafttrainer sollte immer auch selbst trainieren

Eine gründliche und standardisierte Zusatzausbildung ist sowohl für präventiv wie therapeutisch arbeitende Trainer unerlässlich, ungeachtet des individuellen Bildungshintergrundes.

## Hilfe zur Selbsthilfe statt Abhängigkeit

Ein Trainer erklärte mir einmal stolz, dass „seine" Kunden immer zu ihm möchten, ja, dass sie gar ohne seine Anwesenheit nicht trainieren mögen. „Da machst du etwas grundsätzlich falsch", war meine Antwort, die ihn nicht wenig erstaunte.

In der Tat glauben viele Trainer, sie müssten ihre Kunden (oder Schüler) mit viel Lob und anderen Belohnungen motivieren. Ohne Zweifel sind Freundlichkeit und Einfühlsamkeit in jedem Fall sinnvoller als ein mürrischer Umgang. Jedoch bedarf diese Methode extrinsischer Motivation stets neuer und stärkerer Reize, da sich diese schnell abnützen. Sie kultiviert die Abhängigkeit vom Trainer und überfordert diesen schließlich. Hier liegt ein Hauptgrund über die Klage vieler Trainer, dass sie „ausgebrannt" wären. Ein sogenannter Personaltrainer (Privattrainer) klagte mir, dass er für seine Kunden immer neue „Tricks" erfinden müsse um ihre Motivation zu erhalten. Seine Bemü-

Manche Trainer pflegen ein Abhängigkeitsverhältnis zu ihren Kunden

hungen, bei den Kunden etwas Selbständigkeit zu entwickeln, scheitern daran, dass diese auf „umfassende Betreuung" Wert legen, wofür sie schließlich bezahlen.

In der Erziehung von Tieren ist die Methode extrinsischer Motivation die einzig mögliche, weil beim Tier keine Denkprozesse – die Voraussetzung für eine intrinsische Motivation – ausgelöst werden können. Dabei muss klar sein, dass auch das Einflößen von Furcht zur extrinsischen Motivationsmethode gehört.

Die Meisterschaft als Trainer hat vielleicht der erreicht, dem es gelingt, im Schüler jenes heilige Feuer zu entfachen, das vorhält und sich selbst nährt. Kurz: Der erfolgreiche Trainer macht sich überflüssig, indem er bei seinen Schülern eine intrinsische Dauermotivation in Gang setzt.

*Der gute Trainer macht sich überflüssig*

## Die Befriedigung im Trainerberuf

Wodurch intrinsische Motivation entsteht und wie sie umgesetzt wird, sollte Gegenstand der Krafttrainerausbildung sein. Im Unterschied beispielsweise zu Skilaufen, Tennis oder anderen körperlich betonten Freizeitvergnügen, ist Krafttraining kein unmittelbarer Genuss. Die Idee des Krafttrainings lebt allein von der Einsicht in seine Notwendigkeit. Die Verankerung dieser Einsicht im Trainierenden – im Sinne einer Moral – ist die Aufgabe eines verantwortungsbewussten Trainers.

*Statt dauernd Neues zu bieten, ist es sinnvoller, immer wieder auf die Grundlagen zurückzuführen*

Dies bedeutet eben nicht, stets mit Neuem aufzuwarten, sondern immer wieder auf die Grundlagen zurückzuführen – also Wiederholung. Dies ist nicht nur weniger anstrengend für den Trainer, sondern auch befriedigender: Der Schüler löst sich von ihm, die Saat geht auf. Der Trainer hat ihm etwas vermittelt, wovon er ein Leben lang zehren wird.

# Irrtümer und Vorurteile

Irrtümer werden von Generation zu Generation weitergegeben, Vorurteile stets von neuem kultiviert. Nur selten werden einmal gemachte Aussagen hinterfragt. Die folgende Liste enthält eine kleine Auswahl an Irrtümern und Vorurteilen auf dem Gebiet des Krafttrainings, aber auch der Körperkultur allgemein.

## 1 Krafttraining ist Sport

Sport ist Gebrauch und Verbrauch von Kräften in Spiel und Wettkampf. Krafttraining ist Aufbau und Wartung des Bewegungsapparates zur Erhaltung seiner Funktionsfähigkeit.

## 2 Krafttraining ist gefährlicher als andere Aktivitäten

Produktives Training ist anstrengend. Der Körper wird Belastungsspitzen ausgesetzt, wobei gesundheitliche Mängel akut werden können. Wer bezüglich seines Gesundheitszustandes im Zweifel ist, sollte deshalb vor Aufnahme des Krafttrainings einen Arzt konsultieren. Diese Empfehlung steht jedoch nicht im Widerspruch zu der Tatsache, dass korrektes Krafttraining für den gesunden Menschen – im Gegensatz zu den meisten Sportarten – nahezu risikolos ist. Selbst eine alltägliche Tätigkeit wie schnelles Treppabgehen weist Belastungsspitzen und damit Risiken auf, die Sie beim korrekten Krafttraining nie erreichen. Wenn beim Krafttraining Schäden auftreten, sind sie entweder auf versteckte gesundheitliche Mängel zurückzuführen, die unter Belastung eben zum Vorschein kommen, oder auf eine „schnellkräftige" oder gar „explosive" Bewegungsweise, wie sie in der Sportvorbereitung unsinnigerweise noch vielerorts empfohlen wird.

Krafttraining ist für Gesunde ohne Risiko

## 3 Schwitzen reinigt und entschlackt

Schwitzen hat nur eine Funktion: Es schützt vor Überhitzung, indem es die Körperoberfläche kühlt. Es bewahrt weder vor Erkältungen, noch „reinigt" es die Poren. Auch hilft es nicht, irgendwelche Giftstoffe oder Schla-

Dass Schwitzen gesund sei, ist ein Irrglaube

cken (so etwas gibt es nicht) aus dem Körper zu entfernen. Starkes Schwitzen schwächt vor allem die Muskeln, die zu über 70 Prozent aus Wasser bestehen. Um Überhitzung zu vermeiden, soll man sich zum Training nicht allzu warm anziehen. Die ideale Raumtemperatur für das Krafttraining liegt unter 20 Grad Celsius.

## 4 Jede Sportart braucht ihr besonderes Krafttraining

Dies stimmt nur insofern, als die Übungsauswahl jene Muskeln besonders berücksichtigt, die im Wettkampf gefordert sind. Falsch jedoch ist das Verfahren, sportliche Bewegungsabläufe unter Belastung zu imitieren (Hochsprung mit Gewichtsweste, Üben des Sprintstarts gegen den Widerstand eines Gummizuges, „Heavy-Hands"-Hanteln zum Laufen, Kugelstoßen mit einer überschweren Kugel usw.). Solche Übungen schaffen ein neues, von der Originalbewegung mehr oder weniger – in jedem Falle aber – abweichendes Erinnerungsbild. Damit ist die Gefahr einer Entgleisung, also einer Störung des richtigen Bewegungsablaufs im Wettkampf gegeben. Sportart-spezifische Bewegungen sollten ausschließlich unter Wettkampfbedingungen geübt werden, d. h. mit der Sportart selbst. Mit anderen Worten: Für den Fußballer ist Fußballspielen die beste Übung, für den Skifahrer Skifahren usw.

Ich habe während 15 Jahren Hunderte von Leistungs- und Hochleistungssportlern trainiert, darunter mindestens 20 Olympiasieger und/oder Weltmeister so verschiedener Sportarten wie Schießen, Bobsleigh, Ski alpin, Eisschnelllauf, Tennis, Judo, Karate, Radsport, Reiten, Motorradsport ... – alle mit nur geringfügig unterschiedlichen Trainingsprogrammen. Die Prinzipien, nach denen trainiert wurde, waren zu 100 Prozent identisch: von den großen zu den kleinen Muskeln, langsame Bewegungsausführung, kleiner Trainingsumfang.

Sportliche Bewegungsabläufe gegen Widerstände zu üben ist eine Torheit

## 5 Schnelle Bewegungen beim Krafttraining machen mich schneller

Schnelle Bewegungen im Krafttraining sind gefährlich und unproduktiv. Gefährlich, weil in der Auffangphase Belastungsspitzen auftreten, die bald einmal über die Bruchlastgrenze der Sehnen zu liegen kommen, unproduktiv, weil die Zeitdauer dieser Belastungsspitzen zu kurz ist, um einen Reiz zu setzen, und der Rest der Bewegung durch die Beschleunigung des Gewichts (Eigenwucht) keine Belastung mehr für den Muskel darstellt.

Trainer, die den ihnen anvertrauten Menschen empfehlen, mit Zusatzlasten zum Körpergewicht von Tischen oder Bänken herunterzuspringen, sollten strafrechtlich verfolgt werden.

*Schnelle Bewegungen beim Krafttraining sind nutzlos und gefährlich*

## 6 Die letzte Wiederholung ist gefährlich

Nein, die erste ist gefährlich, wenn sie nicht bewusst langsam ausgeführt wird. Am Anfang sind die Muskeln noch frisch und stark. Sie sind fähig, unmittelbar hohe Spannungen zu erzeugen. Bei den letzten Wiederholungen ist der Muskel zu schwach, um Schaden zu stiften. Die letzten Wiederholungen bzw. Sekunden sind aber die produktiven, weil erst hier die sogenannte Reizschwelle überschritten wird.

*Der Trainingsreiz erfolgt in den letzten Sekunden einer Übung*

## 7 Erst Masse, dann Definition

Muskelmasse bewirkt Definition. Je mehr Muskelmasse, umso definierter erscheint der Körper. Der gern bemühte Vergleich mit dem Marmorblock, der vom Bildhauer geformt (definiert) wird, ist völlig unzutreffend, Fett kann nicht herausgemeißelt werden, höchstens herausgehungert. Hinzu kommt, dass der Fettabbau nicht auf ein bestimmtes Ziel hin gesteuert werden kann. Das Postulat „Nehmen Sie dort ab, wo Sie es wünschen!" ist Unfug. Fettspeicherung und Fettabbau folgen in ihrem Verlauf einem genetisch festgelegten Programm.

## 8 Muskelkater wird durch Milchsäure verursacht

Muskelkater ist ein harmloses vorübergehendes Phänomen

Beim Muskelkater handelt es sich um einen durch winzige Muskelfaser-Risse verursachten, entzündlichen und rasch vorübergehenden Prozess. Obwohl harmlos, kann Muskelkater lästig sein. Er entsteht durch Dehnung unter hoher Belastung (z. B. beim Bergablaufen), nicht durch Kontraktion. Stretching, Wärmeanwendungen oder Salben können den Muskelkater nicht verhindern oder lindern.

## 9 Starke Muskeln machen langsam

Mehr Kraft ermöglicht schnellere Bewegungen

Die Bewegungsgeschwindigkeit ist im wesentlichen abhängig von der verfügbaren Kraft einerseits und vom Grad der Koordination, des Könnens. Kräftigere Muskeln befähigen zu schnelleren Bewegungen, sofern die Koordination mitzieht. Wenn es an letzterer fehlt, kann die Kraft nicht genutzt werden. Aber sie macht auch nicht langsam.

## 10 Starke Muskeln machen unbeweglich

Selbst überdimensionierte Muskeln behindern die Beweglichkeit keineswegs. Im Gegenteil: Mit Belastung werden größere Dehnungswinkel erreicht als ohne. Korrektes Krafttraining erhöht also die Beweglichkeit.

## 11 Zum Krafttraining gehören Eiweißkonzentrate

Unsere Nahrung enthält mehr als genug Eiweiß

Der Proteinbedarf ist bei Muskelwachstum nur geringfügig erhöht. Da in den Industriestaaten der durchschnittliche Eiweißkonsum ohnehin weit über dem Bedarf liegt, kommt es hier keineswegs zu einem Engpass. Viel wichtiger ist der erhöhte Bedarf an Wasser, da die Muskeln zu über 70 Prozent aus Wasser bestehen und die Stoffwechselvorgänge – also auch der Muskelaufbau – an das reichliche Vorhandensein von Wasser gebunden sind.

## 12 Frauen müssen anders trainieren als Männer

Frauen haben grundsätzlich qualitativ (wenngleich auch nicht quantitativ) die gleichen Muskeln wie Männer und unterliegen denselben physiologischen Gesetzmäßigkeiten. Es besteht deshalb kein Grund dafür, weshalb Frauen anders trainieren sollten.

## 13 Bauchtraining gegen Bauchspeck

Fettabbau vollzieht sich nur durch eine negative Kalorienbilanz. Die Abfolge, in der Fettdepots abgebaut werden, ist individuell festgelegt. Das sich zufällig in der Nähe des Muskels befindende Fett bleibt weitgehend unbeeinflusst. Also: Training der Bauchmuskulatur bewirkt genauso viel oder wenig Abnehmen am Bauch wie Training des Großen Gesäßmuskels.

*Mit Übungen können lokale Fettdepots nicht beeinflusst werden*

## 14 Wer den Willen hat, kann in jeder Sportart Erfolg haben

Man kann nicht Athleten „machen", man kann sie nur noch besser machen. Gemacht sind sie nämlich schon – durch ihre genetische Ausstattung

Es mag jemand den eisernen Willen haben, einer der besten Basketballspieler zu werden. Wenn er jedoch das Pech hat, nur 165 cm groß zu sein, nützt ihm der Wille gar nichts: Er wird auf dem Spielfeld übergangen. Selbst im engeren Bereich des Kraftsports sind die Unterschiede gewaltig. So haben etwa der ideale Gewichtheber und der ideale Bodybuilder völlig entgegengesetzte Proportionen.

Lassen Sie jeden der beiden zusätzlich zehn Kilo Muskelmasse aufbauen und Sie haben einen noch besseren

*Sportliche Spitzenleistungen sind vor allem auf genetische Ausstattung, weniger auf Training zurückzuführen*

| Der ideale Gewichtheber | Der ideale Bodybuilder |
|---|---|
| kurze Beine | lange Beine |
| kurze Arme | lange Arme |
| langer Torso | kurzer Torso |
| schmale Schultern | breite Schultern |
| breite Hüften | schmale Hüften |

Gewichtheber und einen noch besseren Bodybuilder. Doch werden Sie mit keiner Trainingsmethode der Welt aus dem Bodybuilder einen idealen Gewichtheber und umgekehrt machen.

## 15 Antrainierte Muskeln sind unnatürlich

Ein Muskel weiß nicht, warum er reagiert. Ob die als Reiz notwendige Spannung durch Training oder Schwerstarbeit erzeugt wird, spielt für seine Reaktion keine Rolle.

## 16 Wenn man aufhört zu trainieren, „hängen" die Muskeln

Nach einer Trainingspause geht der Muskelaufbau wesentlich schneller

Wenn der Muskel nicht mehr den gewohnten Spannungen ausgesetzt ist, baut er sich genauso ab, wie er sich aufbaute, als er höheren Spannungen ausgesetzt war. Der Film läuft einfach rückwärts. Wird das Training allerdings wieder neu aufgenommen, geht der Aufbau um ein Vielfaches schneller.

## 17 Musik beim Training fördert den Fortschritt

Musik fördert die Bewegungskoordination (z. B. Tanz). Koordination dient einzig der Verhinderung von Anstrengung beim Lösen einer Bewegungsaufgabe. Beim Krafttraining soll allerdings nicht eine Bewegungsaufgabe gelöst, sondern die Muskulatur Spannungsreizen ausgesetzt werden. Dies erfordert ein bestimmtes Bewegungstempo, das nicht unbedingt mit dem Rhythmus der Musik übereinstimmt. Die Musik verleitet zu eleganten Bewegungen. Aber nur mühelose Bewegungen sind elegant.

## 18 Krafttraining ist nichts für Kinder

Kinder dürfen und sollen Krafttraining betreiben. Gefährdendes Längenwachstum („Schießen") in der Adoleszenz wird mit Krafttraining gedämpft. An der Orthopädischen Klinik der Universität von Kalifornien werden Skoliosen (Wirbelsäulenverkrümmungen) von Kindern mit Krafttraining behandelt. Ein Problem stellt allerdings die Körpergröße dar. Die meisten Maschinen erfordern eine minimale Körperlänge von 1,5 Meter. Würde Krafttraining an den Schulen im Rahmen des Turnunterrichts vermittelt, würde es sich lohnen, kleinere Geräte herzustellen.

*Krafttraining kann Wirbelsäulenverkrümmungen bei Kindern korrigieren*

# 19 Mehr Kraft, aber bloß keine Muskeln!

Da die Kraft linear zunimmt, die Masse aber in Schüben nachzieht, kann man vor jedem Schub tatsächlich ein Kraftwachstum ohne Muskelzuwachs beobachten. Dies hat jedoch nichts mit der Trainingsmethode zu tun, sondern ist der normale Verlauf. Immer wenn größeres Kraft-/Masse-Wachstum stattfindet, findet es in dieser Weise statt, unabhängig von der angewandten Trainingsmethodik. Ein größeres und längerfristiges Kraftwachstum ohne Muskelwachstum wäre jedoch ein biologisches Perpetuum mobile.

*Kraftzuwachs ohne Muskelzuwachs wäre ein biologisches Perpetuum mobile*

Der Grund für dieses Systemverhalten liegt im ökonomischen Prinzip des Energiehaushalts unseres Körpers: Bevor ein energetisch aufwendiges Masse-Wachstum erlaubt wird, werden alle Rationalisierungsmöglichkeiten im Muskel ausgeschöpft, die sogenannte intramuskuläre Koordination entwickelt. Wird die Belastung jedoch weiter gesteigert, muss Massewachstum einsetzen, um der Anforderung nachzukommen.

# 20 *Ohne sportliche Vorbereitung sollte man kein Krafttraining beginnen*

Das Gegenteil ist richtig: Es ist gefährlich, mit Sport zu beginnen, ohne die notwendige muskuläre Infrastruktur zu schaffen, also die Muskeln und damit auch Knochen und Sehnen zu stärken. Krafttraining ist Aufbau, Sport Verbrauch.

# 21

### *Es gibt verschiedene Kräfte*

Wo Einsicht fehlt, erfindet man Wörter. Seit Urzeiten versuchen die Menschen Erscheinungen und Sachverhalte, die sie (noch) nicht verstehen, mit Worten zu bannen. Das Schaffen von Begriffen, die Substantivierung von Tätigkeiten und die Verwendung von Analogien dienen dazu, Unverstandenes „verstehbar" zu machen, in den Griff zu bekommen. Solcher Wortzauber ist in der Trainingswissenschaft beliebt. Besonders der Kraftbegriff, zumal nicht direkt übertragbar aus der Physik (Masse x Beschleunigung), hat hier einiges durchlebt: Schnellkraft, Maximalkraft, Endkraft, Grenzkraft, Explosivkraft, Kraftausdauer, Gewandtheitskraft, statische, dynamische, exzentrische, konzentrische, isotonische, isometrische, auxotonische usw. Kraft.

Die Fähigkeit der Muskeln, sich zusammenzuziehen, erzeugt Spannung. Die Höhe dieser Spannung nehmen wir als das Maß der Kraft. Dabei spielt es keine Rolle, ob die Spannung höher oder niedriger oder gleich hoch ist wie der Widerstand, den sie überwindet, dem sie nachgibt oder einfach standhält. Wenn diese Kraft – also die Anspannungsfähigkeit – zunimmt, wird der Muskel ausdauernder (anaerob), schneller (Widerstand aus Funktion der Geschwindigkeit), kurz: Er erhält alle die Eigenschaften, die man mit Training erreichen kann. Natürlich nehmen viele andere Faktoren Einfluss auf die Eigenart der Muskelleistung, z. B. die Hebelverhältnisse, bedingt durch die Sehnenansätze, die Verteilung von „schnellen" und „langsamen" Fasern usw. Diese Faktoren sind aber keiner Veränderung zugänglich. Sie sind genetisch festgelegt.

Welche Kraft wir auch immer wollen – das Training bleibt sich gleich. Für welchen Zweck erworbene Kraft schließlich verwendet wird, ist dem Muskel gleichgültig: Wenn ein Reiz gesetzt wird, entwickelt er sich, wenn kein Reiz gesetzt wird, entwickelt er sich nicht. Mehr gibt es dazu nicht zu sagen.

Es gibt nur eine Kraft

Obwohl die Erscheinungsformen der Kraft unterschiedlich sind, ist für alle dasselbe Training notwendig

## 22 Muskeln formen, Muskeln straffen

Ein Muskel passt sich an: einer erhöhten Anforderung durch Dickerwerden (Hypertrophie), verminderter Anforderung durch Dünnerwerden (Atrophie). Das ist alles. Er kann weder länger noch kürzer werden noch sich an einer bestimmten Stelle verdicken. Straff wird der Muskel, weil er sich durch den mit der Wassereinlagerung erhöhten osmotischen Druck insgesamt verdickt.

## 23 Hanteltraining fördert die Koordination

Koordinative Fähigkeiten sind immer spezifisch, d. h. genau auf die jeweilige Tätigkeit zugeschnitten. Es gibt keine Übertragung koordinativer Fähigkeiten. So nützt z. B. der bei der Hantelkniebeuge entwickelte Gleichgewichtssinn dem Trainierenden eben nur bei der Hantelkniebeuge, nicht beim Skifahren oder beim Radfahren. Den Gleichgewichtssinn, den er auf der Piste oder auf dem Fahrrad benötigt, kann er auch nur dort entwickeln.

*Hanteltraining entwickelt eine Koordination, die nur für das Hanteltraining genutzt werden kann*

## 24 Wir leiden an Bewegungsmangel

Es mangelt nicht an Bewegung, sondern an Widerstand. Fehlt dieser, schwinden die Muskeln, die Sehnen, die Knochen, schließlich der ganze Mensch. Die Aufforderung nach mehr Bewegung muss ergänzt werden: Wogegen? Das Wort Bewegungsmangel verleitet zur Annahme, es komme nur darauf an, sich möglichst viel zu bewegen. Dies erklärt das Unpräzise, Fahrige, das den meisten Fitness-Aktivitäten anhaftet. Hektik wird Aktivität gleichgesetzt.

*Bewegung erhält ihre Qualität durch den Widerstand, der ihr entgegensteht*

## 25 Stretching bewahrt vor Verletzung

Es liegt bisher keine Studie vor, die den Nachweis erbringt, dass Stretching Verletzungen verhindern kann. Auch Muskelkater wird damit nicht beeinflusst. Es zeigte sich, dass sich durch zweistündliches Dehnen (alle zwei Stunden) das Entstehen von Muskelkater nach Belastungen nicht vermeiden lässt. In einer weiteren Untersuchung erlitten Versuchspersonen, die vor einer bis zur Erschöpfung durchgeführten Muskelbelastung Stretching durchführten, im gleichen Maße Muskelkater wie die Personen ohne Stretching. Hingegen kann Stretching zu sogenannten hypermobilen Gelenken führen, ein Dauerschaden für den Bewegungsapparat. Korrektes Training an Maschinen führt automatisch zu jenem Grad an Beweglichkeit, den die Natur im einzelnen Fall vorgegeben hat.

Stretching
beugt keinen
Verletzungen vor

## 26 Krafttraining ist nur etwas für junge Menschen

Ältere Menschen profitieren mehr vom Krafttraining als junge, weil damit die im Alter überhand nehmenden Abbauprozesse zu Gunsten der Aufbauprozesse verlangsamt werden. Offensichtlich ist dies beispielsweise an der Restrukturierung der Knochensubstanz durch Krafttraining.

Ältere Menschen
verlangsamen mit
Krafttraining die
Abbauprozesse
ihres Körpers

## 27 Geringe Trainingsintensität fördert den Fettabbau

Dies glaubte man bis vor kurzem. Neuere Studien beweisen jedoch das Gegenteil. Fettreserven werden rascher angegriffen durch kurzes, aber hochintensives Training.

# Literaturhinweise

**Amirfallah N., Baum E.:** Die Auswirkungen dynamischen Krafttrainings auf Kardiozirkulatorische Parameter, Weimar 1995

**Berger R.:** Effect of varied weight training programms on strength. Res.Q.33: 168–181, 1962.

**Brooks G. A.:** Exercise Physiology: Human Bioenergetics and its Applications, New York 1984

**Brück K., Olschewsky H.:** Human Acclimation, Body Temperature and Endurance Performance, Odense 1988

**Brück K.:** Warmlaufen oder Kaltstart? Sportliche Höchstleistungen durch Kälte, Gießen 1987

**Carpenter D.:** Effect of 12 and 20 weeks of Resistance training on lumbar extension torque production, Gainesville 1991

**Darden E.:** The Nautilus Diet, Boston 1987

**Darden E.:** The Nautilus Book, Chicago 1988

**Deutsche Gesellschaft für Ernährung:** Empfehlungen für die Nährstoffzufuhr, Frankfurt 1995

**Dubs R.:** Sportmedizin für jedermann, Zürich 1954

**Feldenkrais M.:** Der aufrechte Gang. Tel-Aviv 1967

**Fiatarone M.:** High-Intensity Strength Training in Nonagenarians, Boston 1990

**Gotshalk L. A. et al.:** Hormonal responses of multiset versus single-set heavy-resistance exercise protocols, Can. J. Appl.Physiol. 1997

**Graves J. E. et al.:** Single versus multiple set dynamic and isometric lumbar extension strength training. Proceedings, Book III, World Confederation for Physical Therapy, 11th International Congress, London: United Kingdom, 1991, pp. 1340–1342.

**Hackenschmidt G.:** Der Weg zur Kraft, Leipzig ca. 1910

**Häkkinen K.:** Neuromuscular and hormonal adaptions during strength and power training. Journal of Sports Medicine and Physical fitness. 1989

**Herz M.:** Lehrbuch der Heilgymnastik, Berlin 1903

**Hettinger Th.:** Isometrisches Muskeltraining, Stuttgart 1964

**Hoster M.:** (Hrsg.) Dehnen und Mobilisieren, Waldenburg 1993

**Jahn L.:** Die Deutsche Turnkunst, Berlin 1960

**Jones A.:** The lumbar spine, the cervical spine and the knee, Ocala 1993

**Jones A.:** Bulletin No. 1, DeLand 1970

**Jones A.:** Bulletin No. 2, DeLand 1971

**Josenhans W. T.:** An evaluation of some methods of improving muscle strength. Rev. Canad. Biol. 21, 1962

**Kieser W.:** Vom Krafttraining zur Krafttherapie, Zürich 1990

**Kieser W.:** Hanteltraining zu Hause, Niedernhausen 1993

**Kieser W.:** Kiesers Krafttraining an Maschinen, Niedernhausen 1993

**Kieser W.:** Krafttraining, Niedernhausen 1996

**Kieser W.:** Die Seele der Muskeln, Zürich 1997

**Kieser W.:** Wieviele Sätze beim Krafttraining? Frankfurt 1998

# Literaturhinweise

**Kraemer W. J.:** Endokrine Reaktionen und Adaptionen unter einem Krafttraining. Kraft und Schnellkraft im Sport. Köln 1994

**Kreck H. C.:** Die Medico-Mechanische Therapie Gustav Zanders in Deutschland, Frankfurt a. M. 1987

**Kuznezow W. W.:** Kraftvorbereitung. Theoretische Grundlagen der Muskelkraftentwicklung, Moskau 1970

**Lukas G.:** Die Körperkultur in frühen Epochen, Berlin 1969

**Mooney V.:** On the Dose of Therapeutic Exercise, San Diego 1994

**Morehouse L. E.:** Physiological Basis of Strength Development, New York 1960

**Müller E. A., Rohmert W.:** Die Geschwindigkeit der Muskelkraftzunahme bei isometrischem Training. Int. Z. angew. Physiol. 19, 1963

**Müller K.-J.:** Statische und dynamische Muskelkraft. Beiträge zur Sportwissenschaft. Bd. 7. Frankfurt/Main 1987

**Nelson B. W.:** The Clinical Effets of Intensive Specific Exercise on Chronic Low Back Pain, Columbia 1995

**Peterson J. A.:** The Effect of High Intensity Weight Training on Cardiovascular Function, Westpoint 1976

**Pollock M. L., Graves J. E., Bamman M. M. et al.:** Frequency and volume of resistance training: effect of cervical extension strength. Arch. Phys. Med. Rehabil. 74:1080–1086, 1993.

**Pollock M., Graves J.:** New Aproach to Low Back Evaluation and Training, Gainesville 1989

**Pollock M.:** Effects of Isolated Lumbar Extension Resistance Training on Bone Mineral Density, Indianapolis 1991

**Riemkasten F.:** Die Alexander-Methode, Heidelberg 1967

**Rohen J. W.:** Funktionelle Anatomie des Menschen, Stuttgart 1993

**Rouet M.:** Toute la Culture Physique, Paris 1965

**Silvester L.:** The effect of variable resistance and free weight training programms on strength and vertical jump. Nat. Strength Condit. J. 3:30–33, 1982

**Starkey D. B.:** Effect of training volume on strength. Med. sci. Sport Exerc. 1996

**Stevens Ch.:** Alexander Technik, Ein Weg zum besseren Umgang mit sich selbst, Basel 1989

**Stoll T., Brühlmann P., Michel B. A.:** Assessment of Muscle Strength in Poly-/Dermatomyositis (PM/DM): Validation of a New, Simple, Quantitative Method, Zürich 1993

**Stowers T. et al.:** The short-term effect of three different strength-power training methods. Nat. Strength Condit. J. 5:24–27, 1983

**Webster D.:** Barbells + Beefcake, Portsmouth 1979

**Westcott W. L.:** Strength Fitness. Physiological Principles and Training Techniques, Dubuque 1995

**Westcott W. L.:** Four key factors in building a strength program. Scholastic Coach 55:104–105, 1986

**Westcott W. L. et al.:** Strength-training research: sets & repetitions. Scholastic Coach 58:98–100, 1989

# Register

*Umwelthinweis:*
Dieses Buch wurde auf chlor- und säurefreiem Papier gedruckt.


Der Name Kieser Training® ist als Marke geschützt.



6. Auflage

© Copyright 2000 by Wilhelm Heyne Verlag GmbH & Co. KG, München
Umschlaggestaltung, Layout und Grafiken: Holger Vanselow, Hamburg
Innenfotos: Silvia Volpi, Zürich
Bildnachweis Seite 7: F.A.Z.-Magazin/Heiner Blum
Gesamtherstellung: RMO-Druck, München
Printed in Germany

ISBN 3-453-17424-0